心臓リハビリテーション
ポケットマニュアル

伊東春樹 **監修**

ジャパンハートクラブ（編集代表 安達 仁 大宮一人）**編集**

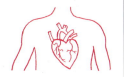

Pocket Manual of
Cardiac Rehabilitation

JN251982

医歯薬出版株式会社

This book was originally published in Japanese
under the title of :

SHINZŌ RIHABIRITĒSYON POKETTO MANYUARU
(Pocket Manual of Cardiac Rehabilitation)

Chief Editor :
ITOH, Haruki
Sakakibara Heart Institute

© 2016 1st ed.
ISHIYAKU PUBLISHERS, INC
7-10, Honkomagome 1 chome, Bunkyo-ku,
Tokyo 113-8612, Japan

推薦のことば———————————————————

　心筋梗塞や心不全などの心臓病は，心臓機能に合わせた適切な運動・リハビリテーションを継続することにより身体の活動性向上や心臓機能の回復が可能であり，再発の予防（二次予防）や寿命が延長されることはすでに臨床医学的に実証されています．また，運動療法は動脈硬化や心筋梗塞の進展・発症の予防（一次予防）も可能にします．本書は，心血管疾患の解説から始まり，各受診者の体調や心臓機能の測定法，心臓機能に合わせた運動量の決定方法，また，心臓リハビリテーション（心リハ）をどのように行うか等について栄養学的，精神医学的な面も加えて基本的な幅広い視野に立って理解しやすく記されています．すなわち，心血管疾患の解剖学的，病理学的理解から始まり，心肺負荷試験など各種の運動負荷方法，運動量や運動時間の決定方法とエネルギー代謝，さらにこれらを能率よく行うチーム医療の方法などがわかりやすく記されています．

　心筋梗塞のリハが診療報酬に取り入れられてから 30 年以上が経過し，現在では心大血管疾患リハとして心不全，狭心症，心臓手術後や大動脈疾患，さらには末梢動脈疾患等の血管疾患にも適応が拡大されています．心リハを施行する医療機関は全国的に増加し，日本心臓リハビリテーション学会の会員数は12,000 名以上となり，心臓リハビリテーション指導士の認定数も 3,800 名を超えました．本書は，心リハに従事している医師，理学療法士，看護師，臨床検査技師の方々や，将来，心リハに従事することを希望している多くの方々に適切な知識と理解をもたらし，臨床で非常に役立つであろうことを確信しています．これまで心リハに関して簡潔にまとめられた書籍は少なく，心リハを行っていくための基本的な一冊になるであろうと考えます．

2016 年 7 月

昭和大学名誉学長

片桐　　敬

まえがき

　このたび，NPO法人ジャパンハートクラブの主要メンバーによる4冊目の医学書が刊行されることとなりました．本書の企画は数年前に立ち上がり，多少時間はかかりましたが，その分，実践的で立派なマニュアルに仕上がりました．ご覧いただければわかるように，ポケットサイズでありながら，他の大判の書籍に勝るとも劣らない内容の濃いものになっています．

　心臓リハビリテーション（以下，心リハ）とは，言うまでもなく多職種による包括的かつ継続的な介入であり，そのためには循環器系をはじめ運動器，神経調節系，呼吸器系，代謝系を中心とする運動生理学や，看護学，薬理学，栄養学，心理学などに関する基本的知識と介入技術が必要とされます．本書では，臨床現場で必要な知識や技術が具体的に網羅されており，心リハにかかわる多くの職種の方の参考になると同時に，チームの他職種の仕事に対する理解を深め，スキルミックスを向上するうえできわめて有用な情報が得られます．心リハに関する最新のエビデンスや方法論，さらに今後の研究の方向を示唆する興味深い内容も含まれており，スタッフの皆さんが常に携行され，熟読されることを期待します．

　最後に，ジャパンハートクラブの学術活動にご理解いただき，ボランティア精神でご執筆いただきました先生方に心より感謝いたします．

2016年7月

伊東春樹

執筆者一覧

●監　修
伊東春樹

●編　集
ジャパンハートクラブ（編集代表：安達　仁，大宮一人）

●執筆（五十音順）

浅田宏史　獨協医科大学日光医療センター心臓・血管・腎臓内科

安達　仁　群馬県立心臓血管センター心臓リハビリテーション部

安達裕一　榊原記念病院理学療法科

池亀俊美　聖路加国際大学聖路加国際病院看護管理室・QI センター

石原俊一　文教大学人間科学部心理学科

伊東春樹　榊原記念病院

及川惠子　東海大学付属八王子病院循環器内科

大宮一人　聖マリアンナ医科大学横浜市西部病院循環器内科

折口秀樹　JCHO 九州病院内科

角口亜希子　榊原記念病院看護部

木村　穣　関西医科大学健康科学センター

上月正博　東北大学大学院医学系研究科内部障害学分野

木庭新治　昭和大学医学部内科学講座・循環器内科学部門

齊藤正和　榊原記念病院理学療法科

高橋哲也　東京工科大学医療保健学部理学療法学科

田嶋明彦　埼玉県立大学健康開発学科

長山雅俊　榊原記念病院循環器内科

野原隆司　KKR 枚方公済病院

長谷川恵美子　聖学院大学人間福祉学部人間福祉学科

前田知子　榊原記念クリニック検査科

牧田　茂　埼玉医科大学国際医療センター心臓リハビリテーション科

安　隆則　獨協医科大学日光医療センター心臓・血管・腎臓内科

目 次

目　次

循環器疾患の理解

1—心臓の働き

　心臓は，血液を循環させるポンプの役割が主な機能である．正常者では，心臓は安静時には約 5 L/min の血液を循環させるが，運動時には活動筋や冠動脈，肺などへの血流を増加させるために，その数倍の 25 L/min もの血液を駆出することができる．心ポンプ機能を規定する因子としては前負荷，後負荷，収縮力，心拍数の 4 つがあり，これらが複雑に作用し合って心臓のポンプ機能が決定される．特に心拍数を除いた 3 つは心臓の 1 回拍出量を規定するが，これは，以下の計算式からも理解できる．つまり，心ポンプ機能のなかでも 1 回拍出量は前負荷，後負荷，収縮力の 3 指標が複雑に関係し合って規定されている．

　心拍出量（cardiac output：CO）＝ 1 回拍出量（stroke volume：SV）×心拍数（heart rate：HR）

MEMO

2—心臓リハビリテーションの適応疾患

　循環器疾患には多くの病態が含まれるが，さまざまな原因によりこのポンプ機能が正常に機能しなくなるものが多い．循環器疾患のなかでも心臓リハビリテーション（以下，心リハ）の適応となる疾患（**表 1-1**）について概説する．

1. 虚血性心疾患

　虚血性心疾患は，主には狭心症および心筋梗塞を指し，それぞれに急性や慢性などの病態がある．

　狭心症には大きく分けて**表 1-2** のような分類がある．冠動脈は大動脈の最初の分岐であり，右冠動脈と左冠動脈がある．左冠動脈は主幹部から前下行枝と回旋枝に分かれる．したがって，冠動脈の本管の太い部分は 3 本と表現されることが多い（**図 1-1**）．冠動脈にはそれぞれ番号が付されており，1 ～ 4 が右冠動脈，5 が左主幹部，6 ～ 10 が左前下行枝，11 ～ 15 が左回旋枝となる（**図 1-2** 上）．同様に左室の動きを表すときに 7 つのセグメントに分ける（**図 1-2** 下）．詳細は「3 章 5-9，冠動脈造影検査」（118 ～ 119 頁）を参照されたい．

表 1-1　診療報酬改定による心臓リハビリテーションの適応疾患〔2006（平成 18）年 4 月〕

心大血管リハビリテーションとして
　①急性発症または手術後
　　急性心筋梗塞，狭心症，開心術後
　　大血管疾患（大動脈解離，解離性大動脈瘤，大血管術後）
　②慢性心不全，末梢動脈閉塞性疾患，その他の慢性の心大血管の疾患により，一定程度以上の呼吸循環機能の低下および日常生活能力の低下をきたしている患者
　　慢性心不全：左室駆出率 40% 以下，peak $\dot{V}O_2$ が基準の 80% 以下または BNP が 80 pg/mL 以上
　　末梢動脈閉塞性疾患：間歇性跛行を呈するもの

表 1-2　狭心症の分類

1. 慢性安定狭心症
2. 不安定狭心症
3. 異型狭心症（Prinzmetal 狭心症）
4. 胸痛を有するが正常冠動脈
5. 虚血性心疾患であるが不快症状は主でない（無症候性心筋虚血）

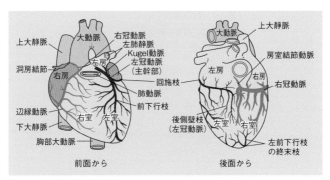

図 1-1　主要冠動脈の走行

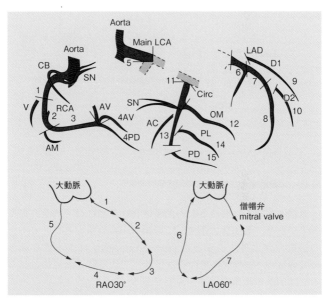

図 1-2　米国心臓協会（AHA）のセグメント分類
上：冠動脈，下：左室壁
seg.1：前壁基部（anterobasal），seg.2：前側壁（anterolateral），seg.3：心尖部（apical），
seg.4：下壁（diaphragmatic），seg.5：後壁基部（posterobasal），seg.6：心室中隔（septal），
seg.7：後側壁（posterolateral）

表 1-3 冠危険因子

A. 避けられないもの
1) 年齢
2) 性別
3) 遺伝，人種

B. 避けられるもの
・運動により改善されるもの
1) 脂質異常症 2) 高血圧
3) 糖尿病   4) 肥満
5) 運動不足 6) ストレス
・運動と直接関係のないもの
1) 喫煙   2) 高尿酸血症
3) タイプ D（distressed）性格

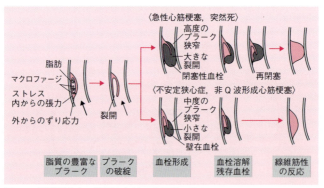

図 1-3 冠動脈病変の進行と急性冠症候群の発症　　（文献 2 より引用改変）

　冠動脈疾患をはじめとした動脈硬化性疾患にはそれぞれ促進因子があり，表 1-3 に示す．この因子が複数重なることで疾患の有病率が上昇することが Framingham study によっても示されており[1]，冠動脈疾患の一次予防，二次予防のためにこれらの危険因子の厳重な管理が重要である．

　急性心筋梗塞，不安定狭心症および心臓性突然死の一部は，冠動脈内の粥腫（プラーク）の破綻およびそれに伴う血栓形成がそのメカニズムであることが示され，急性冠症候群（acute coronary syndrome：ACS）という名称でよばれる（図 1-3）[2]．このなかの不安定狭心症は，表 1-4 のように Braunwald 分類が臨床で用いられる[3]．これは Braunwald が提唱した，重症度，

表 1-4　不安定狭心症の分類（Braunwald, 1989）

〈重症度〉

Class Ⅰ：新規発症の重症または増悪型狭心症
・最近 2 カ月以内に発症した狭心症
・1 日に 3 回以上発作が頻発するか，軽労作にても発作が起きる増悪型労作狭心症．安静狭心症は認めない．

Class Ⅱ：亜急性安静狭心症
・最近 1 カ月以内に 1 回以上の安静狭心症があるが，48 時間以内に発作を認めない．

Class Ⅲ：急性安静狭心症
・48 時間以内に 1 回以上の安静時発作を認める．

〈臨床状況〉

Class A：二次性不安定狭心症（貧血，発熱，低血圧，頻脈などの心外因子により出現）
Class B：一次性不安定狭心症（Class A に示すような心外因子のないもの）
Class C：梗塞後不安定狭心症（心筋梗塞発症後 2 週間以内の不安定狭心症）

〈治療状況〉

1）未治療もしくは最小限の狭心症治療中
2）一般的な安定狭心症の治療中（通常量の β 遮断薬，長時間持続硝酸薬，カルシウム拮抗薬）
3）ニトログリセリン静注を含む最大限の抗狭心症薬による治療中

（文献 3 より引用改変）

臨床像，治療状況を加味した新しい不安定狭心症の病型分類であり，予後の予測に有用であるのみならず，冠動脈造影所見とも一致すると報告されている．不安定狭心症は急性心筋梗塞に移行しやすく，運動療法や運動負荷試験は原則禁忌であるため，適切な問診や検査が必要である．

2. 弁膜症

弁膜症は，以前は小児期の A 群（β）溶連菌感染であるリウマチ熱の後遺症による弁の硬化と破壊による狭窄症と弁逆流が主であった．最近では，衛生状態の改善や抗菌薬の普及などによりリウマチ熱の罹患率が減少し，その結果としてリウマチ性の弁膜症が減少している．

これに代わって最近問題となっているのは，高齢者に合併した大動脈弁狭窄症（aortic stenosis：AS）である．これは，先にあげた動脈硬化性疾患の危険因子などが関連する．有症状の重症 AS では運動負荷試験や運動療法が禁忌となるため，重症度

表 1-5　大動脈弁狭窄症の重症度分類

	軽度	中等度	高度
連続波ドプラ法による 最高血流速度（m/s）	< 3.0	3.0 〜 4.0	≧ 4.0
簡易ベルヌーイ式による 収縮期平均圧較差（mmHg）	< 25	25 〜 40	≧ 40
弁口面積（cm²）	> 1.5	1.0 〜 1.5	≦ 1.0
弁口面積係数（cm²/m²）	−	−	< 0.6

心エコーにより大動脈口での連続波ドプラによる最大流速を v（m/s）とすると，簡易ベルヌーイ式により最大圧較差は $4 \times v^2$ として簡便に評価できる．弁口面積 1 cm² 未満を高度としている．　　　　　（文献 5 より引用）

評価は重要である[4]．**表 1-5** に AS の重症度を示す[5]．最重症 AS では狭心痛，失神，左心不全による呼吸困難などが出現し，これらが出現した場合の自然経過としての予後はそれぞれ順に 5 年，3 年，2 年といわれており，弁置換術または最近行われるようになった経カテーテル大動脈弁植込み術（transcatheter aortic valve implantation；TAVI，または経カテーテル大動脈置換術：transcatheter aortic valve replacement；TAVR）を考慮する．

3. 心不全

心不全は，虚血性心疾患や心筋症，弁膜症や不整脈を含めすべての心疾患の最終形であり，急性心不全で入院後に治療で改善しても再度入退院を繰り返すことが多い．最近は高齢化に伴い心不全患者の増加が著明であり，心リハの現場においても疾患別では心不全患者の占める割合が大きくなっている．

急性心不全の病態の把握のために，Killip 分類（**表 1-6**，急性心筋梗塞に用いられる）[6] や Swan-Ganz カテーテルによる Forrester 分類がよく用いられる（**図 1-4**）[7]．最近では，非侵襲的に身体所見からうっ血所見と低灌流所見で 4 群に評価する Nohria-Stevenson 分類（**図 1-5**）[8] が使われ始めている．また，心不全の病態を 5 つのシナリオに分けるクリニカル・シナリオ（Clinical Scenario：CS）（**表 1-7**）[9] が治療に活用されている．

慢性心不全の重症度を自覚症状から評価する方法として，New York Heart Association（NYHA）心機能分類があり，簡便であることから日常臨床で汎用されている（**表 1-8**）．ただ，こ

表 1-6 Killip 分類

Class Ⅰ	心不全の徴候なし
Class Ⅱ	軽症〜中等度心不全 ラ音聴取領域が全肺野の 50% 未満
Class Ⅲ	重症心不全 肺水腫，ラ音聴取領域が全肺野の 50% 以上
Class Ⅳ	心原性ショック 血圧 90 mmHg 未満，尿量減少，チアノーゼ，冷たく湿った皮膚，意識障害を伴う

（文献 6 より引用）

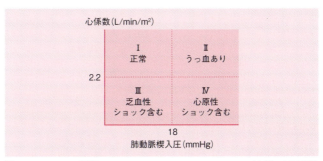

図 1-4 Forrester 分類　　　　（文献 7 より引用）

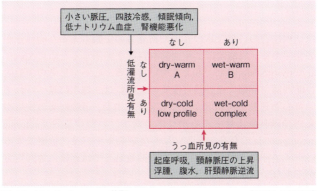

図 1-5 Nohria-Stevenson 分類　　　　（文献 8 より引用）

2-心臓リハビリテーションの適応疾患

表 1-7 **Clinical Scenario**

CS	収縮期血圧（mmHg） （心機能）	病態
CS 1	SBP > 140 （維持されている） 初期治療　血管拡張薬	症状は急激に進行 肺うっ血＞全身うっ血 血圧の上昇に伴う流入圧の上昇が特徴 LVEF が比較的保たれていることが多い 他の CS に比べ虚血性が少なくクレアチニンが高いことが多い 3〜6 時間で呼吸困難は改善，平均入院 1 週間前後
CS 2	SBP = 100〜140 （中等度障害） 初期治療　利尿薬	全身の浮腫の進行とともに症状は徐々に進行 全身のうっ血＞肺うっ血 肺動脈圧を含む慢性的な流入圧の上昇，静脈圧の上昇 臓器障害の合併（腎・肝機能障害，貧血，低アルブミン血症） 48 時間以内に呼吸困難は改善することが多い
CS 3	SBP < 100 （重度障害） 初期治療　強心薬	低灌流の徴候が優位 体うっ血，肺うっ血ともに少ない 明らかな低灌流・心原性ショックとそれらがないものに分類 多くは終末期のうっ血性心不全に移行する
CS 4	再灌流療法	ACS（急性冠症候群）
CS 5	右心不全の治療	右心不全

（文献 9 より引用）

れは被検者の自覚症状の表現や検査者の主観も入るため注意が必要である．質問票により運動耐容能を評価するために Specific Activity Scale（SAS）もよく用いられる．心不全患者の運動耐容能評価や詳細な運動処方作成のためには，他項に述べられている心肺運動負荷試験が望ましい．これは，β遮断薬の使用や交感神経刺激に対する心拍反応の低下，いわゆる chronotropic incompetence の存在，あるいは心房細動やデバイス治療によるペースメーカ調律など，通常の心拍数処方では正確に運動処方ができない例があるからである．

詳細は 3 章（73 頁）を参照いただきたい．

4. 大血管疾患

大血管疾患にもさまざまなものがあり，解離のない大動脈瘤

表 1-8　New York Heart Association（NYHA）心機能分類

身体活動能力	
Class Ⅰ	心疾患はあるが身体活動に制限のないもの．日常生活動作では著しい疲労，動悸，呼吸困難や狭心痛を生じない．
Class Ⅱ	心疾患により軽度の身体活動の制限があるもの．安静時には無症状であるが，日常的な動作で疲労，動悸，呼吸困難や狭心痛を生じる．
Class Ⅲ	心疾患により高度な身体活動の制限があるもの．安静時には無症状であるが，日常的より軽い動作で疲労，動悸，呼吸困難や狭心痛を生じる．
Class Ⅳ	心疾患によりいかなる動作においても症状が出現し，労作が制限される．心不全症状や狭心痛は安静時にも出現し，わずかな労作においてもそれが増悪する．

注：Class Ⅱを軽症Ⅱsと中等症Ⅱᴍに分類する場合がある．

他覚的評価に基づく分類	
A	心機能障害の他覚的所見なし．
B	軽度の心機能障害あり．
C	中等度の心機能障害あり．
D	高度の心機能障害あり．

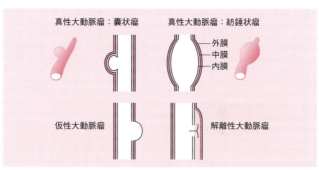

図 1-6　大動脈瘤（形態，瘤の壁の構造による分類）　（文献 10 より引用）

および急性大動脈解離，またそれらの内科治療，外科治療後がある．大動脈瘤は内膜，中膜と，外膜の 3 層構造を保ったまま拡張した真性大動脈瘤および 3 層を有さない仮性大動脈瘤に分けられる．形態は**図 1-6**[10]のとおりで紡錘状瘤に比較して囊状瘤は破裂のリスクが高いので，径によっては早期の外科的治療やステント治療を考慮する．急性大動脈解離は，生命にかかわる重篤な病態であり，死亡率も高い．解離が上行大動脈に存在

解離範囲 ▼は DeBakey 分類における 入口部の位置	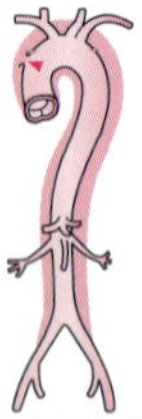	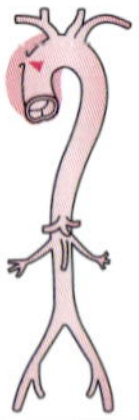	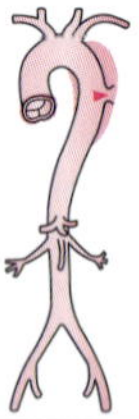	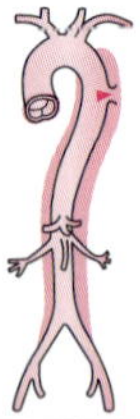
DeBakey 分類	Ⅰ型	Ⅱ型	Ⅲa型	Ⅲb型
	入口部が上行大動脈にあり，ここから腹部大動脈まで広範囲に解離が及ぶもの	入口部が上行大動脈にあり，解離が上行大動脈に限局しているもの	入口部が左鎖骨下動脈直下にあり，解離が胸部下行大動脈に限局しているもの	入口部が左鎖骨下動脈直下にあり，解離が下行大動脈から腹部大動脈まで及ぶもの
Stanford 分類	A型		B型	
	上行大動脈に解離があるもの		上行大動脈に解離がないもの	

図 1-7　大動脈解離の分類（DeBakey 分類と Stanford 分類）

（文献 11 より改変）

する Stanford A 型と存在しない B 型に分けられる（**図 1-7**）[11].

A 型は心タンポナーデや大動脈弁逆流，冠動脈閉塞などを起こしやすいため，原則は外科的治療が選択される．B 型でも，重要臓器に灌流する動脈の閉塞例など，必要に応じて外科的治療が行われることがある．以前は DeBakey 分類を汎用したが，現在でも使用することがある．

5．下肢閉塞性動脈硬化症

閉塞性動脈硬化症は，末梢動脈疾患のなかでも最も頻度が多いものであり，喫煙や糖尿病，高血圧などの動脈硬化を促進する要素を複数有するものに多い．

重症度の評価は，**表 1-9** のような Fontaine 分類や Rutherford 分類があり，特に前者が有名である．心リハの適応となるのは，このうち Fontaine stage Ⅱ度の間歇性跛行期である．Fontaine 分類 stage Ⅲ度以降は運動療法よりも薬物療法や血行再建が優先される．

（大宮一人）

表 1-9　Fontaine 分類と Rutherford 分類

Fontaine 分類		Rutherford 分類		
ステージ	症状	グレード	カテゴリー	症状
Ⅰ度	無症状	0	0	無症状
Ⅱa度	軽度の跛行	Ⅰ	1	軽度の跛行
Ⅱb度	中等度以上の跛行	Ⅰ	2	中等度の跛行
		Ⅰ	3	重症の跛行
Ⅲ度	安静時虚血痛	Ⅱ	4	安静時虚血痛
Ⅳ度	皮膚潰瘍	Ⅲ	5	軽度の組織損傷
	壊疽	Ⅲ	6	高度の組織損傷

文献

1) Gordon T, et al：Differences in coronary heart disease in Framingham, Honolulu and Puerto Rico. *J Choronic Dis* **27**：329-344, 1974.
2) Fuster V, et al：The pathogenesis of coronary artery disease and the acute coronary syndromes（1）. *N Engl J Med* **326**：242-250, 1992.
3) Braunwald E：Unstable angina. A classification, *Circulation* **80**：410-414, 1989.
4) 日本循環器学会・他編：心血管疾患におけるリハビリテーションに関するガイドライン（2012年改訂版）：http://www.j-circ.or.jp/guideline/pdf/JCS2012_nohara_h.pdf
5) 宮本卓也：弁膜疾患と先天性疾患. 心臓リハビリテーション（上月正博編）, 医歯薬出版, 2013, p76.
6) Killip T, et al：Treatment of myocardial infarction in a coronary care unit. A two year experience with 250 patients. *Am J Cardiol* **20**：457-464, 1967.
7) Forrester JS, et al：Correlative classification of clinical and hemodynamic function after acute myocardial infarction. *Am J Cardiol* **39**：137-145, 1977.
8) Nohria A, et al：Clinical assessment identifies hemodynamic profiles that predict outcomes in patients admitted with heart failure. *J Am Coll Cardiol* **41**：1797-1804, 2003.
9) Mebazaa A, et al：Practical recommendations for prehospital and early in-hospital management of patients presenting with acute heart failure syndromes. *Crit Care Med* **36**：S129-S139, 2008.
10) 折口秀樹：大血管疾患. 心臓リハビリテーション（上月正博編）, 医歯薬出版, 2013, p292.
11) 医療情報科学研究所：病気がみえる Vol.2 循環器. メディックメディア, 2008.

2

心臓リハビリテーション
の骨子

1―心臓リハビリテーションで目指すこと

　「リハビリテーション」（以下，リハ）とは，財産や権利，名誉など，そして人間としての尊厳を回復する意味で用いられてきた用語である．医学・医療の分野ではリハが，ともすれば機能回復訓練と同義語として使用される風潮があるが，疾病により失われた社会的地位や身体機能，人間としての尊厳の回復を意味し，具体的には早期社会復帰，家庭生活や社会生活への適応，QOL の向上などを目的とするのがリハ医療である．

1. 心臓リハビリテーションの歴史と定義

　心臓リハビリテーション（以下，心リハ）は 1960 年代に米国において，心筋梗塞治療に伴う長期臥床に起因する，調節障害や血栓症の予防のために，運動療法が用いられたのが始まりである．すなわち，心リハが脳血管疾患や運動器，呼吸器のリハと最も異なることは，生命予後の改善，再発予防（secondary prevention：二次予防）を主目的とすることである．この機序は，大別して抗動脈硬化作用と，運動制限・運動不足に起因する各種の機能障害の是正にある．詳細は他項に譲るが，虚血性心疾患や閉塞性動脈硬化症などは前者に，慢性心不全などは後者の作用を期待して実施される．

　運動療法は心リハの最も重要な要素であるが，それがすべてではない．1995 年，米国の公衆衛生局は，「心リハは医学的評価，運動処方，冠危険因子の是正，教育およびカウンセリングからなる長期にわたる包括的プログラム」と定義した．すなわち，長期の多要素包括的な介入である．具体的には，病態の把握，運動処方と運動療法の実施，疾病の理解と対処法の獲得，服薬指導，栄養指導，禁煙指導，生活指導，心理カウンセリングなどからなる．医療者側の視点からみれば，特定の職種が行うものではなく，関連するすべての職種の共働作業として成り

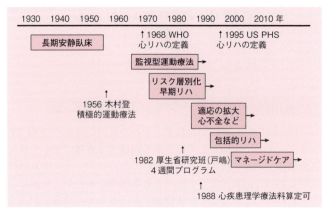

図 2-1　心臓リハビリテーションの変遷

立つ医療である.

　さらに, 心リハは心血管系疾患のマネージドケア (疾病管理) へと向かう. ヒトが罹患する疾病のうち完治するものは限られており, 多くは救命ならびに急性期治療が終わったあと, 疾病の後遺症や疾病を担った状態で, リハを行って人間としての幸福を取り戻していく. この過程では疾病管理という概念はきわめて重要であり, 特に心リハは回復期以降のすべての医療行為, すなわち広義の薬物療法や運動療法だけではなく, 心理カウンセリング, 栄養指導, 生活指導, 禁煙指導など各種の教育が中心となる循環器疾患の慢性期医療そのものといってよいであろう (図 2-1). 故谷口興一博士 (1935〜2012) は, 「循環器の病院は, ICU/CCU と心リハだけでよい」と述べていた.

2. 関連する臨床医学分野

　前項で述べたように, 心リハは疾病の進展や増悪, 生命予後の改善を目的としているため, 関連する医学は多岐にわたる. したがって, 心リハの従事者は自身の属する職種に特異的な知識や技術に加え, 循環器病学をはじめとして臨床生理学や運動生理学, 臨床心理学など幅広い知識の習得が要求される (図 2-2). 日本心臓リハビリテーション学会は, この視点に立って 10 もの職種を対象に心臓リハビリテーション指導士 (registered

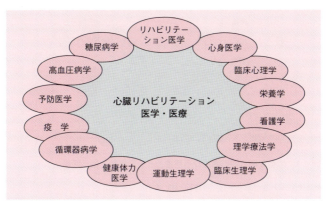

図2-2 心臓リハビリテーション医学・医療に関係するおもな学問

instructor of cardiac rehabilitation：RICR）を育成・認定している
のである.

3. 心臓リハビリテーションの本質と今後の課題

　急性期を除く心リハは患者自身が行うべきものである. すな
わち, 「患者を中心に, 多職種のチームが患者を取り囲む」も
のではない. 現在の心血管疾患の多くは生活習慣病が原因であ
る. 言い換えれば, 患者自身が作り出した疾病である. した
がって, 治療行為の中心となるのは患者であり, 前述の多職種
の医療者の協力を得て, 対象となる疾患や病態と立ち向かわな
ければならない（図2-3）.

　同時に21世紀に入り, わが国の高齢化は著しく, 慢性心不
全やいわゆる重複障害の患者の増加, そして廃用症候群の要素
も加わってきた. それまでのように, 「発症（術後）早期から
の運動療法」が, 合併症などのため, 通常のトレーニングとし
て行えない症例も増加している. それに応じて, 心リハの現場
も少しずつ様相が変わってきた. 旧来の急性期第 I 相心リハの
到達目標, すなわち座位, 立位, 歩行, 食事摂取, 洗面, 排泄
などの基本的生活動作の獲得・回復に長い時間が必要な高齢
者, 低体力者が増えてきている. このような状況に対して,
「重複障害をもつ心血管疾患患者の心リハ」が, 「心疾患が併存

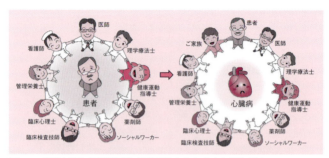

図 2-3　患者を取り囲む医療から患者とともに疾病と戦う医療へ
急性期を除いて，回復期以降の心リハは患者自身が行うものである．医療者は家族
とともにそれをサポートし，患者と一緒に疾病に立ち向かうスタンスが重要である．

する高齢・低体力・運動器疾患などの運動器や廃用症候群のリ
ハ」と混同されないよう，心リハ従事者はその立ち位置をしっ
かり自覚しなければならない．

（伊東春樹）

 MEMO

2―リハビリテーション概念の基本理解

1. 心臓リハビリテーションの概念

　心リハは，かつては離床とデコンディショニング予防が主たる目的であったが，急性期における再灌流療法や冠動脈疾患集中治療室（coronary care unit：CCU）の普及，冠動脈バイパス術の進歩により早期離床・早期退院が可能となった．そのため，危険因子是正による二次予防（再発予防）のための心リハへと目的が変わってきている．

　日本心臓リハビリテーション学会は，心リハの定義を以下のように述べている．「心リハとは，心血管疾患患者の身体的・心理的・社会的・職業的状態を改善し，基礎にある動脈硬化や心不全の病態の進行を抑制あるいは軽減し，再発・再入院・死亡を減少させ，快適で活動的な生活を実現することを目指して，個々の患者の『医学的評価・運動処方にもとづく運動療法・冠危険因子是正・患者教育およびカウンセリング・最適薬物治療』を多職種チームが協調して実践する長期にわたる多面的・包括的プログラムを指す」[1]．

　このように考えると，心リハは単に運動療法のみを行っていれば事足りるものではなく，食事療法や禁煙指導を含めた包括的（comprehensive）リハを目指すことが求められる．この目的を達成するためには，医療専門職がチームワークで対処していかなければならない．さらに，患者のセルフコントロール支援のためには長期的な関与が重要で，急性期や回復期のみならず，維持期を含めた心リハシステムの構築が必要である．この場合，心リハに関する知識を職種間で共有することが望ましく，チームが円滑に機能するためには，心リハに関する共通認識と知識や用語の共有化，定期的なカンファレンスやミーティングなども行う必要がある．

　このような状況のなか，包括的心リハの質的向上とその担い手の育成を目的として，日本心臓リハビリテーション学会は，心臓リハビリテーション指導士の認定制度を2000年に発足させた．年1回開催される講習会と試験により認定されるが，2016年1月時点で3,806名の心臓リハビリテーション指導士が

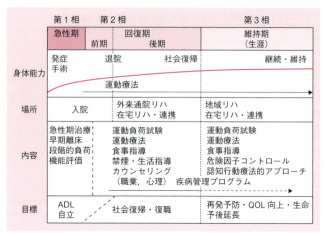

	第1相	第2相		第3相
	急性期	前期	回復期 後期	維持期 (生涯)
	発症 手術	退院	社会復帰	継続・維持
身体能力			運動療法	→
場所	入院		外来通院リハ 在宅リハ・連携	地域リハ 在宅リハ・連携
内容	急性期治療 早期離床 段階的負荷 機能評価		運動負荷試験 運動療法 食事指導 禁煙・生活指導 カウンセリング （職業，心理）	運動負荷試験 運動療法 食事指導 危険因子コントロール 認知行動療法的アプローチ
			疾病管理プログラム	→
目標	ADL 自立		社会復帰・復職	再発予防・QOL向上・生命 予後延長

図2-4 心臓リハビリテーションの流れ

登録されている.

　以上のように，欧米の心リハの流れを追うようにして，わが国でも脱調節や廃用の予防のための早期離床，ADL獲得の心リハから，動脈硬化の危険因子を是正して生活習慣を改善させるための患者教育，カウンセリングと運動療法の積極的利用を目指す二次予防（再発予防）の心リハへと大きくシフトしてきている．そして，急性期や回復期のみならず，維持期に及ぶ病診連携を含めた心リハシステムの構築が必要とされている（図2-4）.

　一方，治療法の進歩は高齢患者や重症心不全患者の生存を可能とし，特に心不全に対するリハが重要となっている．今後は高齢の心不全患者や合併症をもつ心疾患患者が増加してくることが予想される．これら患者の心リハのゴールは，職業復帰や活動的な日常生活を送るということよりも，症状を軽減し身体機能を改善することにより，不安を解消し自信を獲得させ（QOLの向上），日常活動をできるかぎり自立させ，かつ疾病管理により疾患の増悪を予防して再入院を防ぐということが目標となる.

2. 日本における歴史的変遷

わが国では，1956年に木村登教授が日本内科学会で虚血性心疾患患者に対する「積極的運動療法」を提唱したのが心リハの始まりとされている．当時，わが国においては心筋梗塞患者が非常に稀であり，また米国においてもまだ運動療法が十分に開花していなかった時期だけに，卓越した考え方であったと今日でも評価が高い．

1978年の心臓リハビリテーション研究会発足が，わが国での心リハの本格的な黎明期にあたる．本研究会はその後17年間（計17回開催）にわたり継続されたが，徐々に発表施設が全国に及ぶようになり，看護師や理学療法士をはじめとするメディカルスタッフの積極的な参加がみられ，心リハが確実にわが国に根づいていった．

1995年2月には日本心臓リハビリテーション学会が結成された．同年9月2日に第1回学術集会（齋藤宗靖会長）が開催されたが，会員数は248名（うち医師171名）で，一般演題はポスター発表を含めてわずか34題であった．2012年の第19回学術集会では，一般演題発表数は404題にのぼり参加者も3,000名を超え，会員数8,696名（うち医師2,002名）の大きな学会に成長した．

現在（2016年6月）では会員数が12,731名，そのなかで医師は3,147名（24.7％）となっている．メディカルスタッフでは理学療法士が6,009名（47.2％）と最も多く，次いで看護師2,118名（16.6％），臨床検査技師472名（3.7％），作業療法士439名（3.4％）の順である．

1983年には，戸嶋裕徳教授らによる急性心筋梗塞（acute myocardial infarction：AMI）の急性期心リハプログラムが作成された．これは今でいうクリニカルパスそのものである．発症から退院までを4週間として，その間に段階的な負荷をかけながらリハを進め，同時にADLの進行状況や身体活動の許容範囲を定めたプログラムである．その後，急性期における冠動脈造影検査，冠動脈形成術（percutaneous coronary intervention：PCI）やCCUの普及，冠動脈バイパス術などの術式の進歩により早期離床・早期退院が可能となった．1993年にはこのプロ

グラムがさらに短縮され，リスク層別化により2週間，3週間プログラムが齋藤宗靖教授らにより作成され，現在のガイドラインに示されているプログラムに発展している．

心リハにおける保険制度の変遷（21頁，**表**）については，1988年に心疾患理学療法料としてAMIに限定して3カ月間335点の算定が認められたのが最初である．その後，1992年に心疾患リハビリテーション料として名称が変更されて480点に増額され，1996年にはAMI以外に狭心症や開心術後に適応が拡大され，期間も6カ月間に延長された．この時期は，まさに日本心臓リハビリテーション学会が設立された時期と重なる．

保険診療上の大きな変革は，2006年の改定で疾患別リハの概念が導入され，心疾患リハビリテーション料が心大血管疾患リハビリテーション料と名称が変更されたことである．名称変更のみでなく，総合リハに立脚した保険診療体系が変わり，心リハがその他のリハと同列に並び算定されることになった．

（牧田　茂）

診療報酬改定状況

　心リハはわが国の厚生労働省が推進している4疾患・5事業の「心筋梗塞」治療ならびに再発予防の重要な要素である．わが国で初めて心リハに対して診療報酬算定が可能となったのは1988年で，「心疾患理学療法料」としてである．以来，診療報酬の状況は**表**に示すようにめまぐるしく変化している[1]．大きな流れとしていえることは，①適応疾患の拡大，②施設基準の緩和，である．

　心リハ施設認定取得施設数は2004年8月に164施設であったが，2013年3月には788施設であり，年々増加している．しかし，脳血管疾患等リハや運動器リハ届出医療機関数と比べると絶対数としてはまだ少なく，しかもほとんど大規模病院に限定されている．循環器専門医研修施設での外来心臓リハ実施率は2004年の9%から2009年の21%へ2倍以上に増加したが，PCI実施率（94%，96%）に比べると依然として著しく低率であった[2]．社会医療診療行為別調査でも，各疾患群とも年々請求点数が増加しているが，わが国の心大血管疾患リハ料総額はリハ料総額の1%程度と，脳血管疾患等リハ料，運動器リハ料と比べると微々たる点数であった．

　心リハの採算性は医療制度や診療報酬の改定により影響を受けるので，今後の診療報酬改定に残された課題の解決を期待して継続的かつ粘り強い要望・折衝することも重要である．なお，個別の診療報酬項目の内容，届出に関する問い合わせは厚生局の各都道府県事務所へ，診療報酬改定に関する基本的な考え方や経緯などについては，厚生労働省保険局医療課に問い合わせられたい．

表　心大血管疾患リハビリテーション診療報酬制度の変遷

1988年 （昭和63年）	心臓リハに対して初めて診療報酬がつく（「心疾患理学療法料」，急性心筋梗塞のみ，3か月間，335点）
1992年 （平成4年）	「心疾患リハ料」に名称変更・増点（335点→480点）
1996年 （平成8年）	増点（480点→530点），期間延長（3カ月→6カ月），適用疾患拡大（急性心筋梗塞，狭心症，開心術後）
1998年 （平成10年）	増点（530点→550点）
2004年 （平成16年）	心疾患リハ施設認定緩和（「特定集中治療室管理または救命救急入院の届け出を受理されていること」という事項が外された）
2006年 （平成18年）	疾患別リハ料の新設に伴い，「心大血管疾患リハ料（I）（II）」に変更〔（I）では20分250点，（II）では20分100点〕．標準的な実施時間では1回1時間として（I）で増点，（II）で減点〔（I）550点→750点，（II）550点→300点〕．期間短縮（6カ月→150日）

2007 年 (平成 19 年)	算定日数上限の除外対象患者の設定, リハ医学管理料新設, 疾患別リハ料の見直し, 逓減制の導入
2008 年 (平成 20 年)	疾患別リハ料の見直し〔(I) では 20 分 250 点→ 200 点, (II) では 20 分 100 点据え置き, すなわち, 1 時間で (I) 750 点 → 600 点, (II) 300 点据え置き〕, リハ医学管理料廃止, 逓 減制を廃止, 算定日数上限を廃止, 適用疾患拡大〔急性心 筋梗塞, 狭心症, 開心術後に加えて, 大血管疾患 (大動脈 解離, 解離性大動脈瘤, 大血管術後, 慢性心不全, 末梢動 脈閉塞性疾患など〕.
2010 年 (平成 22 年)	循環器・心臓血管外科医師の「常時勤務」(24 時間, 365 日勤務) 条件緩和, 心大血管リハ専任理学療法士が他のリ ハの兼任および専従を禁止している点を緩和, 撤廃機能訓 練室の面積要件を「部屋」から「場所 (スペース)」とし て確保への変更, 心肺運動負荷試験施行時の連続呼気ガス 分析加算 (100 点)
2012 年 (平成 24 年)	「早期リハ加算」が減点 (45 点 / 単位→ 30 点 / 単位), 治 療開始から 14 日間においては「初期加算 45 点」が新設. すなわち, 改訂前は「早期リハ加算」45 点であったが, 今回治療開始から 14 日間においては「早期リハ加算」30 点と「初期加算」45 点の計 75 点が適用され, 前回より増点. 心大血管疾患リハ用の「リハ実施計画書」「リハ総合実施 計画書」が新たに掲載.
2014 年 (平成 26 年)	心大血管疾患リハ料 (I) (II) が 5 点増点. 心大血管疾 患リハの施設基準に,「心大血管疾患リハに係る経験を有 する作業療法士」の追加認定. 施設基準で面積の計測法が 「内法」(壁の中心ではなく, 内壁内の面積を計算) に変更.
2016 年 (平成 28 年)	心大血管疾患リハ料 (II) が 105 点→ 125 点に増点. 心大 血管疾患リハ料 (II) の施設基準に①「循環器科または心 臓血管外科の標榜」の要件が撤廃, ②常勤医の要件が撤廃 され非常勤医も認められた. 疾患別リハ料の初期加算, 早 期リハ加算の算定起算日を,「(リハ) 治療開始日」から「発 症, 手術もしくは急性憎悪から 7 日目または治療開始日の いずれか早いもの」に変更された. トレッドミルによる負 荷心肺機能検査, サイクルエルゴメータによる心肺機能検 査料が 800 点→ 1,200 点に増点. 連続呼気ガス分析加算料 が 100 点→ 200 点に増点.

(上月正博)

1) 日本循環器学会・他編：心血管疾患におけるリハビリテーショ
   ンに関するガイドライン (2012 年改訂版)：http://www.j-circ.or.
   jp/guideline/pdf/JCS2012_nohara_h.pdf
2) 後藤葉一：心臓リハビリテーションの変遷と日本の現状. 心臓
   リハビリテーション (上月正博編著), 医歯薬出版, pp214-223,
   2013.

2：心臓リハビリテーションの骨子

3—リハビリテーション医療者の役割 —チームアプローチ

1. 心臓リハビリテーションチームスタッフ

　心リハには多要素的（multidisciplinary）で包括的（comprehensive）な介入が必要とされている．そのためにはいろいろな医療職種の関与が必要になってくる．全体を管理する医師も重要であるが，それと同等ないしはそれ以上に，直接患者や患者家族に接して指導を担当する看護師，理学療法士（physical therapist：PT），管理栄養士，臨床心理士，また必要な臨床データを供給する臨床検査技師といった職種の協力が不可欠であり，チーム医療としては最も完成された形で心リハが行われているといってもよい．

　チーム医療というのは，リハ領域では PT，作業療法士（occupational therapist：OT），言語聴覚士（speech therapist：ST），医療ソーシャルワーカー（medical social worker：MSW），義肢装具士（prosthetist and orthotist：PO）などが加わってチームが形成されているが，脳卒中や骨関節疾患のリハでは，それ以外の職種に広がっていかない．というのは，疾患予防・患者教育という視点が心リハほど重視されていないからである．予防ということになると，食事療法を指導するのは管理栄養士であり，運動療法の基本的なデータは心肺運動負荷試験などでとるのであるが，これを担当するのは臨床検査技師である．回復期後半から維持期にかけての継続的な運動療法は，患者の状態も安定してくるため健康運動指導士による指導が適している．また，うつや不安といった心理的な問題があると臨床心理士もかかわることになる．彼らは，運動療法，食事療法や禁煙などの行動変容・アドヒアランスに深くかかわる職種でもある．また，看護師は心疾患の疾病管理や運動療法・外来生活指導という立場より，急性期から維持期にまで深く関与している（**図 2-5**, **2-6**）．

　リハ職種のなかで，心リハに最も多くかかわるのが PT である．一方で，特に心不全の高齢患者は認知能力が低下したり，ADL（activities of daily living：日常生活動作）能力が落ちてい

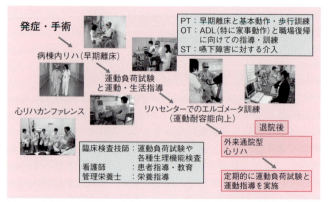

図 2-5　入院中の心臓リハビリテーションにおける各職種の役割

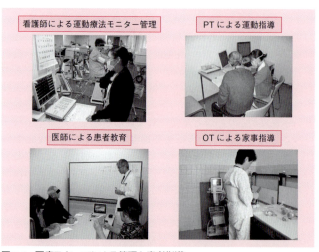

図 2-6　医療スタッフによる管理と患者指導

ることが多いが，OT はこのような認知能力や ADL 能力が低
下した患者へのアプローチに優れている．さらに，心臓術後女
性患者の家事動作能力の評価と訓練やペースメーカ挿入患者の
肩関節運動訓練に適している．また，ST は嚥下能力の落ちた
高齢心不全患者や，心臓術後の発声障害や嚥下障害患者の早期

廃用が進行すると嚥下機能も低下してくる

VF（嚥下造影検査）

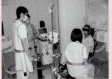

a：左室補助人工心臓（LVAD）
装着患者
（臨床工学技士が必ず付添う）

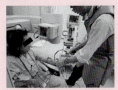

b：心不全患者
（血圧測定と ECG, SpO₂
モニター下で実施）

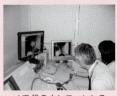

c：VF 後のカンファレンス

図 2-7　心臓病患者への VF 検査

発見や早期介入にかかわることが望ましい（**図 2-7**）.

　しかしながら, OT や ST には心リハの卒前教育カリキュラムが少ないので, 循環器疾患に対する理解やリスク管理は乏しいといわざるをえない. 各医療機関で循環器医や心リハの知識をもったリハ医や PT から教育を受けることが必要である.

2. 心臓リハビリテーション指導士

　心リハは先に述べたように, 単に運動療法のみを行っていれば事足りるものではなく, 食事療法や禁煙指導を含めた包括的リハを目指すべきである. この目的を達成するためには, 医療専門職間の連携や協働作業（collaboration）, すなわちチーム医療が必要である. チームとして円滑に活動をするためには, 心リハに関する minimum requirement である共通認識と知識や用語の共有化が必要不可欠となる. また, 定期的なカンファレンスやミーティングなども行う必要がある. このような状況で2000 年から日本心臓リハビリテーション学会は心臓リハビリテーション指導士（以下, 心リハ指導士. registered instructor

3-リハビリテーション医療者の役割―チームアプローチ

of cardiac rehabilitation：RICR）の認定制度を発足させた（27 頁，コラム参照）.

日本心臓リハビリテーション学会のホームページ（http://www.jacr.jp/web/）を参考にすると，心リハ指導士資格認定試験を受験する者は，次の各項の条件をすべて満たす必要がある.

(1) 心リハ指導士養成の講習会を受講していること.
(2) 医師，看護師，PT，臨床検査技師，管理栄養士，薬剤師，臨床工学技士，臨床心理士，OT，あるいは健康運動指導士のいずれかの資格を有していること.
(3) 申請時に本学会会員であること（通算して 2 年以上の会員歴があること）.
(4) 心リハ指導の実地経験が 1 年以上あること，または心リハ研修制度により受験資格認定証の交付を受けていること.

以上の条件を満たすと受験資格を得ることができるが，受験申請の際には 10 例の症例報告を提出する必要がある. 試験は 50 問の択一式で行われ，合格率はおよそ 70％前後である. 合格後の資格保持のためには，5 年間に 50 単位の取得が義務づけられている.

今日，各学会が専門資格制度を作っているが，心リハ指導士制度の特徴は，心リハにかかわる全職種について同一に規定していることがまずあげられる. 医師も例外ではなく，医療専門職以外にも健康運動指導士や臨床心理士にも門戸を開いている. 純粋な医療関連職種のみならず，今後は体育系や臨床心理系分野との協働作業がなければ心リハは成り立っていかないことが 15 年以上前の発足当時の学会理事関係者の共通認識であったことは慧眼であったと考える. そして，試験合格率は決して高くなくおよそ 70％前後であり，講習会参加者全員に資格を与えるような形式的な付与資格ではない. また，心リハが全国にあまねく普及している状況ではないことから，実地経験のない者にも定められた研修施設で心リハの研修を行えば，受験資格が得られるということも特筆に値する.

このように，本認定制度は，各学会の資格制度と比べてみてもきわめてユニークで，時代を先取りした制度であることがわかる. 本制度によって，臨床現場の心リハの質が担保されてい

心臓リハビリテーション指導士（RICR）

　従来の心リハは，心疾患治療に際して長期間安静臥床を行った結果生じるデコンディショニングから改善させることが主な目的であった．したがって，廃用に対する理学療法が中心であった．

　現在では，長期間の安静臥床が必要となることは少なくなり，また，運動療法や食事療法などの積極的利用が心疾患治療そのものになることが確認され，心リハは運動療法や食事療法・生活習慣の改善などにより，包括的に心疾患に対処する治療手段という位置づけになった．

　そのため，運動，栄養，心理など各分野に長けた職種がかかわる必要があるが，各職種が協働するにあたり他職種の職務に無知であるわけにはいかず，互いの職務内容を知っておくことは必要不可欠である．また，多職種が存在しない職場の場合，単職種がすべてを行わなければならない．その場合には，1人で心リハすべての内容を把握して患者に対処することになる．

　そこで，日本心臓リハビリテーション学会は2000年に指導士制度を発足させた．心臓リハビリテーション指導士は，心リハを遂行している人が必要最低限な知識と技術を有しているということを担保する資格である．心リハが認知されるにつれて，指導士数は増加し続け，2016年1月には3,806名になっている（**図**）．

　受験の詳細は心臓リハビリテーション学会ホームページを参照されたい．

（安達　仁）

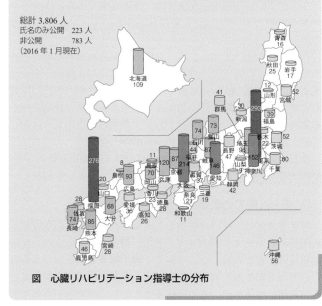

図　心臓リハビリテーション指導士の分布

るといっても過言ではない．2016年1月の時点で3,806名の心リハ指導士が登録され，全国の心リハ現場で活動している．

　さらに，2015年度からは心リハ認定医・上級指導士制度が発足した．本制度は，心リハ指導士のレベルアップした資格であり，RICR資格保有者のうち，心リハプログラムを管理・運営・統括する能力を備え，わが国の心リハの質の向上と普及・発展に積極的に取り組む意欲をもち，この分野において一定以上の実績を有する者に対して，医師には「認定医」，医師以外の者には「上級指導士」の資格を認定し付与する制度である．

3. 心臓リハビリテーションに携わるスタッフの育成

　心リハに携わるスタッフの目標としては，まず心リハ指導士資格を取得することをあげたい．さらに，学会発表も積極的に行うように心リハ担当医が指導することが望まれる．心リハ指導士の受験のための勉強会を開催することもモチベーションを上げる方策と思われる．学会発表は日本心臓リハビリテーション学会はじめ循環器やリハ関係の学会や研究会に医師とメディカルスタッフが積極的に発表することが重要である．スタッフが患者向けのパンフレットを独自に作るのもよいかもしれない．

　PT，OTについては，心リハを専門とする指導的立場の療法士を確保できたあとは，若手で心リハを希望する療法士を育成することが必要となる．しかし，療法士育成については，圧倒的に需要の大きい脳血管や骨関節疾患患者へのリハ技術取得が重要であるので，心リハをはじめとする内部疾患のリハに関しては，療法士の付加価値を高める目的が大きい．

　また，院外からの研修者を積極的に受け入れることによって，療法士自身の知識や技術を振り返る機会が増えると考える．

4. チーム内での看護師の役割

　専従看護師は，リハにかかわるスタッフとの日々の交流を比較的容易に行える立場にある．医師，看護師，PT，OT，臨床検査技師，管理栄養士などが集まり週1回カンファレンスを行い，情報交換や情報共有を図る．また，カンファレンス以外にも他職種との連絡はこまめに行うようにし，効果的かつ効率的

に心リハが進められるように努める.

①心リハのスケジュールが円滑に進むようにチーム活動の調整を行う. 運動療法の実施に際しては, 患者の観察(バイタルサインと心電図のモニタリング)を行い, また運動前後に患者から生活状況などを聞き出し, 栄養指導や作業療法の必要性が高いと思われた患者に関しては, 希望に応じ医師を通じて依頼する. カンファレンスの際には, 患者からの情報をスタッフに伝え, リスクファクター管理や生活習慣改善に向けた患者教育を行う.

②病棟看護師との情報共有と病棟から外来への継続看護を構築していくことが望まれる. 具体的には, 心不全患者の患者指導用パンフレット作りや疾病管理プログラムの作成や患者データベースの作成などである.

③他職種の専門領域の知識を得ることが課題である. これには, 心リハ指導士資格取得や院外開催の研究会や学会参加などを積極的に行うことで達成できると思われる.

④患者の生活状況, 家族背景, 知識レベルや理解度などが一人ひとり違うため, オーダーメイドの指導を心がける. 心リハに対して動機づけの低い患者や, 意欲の低い患者に対しては, 理想ばかりを押しつけず, 患者とともに話し合い考えていく姿勢を示し, 到達できるレベルでの目標を設けて援助する心がけが必要である.

(牧田　茂)

4—心臓リハビリテーションの適応と禁忌

1. 適応と禁忌・リスクの層別化

有酸素運動を主体とする運動療法は急性期後半から開始し,退院後の回復期,維持期に至るまで継続することが望ましい.また,心リハを進めていくうえで循環器系の評価は欠かせない.心機能,冠予備能,不整脈と冠危険因子に関して検査を行い,特に運動負荷により病態が悪化しないか,もしくはどの程度まで負荷が可能かを評価しリスクの層別化 (**表 2-1**)[2] を行うことが重要である.

回復期の心リハは約 3 カ月といわれている.この時期は家庭または職場復帰に向かっての準備期にあたり,徐々に身体活動の範囲を広げていく.この時期の運動療法と身体機能評価は重要である.回復期心リハにおいて適応や禁忌 (**表 2-2**)[3] を明確にして,運動により病態の悪化が懸念される症例を除いておくことが大切である.また適応症例である場合も,病態を安定させておくことが肝要である.また,心不全に関しても相対的禁忌,絶対的禁忌が示されているので,これを参考にして行うようにする (**表 2-3**)[4].

職場復帰上の問題点,心理的な問題や食事指導もこの時期の心リハに重要な要素を占めている.心筋梗塞患者の在院日数がさらに短縮化していくことを考えれば,外来における回復期心リハの果たす役割はいっそう重要となる.また維持期は社会復帰が行われたあと,生涯にわたり良好な身体ならびに精神状態を維持していく時期である.再発予防のために運動療法の重要性はさらに増し,心臓病に対する正しい知識を身につけて実践していく時期である.

2. 保険診療における適応拡大とガイドライン

心リハの対象疾患は拡大してきており,狭心症,心筋梗塞や開心術後 (冠動脈バイパス術や弁膜症手術) のほかに,うっ血性心不全 (congestive heart failure:CHF) に対する運動療法の有効性も証明されており,また大動脈瘤や大動脈解離に対するリハの重要性も認識されている.さらに,閉塞性動脈硬化症

表 2-1　リスク層別化表

低リスク（下記のすべての項目を満たす）

- 運動中および運動後にも心室性不整脈の出現がない
- 狭心症状および他の明らかな症状（運動中および運動後に生じる異常な息切れ，めまい，眩暈感）がない
- 運動負荷試験中および負荷後の正常な循環動態（負荷増加や終了に伴う適切な心拍と収縮期血圧の増加と減少）が保たれている
- 耐容能が 7 METs 以上

負荷試験以外の所見

- 安静時の左室駆出率が 50% 以上
- 合併症を伴わない心筋梗塞や再灌流療法
- 安静時に複雑な心室性不整脈がない
- うっ血性心不全がない
- イベント後や処置後の虚血症状や徴候がない
- 臨床的な抑うつ症状がない

中程度リスク（下記の項目のいずれかを満たす）

- 強い強度の労作（7 METs 以上）においてのみ狭心症状か他の明らかな症状（異常な息切れ，めまい，眩暈感）が出現する
- 運動負荷試験中または終了後，軽度〜中程度の無症候性虚血が出現する（ST 低下が基線から 2 mm 未満）
- 耐容能が 5 METs 未満

負荷試験以外の所見

- 安静時の左室駆出率が 40 〜 49%

高度リスク（下記の項目のいずれかを満たす）

- 運動負荷試験中および終了後に複雑な心室性不整脈出現
- 5 METs 未満の強度の運動負荷もしくは終了後に狭心症状か他の明らかな症状（異常な息切れ，めまい，眩暈感）が出現する
- 運動負荷試験中もしくは終了後に ST 低下が基線から 2 mm 以上の高度の無症候性心筋虚血の出現
- 運動中の異常な循環動態出現（負荷中に生じる変時不全もしくは負荷強度が上がっても収縮期血圧の上昇が認められないか減少すること）または回復期での出現（重度の負荷終了後低血圧）

負荷試験以外の所見

- 安静時の左室駆出率 40% 未満
- 心停止もしくは突然死の既往
- 安静時の複雑な不整脈
- 合併症のある心筋梗塞または再灌流療法
- うっ血性心不全の存在
- イベント後または処置後に発生した虚血症状または徴候
- 臨床的な抑うつ症状

（文献 2 より引用改変）

（Peripheral arterial disease：PAD，arteriosclerosis obliterans：ASO）も心リハの対象疾患としてあげられるようになった．その結果，現在これらの 6 疾患が保険で認められている．日本循

表 2-2　心臓リハビリテーションの適応と禁忌

適応
・医学的に安定している心筋梗塞後
・安定型狭心症
・冠動脈バイパス術
・PTCA（percutaneous transluminal coronary angioplasty）
・収縮不全もしくは拡張不全による安定した心不全（心筋症）
・心移植
・弁膜症手術
・末梢動脈疾患
・糖尿病，脂質異常症，高血圧または肥満と診断された冠動脈疾患の危険因子
・主治医の紹介とリハチームの合意の上で，体系化された運動プログラムや患者教育に適応のある他の患者

禁忌
・不安定型狭心症
・コントロールされていない高血圧－安静時収縮期血圧が 180 mmHg を超える，または安静時拡張期血圧が 110 mmHg を超える場合
・症状を伴う 20 mmHg を超える起立性の血圧低下
・明らかな大動脈弁狭窄（弁口面積が 1.0 cm^2 未満）
・コントロールされていない心房性または心室性不整脈
・コントロールされていない心房性頻脈（120 拍 / 分を超える）
・非代償性心不全
・ペースメーカが挿入されていない第 3 度房室ブロック
・活動性心膜炎または心筋炎
・亜急性期の塞栓症
・急性血栓性静脈炎
・急性全身性疾患または発熱
・コントロールされていない糖尿病
・運動が禁止されるであろう重度な整形外科的疾患
・急性甲状腺炎，低カリウム血症，高カリウム血症や脱水（適切な処置が実施されるまで）といった他の代謝性病態

（文献 3 より引用改変）

環器学会では，心血管疾患リハガイドラインと心筋梗塞に対する二次予防ガイドラインを公開している[5,6]．

　また，末期的重症心不全患者に装着される左室補助人工心臓（left ventricular assist device：LVAD）患者や心臓移植後患者の心リハも，今後発展していく分野である．LVAD については，植込み型 LVAD の保険償還が 2011 年に実現したことから，退院して自宅で生活を送りながら，または仕事に就きながら心臓移植を待つという新たな時代を迎えつつあり，心リハの重要性はますます高まってくると思われる．心不全を合併する植込み型除細動器（implantable cardioverter defibrillator：ICD）や心室

表 2-3　安定した慢性心不全患者の運動トレーニングにおける相対的，絶対的禁忌

相対的禁忌
①1〜3日前の体重が1.8 kg以上の増加
②持続的または間歇的ドブタミン投与
③運動時の収縮期血圧の低下
④NYHAクラスⅣ
⑤安静時の複合的な心室性不整脈の存在または労作時での出現
⑥仰臥位安静時の心拍数が毎分100以上
⑦併存する慢性疾患

絶対的禁忌
①3〜5日以上前から運動耐容能の悪化や安静時や労作時における呼吸困難
②2 METsまたは50 Watts以下の運動強度における虚血の出現
③コントロールされていない糖尿病
④急性疾患や発熱
⑤塞栓の再発
⑥血栓性静脈炎
⑦活動性心外膜炎または心筋炎
⑧中程度から重度の大動脈狭窄
⑨手術適応の逆流性弁膜症
⑩3週間以内の急性心筋梗塞
⑪新たに出現した心房細動

（文献4より引用改変）

再同期療法（cardiac resynchronization therapy：CRT）など，いわゆるディバイス植込み例も心リハのよい適応である．

（牧田　茂）

5─心臓リハビリテーションの効果とエビデンス

1. 運動療法の身体効果

　心リハは，急性心筋梗塞（AMI）発症後の安静による弊害の防止として発展してきた医療である．その原則は，長期臥床が身体ばかりではなく，心理・社会的にも deconditioning（脱調節状態）を引き起こすこと，そして適切なリハが deconditioning を reconditioning（再調節）することができるなど，長期臥床の弊害予防と運動療法の有効性にある[7]．日本循環器学会や日本心臓リハビリテーション学会など，9つの学会の合同研究班による「心血管疾患におけるリハビリテーションに関するガイドライン」では，循環器疾患における運動療法の身体効果について，運動耐容能では最高酸素摂取量増加，嫌気性代謝閾値増加にランク A，心筋虚血の上昇による狭心症発作の軽減や同一労作時の心不全症状の経験にランク A，ほか，冠危険因子や予後への効果ありとしている[2]．その一方，再発予防を目的としたリハでは，運動療法だけでは不十分であり，患者教育や栄養指導など，包括的な介入の重要性が強調されている．

2. 運動耐容能の増加

　心疾患患者における運動耐容能低下は，心機能低下にもとづく循環障害によるものばかりでなく，過度の安静や身体活動量の低下によるディコンディショニングによる骨格筋の機能障害などが原因となっている．すなわち，心疾患患者は心臓が悪い以上に，身体機能が悪いという特徴を有している．心疾患患者に適切な運動療法がなされた場合のトレーニング効果は，最高酸素摂取量を 15〜25％増加させることが期待できる．また，トレーニング開始時の運動能力が低い症例ほど，トレーニング効果が期待でき，臨床の現場では最高酸素摂取量が 2 倍以上に伸びる例を経験することもある．

　運動療法による運動耐容能改善の機序は，運動療法により心機能そのものがよくなる，いわゆる中枢効果はあまり期待できないという意見が多い．運動筋における毛細管密度の増加やミトコンドリアおよびその酵素活性の変化が好気的代謝の改善を

促し，さらに血管内皮機能の改善から運動時の骨格筋血流増加反応をよくする[8]という末梢効果が運動耐容能改善の機序の主体とされる．

　健常者であっても，心疾患やその他の疾患を有する患者であっても，身体能力を 1 MET 増加させることによって，生命予後を 10〜20% 改善することができるという報告があり[9]，運動耐容能を増加させることは QOL をよくすることばかりでなく，生命予後をも改善させることが証明されている．

3. 冠循環への効果

　心疾患患者への運動療法は心臓への中枢効果が期待しにくいとの意見が多い一方で，運動療法は冠動脈疾患患者の狭心症閾値を上昇させ，狭心症状を改善することが知られている．以前は運動による一時的な心筋虚血が血管新生を刺激し，側副血行路の発育を促すことが期待されていたが，これに関しては一定の見解が得られていない．しかしながら，心臓核医学検査で評価すると運動療法により心筋灌流が改善することが証明されている[10]．また，運動療法を中心とした包括的な介入によって，冠動脈硬化が退縮するといういくつかの興味深い報告が散見される．いずれも運動療法と食事療法により，介入群において冠動脈狭窄の進行例が少なく，冠動脈硬化の退縮が介入群にのみ認められている[11]．

4. 血管内皮機能の改善

　運動療法を行った例のうち，冠動脈硬化が進展している例においても，核医学検査などでの冠灌流の改善が認められることから，冠動脈硬化の退縮や冠側副血行路の発達以外のもう 1 つの重要な機序として，冠動脈内皮機能にも注目されるようになった．Hambrecht らは 19 名の狭心症患者を無作為に運動療法群とコントロール群に分け，アセチルコリンによる冠還流の変化を血管内ドプラ流量計を用いて計測し，造影により外膜側の冠動脈血管径を評価した結果，4 週間後には運動療法群でのみ両者の有意な改善を認めている[12]．引き続き，さらにユニークな研究が行われている．冠動脈バイパス術を予定している狭心症患者を運動療法群とコントロール群に分け，4 週間後に手

術時に使用しない部位の内胸動脈切片を採取し検討したところ，運動療法群では内胸動脈の一酸化窒素合成酵素（NOS）がmRNAおよび蛋白レベルで有意に増加していることが観察された．また，同時に測定された内胸動脈の血流速度から，アセチルコリンによる内皮依存性血流増加反応の改善が確認されている[13]．

以上より，彼らは安定狭心症患者に対する運動療法の効果が確実に存在し，その機序として，冠動脈硬化の進展の抑制と退縮および血管内皮機能の改善が重要であることを証明した．

5. 包括的介入による冠動脈狭窄病変の進行の抑制および退縮

1990年以前には，一度できあがった冠動脈硬化は，進展することはあっても退縮することはきわめて稀であるというのが定説であった．それを打ち破ったのが，1992年にSchulerらが報告した以下のような論文である（**図 2-8**）[14]．冠動脈造影によって確定診断された113例の安定狭心症患者を無作為に運動療法＋低脂肪食ダイエット群と通常治療群に分け，運動療法＋低脂肪食ダイエット群には，毎週最低2時間の運動療法への参加と1日20分のホームエクササイズを義務づけ，食事療法はAHAの勧告 phase 3を厳守させるが高脂血症治療薬は服用させないというプロトコルであった．1年後に冠動脈造影を再検し

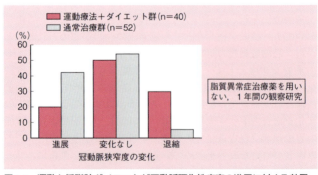

図 2-8　運動と低脂肪ダイエットが冠動脈硬化性病変の進展に対する効果
（文献 14 より引用改変）

た結果，最小血管径を呈した病変は，運動療法＋低脂肪食ダイエット群で20％が進展，50％は不変であったが，残りの30％に退縮を認めた．一方，通常治療群では42％もの例が進展し，54％が不変，退縮が認められたのは4％のみであった．すなわち，通常治療群では冠動脈狭窄病変の進行を抑制することは困難であり，逆に運動療法＋低脂肪食ダイエット群では多くの例に狭窄病変の退縮が期待できることを証明したのである．また，冠動脈造影上狭窄病変の変化が認められないにもかかわらず，運動負荷心筋血流シンチグラフィにおける冠還流に明らかな改善を認める例が存在した．その原因は当然，冠側副血行路の発達が予想され，同グループのNiebauerらが検証したが[15]，運動療法の有無によって冠側副血行路の発達には差がなく，冠動脈狭窄度の進展や退縮にのみ関連したという結果であった．また，Niebauerらは上記113例の6年後の冠動脈病変を追跡しているが，運動療法＋低脂肪食ダイエット群では通常治療群に比べ，有意に冠動脈硬化性病変の進展が遅いという結果であった（p＜0.0001）[15]．本試験において，6年後にも冠動脈病変の退縮が認められた例では，1,784 ± 384 kcal/week（おおよそ1週間に4時間程度の中等度有酸素運動に相当）のエネルギー消費が運動によってなされていた[16]．

（長山雅俊）

 MEMO

6─主な疾患の再発予防に対する効果

心リハのエビデンスとしては，①冠動脈疾患（coronary artery disease：CAD）における冠動脈事故発生率が減少する，②CADにおける全死亡率および心疾患死亡率が低下する，③致死性心筋梗塞の再発率が低下する，④虚血性心不全における心不全増悪による入院を減少し生命予後が改善するなど，再発予防効果が示されている[5]．

1. 冠動脈疾患（CAD）

コホート研究で包括的心リハ参加者と非参加者の予後を比較した結果から，心リハによるCAD患者の生命予後改善効果が明らかとなった．米国の心筋梗塞患者1,821例のコホート研究で，3年生存率は心リハ不参加群64％（95％ CI 61～68％），心リハ参加群95％（95％ CI 93～96％）で心リハへの参加により死亡が56％，再発が28％と有意に低下している．退院後3年以内の死亡の48％が心リハ不参加に起因し，心リハ群の生存曲線と同地域住民の予測生命曲線は同等であった（**図2-9**）[17]．同地域の冠動脈カテーテルインターベンション（PCI）施行患

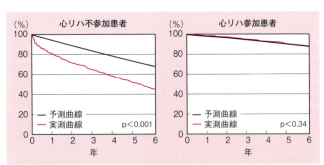

図2-9　心臓リハビリテーション参加による心筋梗塞患者の生命予後改善効果
米国ミネソタ州オルムステッド郡の心筋梗塞患者を対象としたコホート研究のカプランマイヤー生存曲線．6.6 ± 4.6年の観察期間中死亡774例，心筋梗塞再発493例を認めた．心リハ不参加群（812例，74 ± 13歳）と異なり，心リハ参加群（1,000例，61 ± 12歳）の生存曲線は同地域の同年齢の予測生命曲線と一致し，生命予後の改善効果が示された．

（文献17より引用）

2：心臓リハビリテーションの骨子

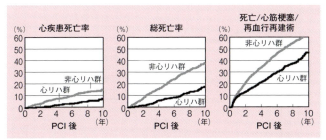

図 2-10　心臓リハビリテーション参加による PCI 患者の二次予防効果
米国ミネソタ州オルムステッド郡の PCI 施行患者を対象としたコホート研究の累積
心血管事故発生曲線．中央値 6.3 年の観察期間中死亡 503 人，血行再建術 755 人，
心筋梗塞 394 人を認め，心リハ不参加群（1,224 例）に比し心リハ参加群（795 例）
の累積ハザード比は総死亡 0.55（95%信頼区間 0.42〜0.72，p＜0.001），心疾患死
亡 0.67（0.44〜1.04，p＝0.07），冠動脈血行再建術・心筋梗塞および死亡 0.77（0.65
〜0.91，p＜0.002）であった．

（文献 18 より引用）

者 2,009 例のコホートでは，心リハ参加により累積ハザード比
は総死亡−45％，心疾患死亡−33％，冠動脈血行再建術・心筋
梗塞および死亡−23％と有意に低下した（**図 2-10**)[18]．背景を
一致させたプロペンシティスコア解析でのハザード比は，総死
亡 0.53（0.42〜0.67），心疾患死亡 0.61（0.41〜0.91），死亡また
は心筋梗塞 0.73（0.61〜0.88），死亡・心筋梗塞または冠血行再
建術 0.85（0.74〜0.98）と心リハ参加による予後改善は明らか
であった．同地域の冠動脈バイパス（CABG）術施行患者 846
例を対象にした，9.0±3.7 年の観察では死亡 193 例を認め，プ
ロペンシティスコア解析で，10 年死亡ハザードリスクが心リ
ハ参加により半減した（0.54：0.40〜0.74)[19]．同様に CABG 後
の包括的心リハ群と非心リハ群を 10 年間にわたり比較した北
欧の研究でも，心血管事故（死亡，非致死性心筋梗塞，冠動脈
血行再建術）は心リハ群 18.4％と非心リハ群 34.7％で，心リハ
参加により無事故生存率が著明に向上した（**図 2-11**)[20]．
　心リハと通常治療を比較したランダム化比較試験（random-
ized controlled trial：RCT）のメタ解析でも，心リハによる CAD
患者の生命予後改善効果が示されている．1960〜1988 年に報
告された RCT 22 研究，4,554 例の平均 3 年間の観察期間の分
析で，通常治療群に対する心リハ群のリスク比は総死亡 0.80

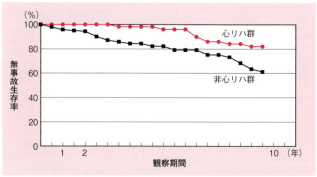

図 2-11 心臓リハビリテーション参加による CABG 患者の二次予防効果
スウエーデンの Oskarshamn 病院で 1980〜85 年に CABG 施行し，術後 6 週間，4·8·12 カ月，その後年 1 回 5 年間包括的心リハに参加した 49 例と術後 1 年以上経過した CABG 登録患者のなかから年齢，性別，手術年，心筋梗塞の既往，喫煙，高血圧，運動負荷試験での最大負荷量で調整した心リハ不参加患者 98 例を 10 年間にわたり比較した．無事故生存率は心リハ群で有意に高かった．

（文献 20 より引用）

（0.66〜0.96），心血管死 0.78（0.63〜0.96），致死性心筋梗塞 0.75（0.59〜0.95）と有意に低値であったが，非致死性心筋梗塞の有意な低下はみられなかった[21]．1970〜2003 年 3 月に報告された RCT 48 研究 8,940 例の平均 15 カ月の観察期間のメタ解析では，心リハ群のリスク比は，総死亡 0.80（0.68〜0.93），心臓死 0.74（0.61〜0.96）であったが，非致死性心筋梗塞，CABG，PCI は低い傾向であった[22]．1980〜2004 年に報告された RCT 63 試験，21,295 例の分析では，心リハ群のリスク比は，総死亡 0.85（0.77〜0.94），12 カ月後の心筋梗塞の再発 0.83（0.74〜0.94）であった．心リハの内容では，包括的心リハ，監視型運動療法単独介入と運動を含まない心理社会的および教育的介入群との間で効果に差はなかった[23]．2009 年までに報告された CAD 患者（心筋梗塞または冠動脈血行再建術の既往）を対象に運動療法単独または包括的プログラムの心リハ群と通常治療群を 6 カ月以上追跡した RCT で，弁膜症に対する手術例，心移植例，両心室再同期療法例，植込み型除細動器移植例を除外した 47 試験（81 論文），総患者数 10,794 例のメタ解析結果を**表 2-4** に示す[24]．

2：心臓リハビリテーションの骨子

表 2-4 冠動脈疾患における心臓リハビリテーションの二次予防効果

評価イベント	追跡期間	RCT 数	症例数 心リハ / 通常治療	リスク比
総死亡	6〜12 カ月	19	3,171/2,829	0.82（0.67〜1.01）
	12 カ月以上	16	2,977/2,813	0.87（0.75〜0.99）
心血管死亡	6〜12 カ月	9	2,194/1,936	0.93（0.71〜1.21）
	12 カ月以上	12	2,429/2,328	0.74（0.63〜0.87）
心筋梗塞	6〜12 カ月	12	2,195/2,021	0.92（0.70〜1.22）
	12 カ月以上	16	2,892/2,790	0.97（0.82〜1.15）
CABG	6〜12 カ月	14	1,242/1,070	0.91（0.67〜1.24）
	12 カ月以上	9	1,092/1,097	0.93（0.68〜1.27）
PCI	6〜12 カ月	7	664/664	1.02（0.69〜1.50）
	12 カ月以上	6	660/662	0.89（0.66〜1.19）
入院	6〜12 ヶ月	4	238/225	0.69（0.51〜0.93）
	12 カ月以上	7	1,032/977	0.98（0.87〜1.11）

（文献 24 より引用作成）

　各 RCT の対象例数は 28〜2,304，運動プログラムは 1 セッション 20〜90 分，1〜7回/週，期間 1〜12 カ月で運動療法単独17 試験，包括的プログラム 29 試験であった．心リハは 12 カ月以降の総死亡および心血管死亡と 12 カ月以内の入院のリスクを有意に抑制した．

2. 慢性心不全

　左室駆出率 50%未満の慢性心不全に対して，8 週間以上の運動療法と通常療法の RCT で 3 カ月以上追跡した 9 試験（欧州8 試験，カナダ 1 試験）のメタ解析 Exercise training meta-analysis of trials in patients with chronic heart failure（ExTraMATCH）を図 2-12 に示す[25]．心リハ群のほうが生存率は 35%，心不全入院回避生存率は 28%有意に高かった．収縮不全の心不全患者を対象に運動療法と通常治療の RCT 7 試験のメタ解析（運動療法 286 例，通常治療 283 例）では，運動療法による心不全再入院リスク比は 0.72（0.52〜0.99）と有意に低かったが，総死亡の有意な抑制はみられなかった[26]．その後対象を拡張不全も含めた RCT 12 試験のメタ解析（運動療法 519 例，通常治療 517 例）では，運動療法による心不全再入院リスク比は 0.61

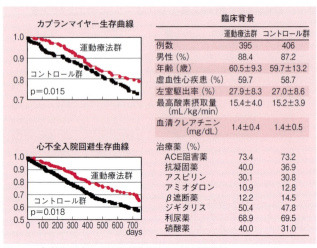

図 2-12　慢性心不全における運動療法の二次予防効果

(文献 25 より引用改変)

（0.46〜0.80）と有意に低かったが，総死亡に関しては 12 カ月
以上追跡した 6 RCT（2,845 例）のメタ解析でも抑制はみられ
なかった[27]．わが国の心リハに参加した心不全患者 254 例の
多施設コホート研究で，退院 1 カ月後の身体活動能力が高い群
で心事故回避生存率が有意に高かった[28]．NYHA Ⅱ またはⅢ
度の左室駆出率 40％未満の慢性心不全患者 123 例を対象に 10
年間の監視型運動療法の効果を通常治療と比較した RCT で，
総死亡と心事故（入院を要する急性非代償性心不全，薬物療法
の調整，不安定狭心症，心筋梗塞，冠動脈血行再建術）は運動
療法群で有意に少なかった[29]．以上より，心不全患者におい
て心リハによる再入院回避効果がみられたが，そのためには心
リハの目的である身体活動能力の向上が重要である．

3. 末梢動脈疾患（PAD）

　PAD は間歇性跛行と重症下肢虚血の 2 つに分けられる．
PAD 患者は下肢動脈だけでなく，冠動脈や脳動脈の潜在性動
脈硬化の進行や動脈硬化の危険因子を有していることが多い．
間歇性跛行に対する運動療法，特に監視型運動療法は歩行距離

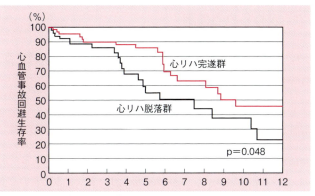

図 2-13　間歇性跛行に対する運動療法の心血管事故予防効果

間歇性跛行患者 118 例を対象に週 3 回，12 週間のトレッドミル歩行の心リハ完遂群 64 例と心リハ脱落群 54 例で比較した．心血管事故：心血管死亡，非致死性心筋梗塞，冠動脈・末梢動脈血行再建術，脳血管疾患，動脈血栓・破裂・解離，下肢切断．回避生存率は心リハ完遂群で有意に高かった（45.7% vs 22.8%，p = 0.048）．

（文献 33 より引用）

の延長効果があり，エビデンスレベル A でクラス I として推奨されている[24, 30]．PAD 患者に対する運動療法と血行再建術の効果を比較した RCT 10 試験のメタ解析で，運動療法群で 6 カ月後の最長歩行時間が有意に延長した[31]．PAD に対する経皮的血管形成術に運動療法の併用の有無を比較した RCT 8 試験のシステマティックレビューで，運動療法併用群で 6 カ月，12 カ月後の最長歩行距離が延長し，足関節上腕血圧比の改善度が増強された[32]．間歇性跛行患者に対する監視型運動療法の効果を検討したわが国の研究では，運動療法プログラム完遂群で脱落群に比し有意に無事故生存率が高かったことが示された（**図 2-13**）[33]．

　以上より，PAD 患者に対する運動療法の再発予防効果が示されている．

（木庭新治）

1. 心大血管疾患リハビリテーション料（Ⅰ）に関する施設基準

（1）届出保険医療機関（循環器科または心臓血管外科を標榜するものに限る．以下，この項において同じ）において，循環器科または心臓血管外科の医師が，心大血管疾患リハを実施している時間帯において常時勤務しており，心大血管疾患リハの経験を有する専任の常勤医師が1名以上勤務していること．なお，この場合において，心大血管疾患リハを受ける患者の急変時などに連絡を受けるとともに，当該保険医療機関または連携する保険医療機関において適切な対応ができるような体制を有すること．

（2）心大血管疾患リハの経験を有する専従の常勤理学療法士および専従の常勤看護師が合わせて2名以上勤務していること．または専従の常勤理学療法士もしくは専従の常勤看護師のいずれか一方が2名以上勤務していること．また，必要に応じて，心機能に応じた日常生活活動に関する訓練などの心大血管リハにかかわる経験を有する作業療法士が勤務していることが望ましい．ただし，いずれの場合であっても，2名のうち1名は専任の従事者でも差し支えないこと．また，これらの者については，ADL機能向上等体制加算，回復期リハ病棟入院料および地域包括ケア病棟入院料を算定する病棟ならびに地域包括ケア入院医療管理料を算定する病室を有する病棟の配置従事者との兼任はできないが，心大血管疾患リハを実施しない時間帯において，他の疾患別リハ，障害児（者）リハおよびがん患者リハに従事することは差し支えない．また，心大血管疾患リハとその他のリハの実施日・時間が異なる場合にあっては，別のリハの専従者として届け出ることは可能である．

（3）専用の機能訓練室（少なくとも，内法による測定で病院については30 m² 以上，診療所については，内法による測定で20 m² 以上）を有していること．専用の機能訓練室は，当該療法を実施する時間帯以外の時間帯において，他の用途に使用することは差し支えない．また，当該療法を実施する時間帯に，

2：心臓リハビリテーションの骨子

他の疾患別リハ，障害児(者)リハまたはがん患者リハを同一の機能訓練室で行う場合には，それぞれの施設基準を満たしていれば差し支えない．それぞれの施設基準を満たす場合とは，たとえば，心大血管疾患リハと脳血管疾患等リハを同一の時間帯に実施する場合には，機能訓練室の面積は，それぞれのリハの施設基準で定める面積を合計したもの以上である必要があり，必要な器械・器具についても，兼用ではなく，それぞれのリハ専用のものとして備える必要があること．

(4) (3)の内法の規定の適用については，平成27（2015）年4月1日からとすること．また，平成26（2014）年3月31日において，現に当該リハ料の届け出を行っている保険医療機関については，当該機能訓練室の増築または全面的な改築を行うまでのあいだは，(3)の内法の規定を満たしているものとする．

(5) 専用の機能訓練室には，当該療法を行うために必要な以下の器械・器具を備えていること．

・酸素供給装置
・除細動器
・心電図モニター装置
・トレッドミルまたはエルゴメータ
・血圧計
・救急カート

また，当該保険医療機関内に以下の器械を備えていること．

・運動負荷試験装置

(6) リハに関する記録（医師の指示，運動処方，実施時間，訓練内容，担当者など）は患者ごとに一元的に保管され，常に医療従事者により閲覧が可能であること．

(7) 定期的に担当の多職種が参加するカンファレンスが開催されていること．

(8) 届出保険医療機関または連携する別の保険医療機関において，緊急手術や，緊急の血管造影検査を行うことができる体制が確保されていること．

(9) 届出保険医療機関または連携する別の保険医療機関において，救命救急入院料または特定集中治療室管理料の届出がされており，当該治療室が心大血管疾患リハの実施上生じた患者の緊急事態に使用できること．

2. 心大血管疾患リハビリテーション料（Ⅱ）に関する施設基準

（1）届出保険医療機関において，心大血管疾患リハを実施する時間帯に循環器科または心臓血管外科を担当する医師（非常勤を含む）及び心大血管疾患リハの経験を有する医師（非常勤を含む）がそれぞれ1名以上勤務していること．

（2）心大血管疾患リハの経験を有する専従の理学療法士または看護師のいずれか1名以上が勤務していること．また，必要に応じて，心機能に応じた日常生活活動に関する訓練などの心大血管リハにかかわる経験を有する作業療法士が勤務していることが望ましい．ただし，専従者については，ADL機能向上等体制加算，回復期リハ病棟入院料および地域包括ケア病棟入院料を算定する病棟ならびに地域包括ケア入院医療管理料を算定する病室を有する病棟の配置従事者との兼任はできないが，心大血管疾患リハを実施しない時間帯において，他の疾患別リハ，障害児(者)リハおよびがん患者リハに従事することは差し支えない．また，心大血管疾患リハとその他のリハの実施日・時間が異なる場合にあっては，別のリハの専従者として届け出ることは可能である．

（3）〜（9）は心大血管疾患リハ料（Ⅰ）に関する施設基準と同じである．

3. 必要なスタッフと人材の育成

心リハが他疾患のリハと最も異なる点は，いつでも病態の急変が起こりうる心疾患を扱うために，第一に安全管理の厳しさが違うことがあげられるが，それ以外にも，心リハとは包括的な介入により，全身機能の回復からADLの向上が得られ，ひいてはQOLをも改善させることができ，さらに心臓にとってもよりよい全身環境を作り出すことによって，心機能障害からの回復を助け，再発を予防するという，心疾患の治療そのものであるということである．言い換えれば，患者を評価して，監視して，訓練をして，再発を予防するための自己管理の仕方を教育する場であり，多職種の専門家によるチーム医療を形作ることが理想である．日本循環器学会など9つの学会の合同研究

表2-5 心臓リハビリテーションスタッフと患者の適正比率

医師	1：16〜1：20
スポーツセラピスト／理学療法士	1：13〜1：15
臨床心理学士	1：40
栄養士	1：80
看護師／診察助手	1：20
ソーシャルワーカー／社会教育士	1：80

（文献35より引用）

班が監修した「心血管疾患におけるリハビリテーションに関するガイドライン」[5]でも，患者教育を含めた心血管疾患リハにおける多職種による包括的介入の必要性が協調されており，医師，理学療法士・健康運動指導士などの運動指導者，栄養士，看護師，薬剤師，臨床検査技師といった必要スタッフを推奨している（16頁**図2-3**参照）．その他，患者教育や服薬指導などでは薬剤師も重要であるし，復職指導や社会福祉サービスについてのアドバイスなどにおいては，医療ソーシャルワーカーは欠かせない存在となる．わが国より20年先を行くといわれているドイツの心リハにおいては，連邦リハビリテーション協会（Bundesarbeitsgemeinschaft für Rehabilitation：BAR）が，通院による心リハに関する基本勧告書[34]を刊行しており，リハチームおよび適格性についても詳しく書かれている．それによると，リハ患者40人規模の全日制通院リハ施設の場合、スタッフの患者受け持ち人数としては**表2-5**[35]のような比率が推奨されている．しかしながら，わが国の心リハの現状を考えると，このような理想的なことはとても望めるはずもなく，各々の施設の状況に合わせてチームを作ればよいであろう．

保険算定に必要なのは，専任の医師と専従・専任の看護師あるいは理学療法士であり，平成26（2014）年度の改定からは作業療法士でも算定が可能となった．しかしながら，少しでも質的な向上を望むのであれば，専属でなくてもかまわないので，臨床検査技師や管理栄養士，薬剤師に応援を頼むとよい．臨床検査技師にとっては，自分がかかわった運動負荷試験の結果がどのように評価され，それを元にしてどのような運動処方が作成されるかは興味のあるところであるし，管理栄養士は栄養指導を通しての，患者管理の最も重要な分野の1つである食

行動への働きかけに長けている．また，個人指導や集団講義などにも日常業務の1つとして参加が可能である場合が多い．栄養指導では，個人指導，集団講義とも保険算定が可能であるし，彼らにとっての実績にも直結するので比較的協力が得られやすい．また，ある程度（20名程度）の患者数が確保できるのであれば，非常勤の運動指導専門家（健康運動指導士など）を雇うことが可能である．医療者だけで作成した運動プログラムは単調でつまらなくなる傾向があるため，できれば運動指導者とともに，行動変容技法を意識した楽しいプログラム作成を心がけたい[35]．

（長山雅俊）

MEMO

8—リハビリテーションプログラム

1. 入院中リハビリテーションプログラム

表 2-6 に急性心筋梗塞・開心術後急性期のリハプログラムを示した [36]．日常生活の範囲を徐々に拡大しながら安全を確認し，自力退院可能，日常生活での自立が退院の基準となる．入院期間は 2～3 週間としているが，現在では各施設で重症度に応じて 5～10 日程度に短縮して用いる場合が多くなっている．

2. 生活指導の要点

具体的な日常生活での指導で重要なのは，復職の可否とタイミング，運動の可否と注意点，喫煙や飲酒，その他の嗜好物の摂取，トイレや入浴などについてである．復職については急性期離脱後の病態評価が重要であり，できるかぎり運動耐容能を評価したうえでの指導が必要である．運動指導については後述する．

喫煙についてはもちろん禁煙が必要であるが，喫煙の何が心臓に悪いのかをわかりやすく説明する必要があり，場合によっては禁煙外来を紹介する必要がある．飲酒については，軽症例では少量（ビール中瓶 1 本，日本酒 1 合，グラスワイン 2 杯程度）の飲酒はかまわないが，中等症以上の心機能障害を有する例では原則禁止とする．飲酒はその水分量のほかに，つまみが塩分の過剰摂取につながりやすいため注意が必要である．

トイレや脱衣所，風呂場では温度管理が問題となることが多く，小型のファンヒーターなどで工夫をする．トイレでは過度に息まないように緩下剤で調節する必要があるが，あまり薬に頼らず，適度な食物繊維の摂取を心がけることや腹部のマッサージなどを行う．また睡眠導入薬服用者では，夜間就寝後の排尿時には，薬剤による朦朧状態や筋弛緩作用によるふらつきなどが起こりやすいことを十分に説明しておく．入浴では適度な湯温（40～41℃）にして長湯は控える．また，入浴の深さは両腋を結ぶラインで息切れしない程度と指導する．肩が冷えないようにタオルなどを浸して肩に掛けるなど工夫が必要である．

表2-6 急性心筋梗塞・開心術後急性期のリハビリテーションプログラム

ステージ	病日 3週間	病日 2週間	リハの場所	運動負荷検査など	病棟内動作	運動療法	看護・ケア	食事	娯楽
I	1~3	1~2	CCU・ICU	自動座位負荷 立位負荷	臥位・安静 受動座位 自分で食事		全身清拭	水分のみ 普通食(半分)	テレビ・ラジオ可
II	4~6	3	一般病棟		座位自由 歯磨き	ベッドに座って足踏み	立位体重測定 介助洗髪	普通食	新聞・雑誌可
III	5~7	4		30~50 m 歩行負荷	セルフケア 病棟内自由 室内便器使用	ベッドから降りて室内歩行	検査は車椅子		
IV	6~8	5~6		100~200 m 歩行負荷	トイレ歩行可		検査は介助歩行		ロビーで談話
V	7~14	6~7	運動療法室	(心肺) 運動負荷試験→運動強度設定	病棟内自由	監視型運動療法 (ATもしくは最大負荷の40~60%強度)			
VI	15~16	8~10		必要に応じ運動強度の再設定	シャワー可				
VII	17~21	11~14		(心肺) 運動負荷試験・評価	入浴可	退院指導 (運動・食事・服薬・生活・復職・異常時の対応など)			

(文献36より引用)

　旅行の可否についてもよく質問がある．旅行地までの距離や時間，交通手段などについて細かく聴取し，何かあった場合に困らないように，旅行用の診断書を用意しておくことも重要である．

2：心臓リハビリテーションの骨子

3. 退院後リハビリテーションプログラム

あらかじめ心疾患の既往があるとわかっている患者に運動療法を施行する場合には，プログラムを開始する前に改めて下記の項目について評価し，問題点を明らかにする必要がある．

1）患者情報の整理

診断，重症度，合併症，治療内容，治療効果，冠危険因子の評価，生活歴，病前の運動習慣など．

2）現在の状態の把握

全身状態の評価，残存心機能，肺うっ血の有無，右心負荷の有無，不整脈，残存虚血の評価，運動耐容能評価．

3）問題点の整理と対策

上記の情報から問題点を整理し，包括的にあらゆる視点から具体的な対策を講じる．すなわち，退院の時点で改めてリスクの層別化をするが，この時期の層別化は，①左室ポンプ機能，②心筋虚血，③不整脈，④運動耐容能の4つの点から評価すると便利である[37]．心肺運動負荷試験の結果からは，現時点での運動能力が同年代健常者に比べどのくらいのレベルであるか，運動中の息切れの指標や酸素輸送能がどの程度か，心筋虚血のサインはどの程度の運動レベルでどの程度出現するか，そして，臨床経過や心カテーテル検査，心エコー，核医学検査などの結果と心肺運動負荷試験の結果から，運動能力低下の原因が心臓にあるのか，呼吸器系の問題か，病前からの運動不足にあるのか，両者が関与しているのか，などを総合的に判断することが可能であり，この結果から運動処方箋を作成することが可能となる．

心臓に過度の負担をかけないように，全身機能を改善させることにより身体活動能力を上げ，余力のあるなかでの日常生活を可能とする．血管拡張能や骨格筋ポンプが改善することにより，二次的に心臓が楽に働けるようにするというのが，心リハの原理であり，醍醐味である．1MET運動能力を上げることによって，その結果予後を10〜20％改善することができるという報告がある[6]．残された心機能のなかで，可能なかぎりの運動能力を回復させることは予後を改善させるという意味でも非常に大きなことである．

以上のように，運動療法開始時の病態評価とアセスメントには，臨床経過や検査結果から的確なリスクの層別化ができることに加え，心肺運動負荷試験の知識が不可欠である[38]．

4）運動強度設定法

　リスクの高い心疾患患者には，運動処方をする場合には呼気ガス測定を同時に行う心肺運動負荷試験が望ましいが，トレーニング運動強度の設定法には下記のような方法があり，軽症の心疾患患者には必ず行わなければならないというものではない．**表2-7**に運動強度設定法をまとめた[39]．日本循環器学会ガイドライン「心筋梗塞二次予防に関するガイドライン」[6]では，運動処方における運動強度設定についてのランクづけでクラスⅠとして，下記のように推奨している．

　①運動負荷試験にもとづき，1回最低30分，週3〜4回（できれば毎日），歩行・走行・サイクリングなどの有酸素運動を行う．（エビデンスA）

　②日常生活のなかの身体活動（通勤時の歩行，家庭内外の仕事など）を増す．（エビデンスB）

　③10〜15 RM*程度のリズミカルな抵抗運動を有酸素運動とほぼ同頻度に行う．（エビデンスA）

　④中等度ないし高リスク患者**は施設における運動療法が推奨される．（エビデンスB）

---

　*RM：repetition maximum（最大反復回数）．10 RMとは10回繰り返せる強さのこと．
　**高リスク患者：
・高度の左室機能不全（EF ≦ 30％）．
・安静時ないし運動誘発性の危険な心室不整脈，心ブロックなど．
・運動中の15 mmHg以上の収縮期血圧低下，負荷量を増加しても血圧が上昇しない．
・心肺蘇生からの生還者．
・うっ血性心不全，心原性ショック，危険な心室性不整脈を合併した心筋梗塞．
・重篤な冠動脈病変および運動療法誘発の著しい心筋虚血（0.2 mV以上のST低下）．

表 2-7　運動強度設定法

1) HR による設定
　①最高 HR の 40～60%
　② Karvonen の式による設定（HRR による設定）
　　設定 HR ＝（最高 HR －安静 HR）× k ＋安静 HR
　　k：定数 0.4～0.6
　③ 100～120 拍 /min
2) 酸素摂取量による設定
　① AT（嫌気性代謝閾値）の 80～100%
　②最高酸素摂取量の 50～70%
3) 自覚症状による設定
　①病的症状の出現レベルの 80%
　②旧 Borg 指数の 11～13 程度
4) 心電図による設定
　① ST 変化の出現レベルの 80%
　②不整脈発生レベルの 80%

（文献 39 より引用）

　また，具体的な運動強度については，嫌気性代謝閾値の 80
～100%，最高酸素摂取量の 50～70%，最高心拍数（heart rate：
HR）の 40～60%，心拍数予備能（heart rate reserve：HRR）の
40～60%，または自覚的運動強度（旧 Borg 指数）11～13 相当
が推奨されるとしている．

5) 運動の種類

　心疾患患者における運動プログラムは，安全に行えることが
第一条件である．ウォーキングやサイクリングなどの等張性運
動があくまでも基本となるが，ストレッチ，徒手体操なども有
用性が高く，筋力トレーニングにおいても適切な指導と監視が
行えるならば，臨床的に安定した虚血性心疾患患者においても
安全な施行が可能である．しかしながら，等尺性運動は血圧の
上昇をきたしやすく，最大筋力の 30%を超えると筋血流が阻
止されるため，運動筋でのエネルギーには無酸素性代謝を必要
とする．筋力トレーニングは中等度リスク以上の患者には闇雲
に行うのは危険であり，虚血性心疾患患者に施行する場合は最
大限の注意が必要である．

　レジスタンストレーニングにおける運動処方は，まず 1 回反
復できる最大重量（1 RM）を求め，上肢は 30～40% 1 RM，下
肢は 50～60% 1 RM で 10～15 RM に相当する．また，旧 Borg
指数 11～13 を上限として行ってもよい．8～15 回を 1 セット

として1～3セット，週に3回程度行うと効果がある．その他，楽しく長く継続するためのアイディアとしてハイキングや卓球，バレーボールなどのスポーツ，体重過多や骨関節障害に有用な水中ウォーキングなどもよい．

6) 持続時間および頻度，進行

ウォーミングアップ5～10分，主運動20～40分，クールダウン5～10分程度で1回あたり計30分～1時間くらいが適当とされるが，厳密な決まりはない．運動をした翌日に疲れを残さないことが基本であり，1週間に3日は行うとよいとされるが，2日であっても有効であるとの報告も多い．整形外科的障害発生の防止から5日以内が適当とする意見もある．

また，運動プログラムの進行は漸進性の原則が重要である．最初の運動処方は個人の運動能力に合わせて，最低限の強度，時間，頻度から始め，徐々に増加させていく必要がある．

7) 毎回の運動療法時に実施すべき事項

(1) その日の体調を聞く

心疾患患者の場合，特にその日の体調を十分に聴取し，体調に合わせて運動をすることが必要である．体調の悪いときは決して無理をせず，中止する勇気も必要であることを指導する．胸部症状やめまい，整形外科的症状の出現時には医師の診断を受けるまでは運動を中止する．

(2) 体重，血圧，脈拍のチェックを行う

心機能が低い場合，運動の前に心不全傾向がないかどうかをチェックする必要がある．自覚症状は軽度であっても，体調は体重や血圧，脈拍に反映されることが多い．特に左室駆出率が40％未満の症例や心不全増悪を繰り返す低心機能症例において**表2-8**の運動療法中止基準を認めた場合には，その日の運動療法は中止とし，医療機関への受診を勧める必要がある．

また，現場では運動を始める前の血圧が高いことが問題になることが多いが，家庭では低くても運動の現場で収縮期血圧が180 mmHgを超える場合には，その日の運動は中止としたほうがよい．これは家庭での運動でも同様であり，血圧上昇を含めた体調のいかんによっては，運動を中止する場合も必要であることを教育するチャンスでもある．

表 2-8　低心機能症例の運動療法中止基準

- 明らかな心不全症状の悪化あり
- 1〜3 日で 2 kg 以上の体重増加
- 運動に伴う収縮期血圧の低下
- 危険な不整脈がある
- 新たに発生した心房細動
- 日常生活以下で中等度以上の心筋虚血所見あり

（3）食直後の運動は避ける

　食後は消化管への血流が増えるため，食直後に運動をすると運動筋への血流増加と重なり循環器系への負担が増加する．最低でも食後 1 時間は運動は行わない．

（4）天候や温度に気をつける

　寒冷は虚血性心疾患や脳血管障害の誘因になることが多いため，5℃以下の環境では運動を行うべきではない．雨風など天候の悪い日は無理して外出せず，屋内での運動を行う．また逆に，高温時の運動においても脱水や熱中症の危険があり，心事故も発生しやすい．高温時には常に適度の水分補給を心がけ，ややペースダウンする必要もある．天候に合わせた適切な衣類の選択も大切である．

（5）過負荷（オーバートレーニング）の徴候を知る

　運動プログラムは余裕をもって終了できることが原則であり，運動を途中で中断してしまう，過度の息切れを感じる，運動後にめまいや悪心を感じる，翌日に疲れが残る，熟睡できない，骨関節の痛みや不快感が生じる，強い筋肉痛が起こる，などの徴候がみられた場合は医師の診断を受ける．

　以上のように，冠動脈疾患に対する運動療法を中心とした心リハの効果は既に確立されているといっても過言ではない．冠動脈形成術（percutaneous coronary intervention：PCI）や冠動脈バイパス術（coronary artery bypass grafting：CABG）はあくまでも冠動脈狭窄に対する局所治療であり，冠危険因子や生活習慣を改善しないかぎり，再発する可能性がきわめて高いといえる．多くの医療者は感覚的にはそれに気づきながらも，実際の診療に運動療法や患者教育を導入できないでいるが，それを必須な治療であると真に考えていないからにほかならない．現代

における冠動脈疾患に対する理想的な治療戦略は，冠血行再建プラス包括的介入による心リハであり，両者の利点を上手に組み合わせたコンビネーションが最も有効であろう．超高齢化社会のなか，高齢，低心機能，家族および社会サポート不十分などで，外来心リハへの参加が困難な例も多いが，今後これらの対象をも視野に入れた外来心リハの構築が必要である．

（長山雅俊）

 MEMO

9―長期予後改善効果

1. 虚血性心疾患

　心筋梗塞についての予後改善効果については以前から数多く報告されている．最もエビデンスレベルの高い報告は 2004 年に Taylor らから報告された 48 編の無作為割り付け試験における 8,940 例を対象としたメタアナリシスで，運動療法を主体とした心リハにより，AMI 患者の総死亡率が心リハに参加しない通常治療と比べ 20％低下（p=0.005），心死亡率が 26％低下（p=0.002）することが報告されている．非致死性心筋梗塞発症も 21％減少したが，残念ながら有意差はなかった（p=0.15）（**図 2-14**）[40]．また，同年 Witt らは，1,821 例の心筋梗塞患者を平均 6.6 年追跡し，心リハへの参加の有無での予後を比較したところ，3 年生存率は心リハ参加群で 95％，不参加群で 64％と心リハ参加群で有意に良好であり，心リハに参加することにより死亡は 56％，心筋梗塞再発は 28％減少させる効果があったと報告した（**図 2-15**）[17]．その後も予後改善効果についての報告は多く，2009 年には米国の公的保険である Medicare 受給者の虚血性心疾患患者において，心リハ参加群は不参加群に比べ，背景因子補正後の 5 年生存率が 21～34％高いと報告され

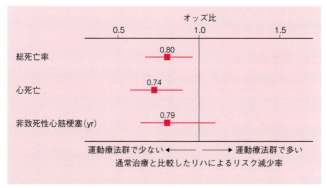

図 2-14　心臓リハビリテーションの予後改善効果
48 編の無作為割り付け試験のメタアナリシスである．

（文献 40 より引用）

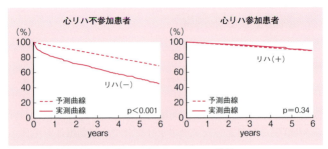

図 2-15　心筋梗塞後の心臓リハビリテーションの効果
心リハを行った例と行わなかった例との生命予後比較.
1,821 人の心筋梗塞患者における心リハの参加の有無での予後を比較したところ,
心リハ参加群では死亡は 56%, 心筋梗塞再発は 28% 減少した（破線はミネソタ州
の予測生存曲線）.

（文献 17 より引用）

ている[41].　また, 2011 年 Goel らは, 2,395 例の PCI 患者を平
均 6.3 年追跡し, 心リハ参加群は不参加群と比べ, 背景因子補
正後の総死亡率が 45〜47％低かったと報告した[18].　予後改善
の機序は, ①運動療法により交感神経活動の抑制と副交感神経
活動の亢進が得られ, それが心室細動閾値を上昇させ, 突然死
のリスクを減らすこと, ②高血圧, 糖尿病, 脂質異常症, 肥
満, 喫煙などの冠危険因子の是正の結果により, 冠動脈プラー
クの安定化から急性冠症候群の発症を防ぐこと, ③さらに運動
療法は冠動脈内皮機能の改善から冠予備能を高めることによっ
て心筋虚血閾値を高めることなどが有力である.

2.　慢性心不全

　生命予後や再入院率に関する長期予後についての検討につい
ては, Belardinelli らが行った無作為割り付け試験（RCT）[42] に
よるものが重要である.　彼らは, 99 例の安定期心不全患者を
対象に運動療法群と非運動療法群とに無作為割り付けし, 運動
療法群には 14 カ月間にわたり最高酸素摂取量（peak $\dot{V}O_2$）の
60％の運動強度で週に 2〜3 回のトレーニングを行い, 平均約
3 年 4 カ月間追跡調査した.　その結果, 左室駆出率や左室径に
は変化が見られなかったが, peak $\dot{V}O_2$, 心筋の ^{201}Tl 摂取率,
心不全スコアは, いずれも運動療法群でのみ改善した.　また,

運動療法群では，全死亡率は 42％の減少，心臓死は 22.8％減少，心不全による入院も 19％減少し，運動療法は明らかに生命予後を改善したと報告している．さらに 2004 年に発表された 9 編のメタ解析である ExTraMATCH 研究[43]は，比較的重症の 801 症例（NYHA 2.6 度，EF 28 %，peak $\dot{V}O_2$ 15.4 mL/min/kg）を対象とした研究で，慢性心不全に対する運動療法は，生存率（p=0.015），無事故生存率（p=0.018）ともに運動療法群が有意に良好であり，安全でかつ生命予後を改善することを示した．2009 年に報告された HF-ACTION では，平均 EF 25％の重症例 2,331 例を対象とした前向き RCT が行われた．最初の 3 カ月間は監視下運動療法に参加し，そのあとは在宅運動療法を継続するという内容であったが，背景因子（運動耐容時間，左室駆出率，抑うつスコア，心房細動歴）補正後の総死亡または総入院は 11％減少（p=0.03），心血管死亡または心不全入院は 15％減少（p=0.03）と報告している[44]．

（長山雅俊）

 MEMO

10―抑うつへのスクリーニングと介入

1．心臓リハビリテーション患者における心理学症状

1）心理学的状態が病状や生活習慣に及ぼす影響

心疾患患者の約30%が抑うつ状態，不安などを引き起こし，死亡や心イベント発生など，余命や予後に大きく影響している[45, 46]．また患者本人のみならず家族も長期間その精神症状によって苛まれるといわれている．一方，ストレス，不安，抑うつなどは冠動脈性心疾患の危険因子，あるいは動脈硬化進行の予測因子でもある[47]．また，心血管疾患を発症するリスクはうつ病群では高いといわれ[48, 49]，うつ病を合併している症例では心室頻拍，心室不整脈による突然死が高率であるといわれている[50]．また，抑うつ状態，不安感だけではなく，敵意，怒り，心理的ストレスなどの心理的要因も心疾患患者の健康状態に強く影響するという報告もある[51]．

大うつの発症により初発心疾患患者における1年以内の心イベント発生率が2倍になると予測されており，その後5年間において心イベントによる死亡率が高まると報告されている．特に抑うつは，AMI後の予後に悪影響を及ぼす[48, 49]．

心疾患あるいは冠動脈硬化の発症以前において抑うつや不安などが高い場合には，その後の心疾患あるいは心筋梗塞の発症に大きく関係し[52]，病前の抑うつ状態は，うっ血性心疾患（congestive heart disease：CHD）発症後においても抑うつ状態をさらに悪化させ[53]，心筋梗塞（myocardial infarction：MI）発症後の予後に大きな影響を与える[48, 49]．

以上のように心理的状態は，心疾患の再発，心不全の悪化，再入院の増加，死亡率の増加など身体的症状に大きく影響する[45]．さらに，身体活動の低下，治療計画・生活指導のコンプライアンス低下，喫煙や食習慣の悪化，物質依存の増加，定着した適切な生活習慣のアドヒアランス低下（食習慣，運動習慣，禁煙行動，ストレス克服行動）など生活習慣にもネガティブな影響を与える．以上のことから，心リハのプログラムでは，その導入時に心理社会的な障害をスクリーニングすることが重要になる．

以下に主要な心理的合併症状として，抑うつについて述べる．

2）抑うつ

抑うつとは，悲しみ，意欲喪失，絶望感，悲壮感，思考制止など，心理的に落ち込んだ状態と定義される．抑うつは，心不全における心理的合併症として注目されており，研究が多くなされている．

近年の抑うつと死亡率や心イベント率に関するメタ分析では，抑うつが合併した場合，死亡や心イベントの危険率が 2.1 倍（信頼区間 1.7 ～ 2.6）に上ると報告されている [54]．

また，抑うつを合併する心不全患者における研究では，入院期間（1 年間以上）および死亡率の増加 [55]，すべての疾患において最も高い死亡率と再入院率 [56]，心不全患者への心理的サポートや介入プログラムによる不安や抑うつ，QOL，再入院回数の改善 [57] などが報告されている．

3）抑うつのスクリーニング

循環器領域でよく用いられる抑うつに関する心理検査としては，うつ性自己評価尺度（Self-rating Depression Scale：SDS；自己式質問紙，20 項目，所要時間 5 ～ 10 分），Beck 抑うつ質問票（Beck Depression Inventory-2nd Edition：BDI-II；自己式質問紙，21 項目，所要時間 5 ～ 10 分），うつ病（抑うつ状態）自己評価尺度（Center for Epidemiologic Studies Depression Scale：CES-D；自己式質問紙，20 項目，所要時間 3 ～ 10 分），不安と抑うつの両方を測定する尺度には HADS（Hospital Anxiety and Depression Scale；自己式質問紙，所要時間 5 ～ 10 分）などがある．

さらに，米国心臓協会（American Heart Association：AHA）

抑うつとうつ

「憂うつである」「気分が落ち込んでいる」などと表現される症状を「抑うつ気分」という．「抑うつ状態」とは抑うつ気分が強い状態を表す．「抑うつ状態」「うつ状態」は，状態像の診断であり，「うつ病」は疾患名である．さらに「大うつ病」とは，Major Depressive Disorder の和訳になり，「大うつ病性障害」ともいう．「大うつ病」というのは，一般的な「うつ病」のことで，うつ病の症状が重いことを示す言葉ではない．　　　　　（石原俊一）

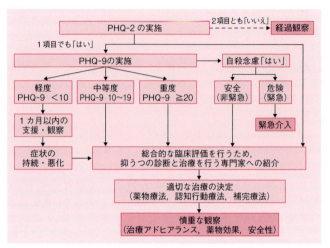

図 2-16　AHA 発表による抑うつスクリーニングのプロセス

（文献 58 より引用改変）

が推奨している PHQ（Patient Health Questionnaire）-9 がある [58]．
PHQ-9 は，米国精神医学会（American Psychiatric Association：
APA）の診断基準に準拠した尺度で，日本語版 [59] も存在する．
本尺度は，9 項目，4 段階評定（まったくない：0 点，数日：1
点，半分以上：2 点，ほとんど毎日：3 点）で構成される．また，時間短縮のため，まず PHQ-2（1. 物事に対してほとんど
興味がない，または楽しめない：2. 気分が落ち込む，憂うつ
になる，または絶望的な気持ちになる）の 2 項目によるスク
リーニングを行う．2 項目のいずれかが「はい」の場合は，
PHQ-9 全項目によるスクリーニングが推奨されている．なお，
AHA から発表されている抑うつスクリーニングのプロセス（**図
2-16**）[58] にもとづき，精神科医師や臨床心理士との連携を行う
ことが望ましい．

　また，PHQ-9 は項目も少なく，臨床現場では容易に使用で
き，利便性は高いが，その一方で簡略化しすぎた質問票である
ことから，得られた得点結果から安易に診断する傾向が懸念さ
れ，必要以上に抑うつを疑う傾向にあることも念頭におく必要
がある．

2. 抑うつに対する認知行動療法による治療的介入

　近年，抑うつの治療的介入についてさまざまなガイドラインが活用されるようになり，認知行動療法が，抑うつ治療の主要な心理療法として位置づけられるようになった．わが国においても平成22（2010）年4月の診療報酬改定で，認知行動療法がうつ病治療において保険点数化された．

1）抑うつ対する認知行動療法の効果

　抑うつに対する認知行動療法の効果については，有意な治療効果および再発予防に効果が認められ[60]，持続的な認知行動療法の実施は，薬物療法よりも再発率を有意に低下させた[61]，さらにメタ分析の結果，認知行動療法の実施は，統制群やその他の精神療法（たとえばブリーフセラピー，支持的心理療法：コラム参照）よりも治療効果が高いなど[62]，さまざまな報告がなされている．

ブリーフセラピーと支持的心理療法

　ブリーフセラピーは，短時間で問題の解決を図る心理療法で，「短期療法」ともいわれる．ブリーフセラピーは，問題の原因を個人病理に求めるのではなく，コミュニケーション（相互作用）の変化を促して問題を解決・解消しようとする心理療法である．不適応などの問題や，その解決行動に対し，クライエントが用いている特定のコミュニケーションパターンに戦略的に焦点化し，それを変容させることを治療目的としている．さらに，ブリーフセラピーは，コミュニケーションパターンのどの部分に焦点化するかで問題焦点型（MRIモデル）と解決焦点型（BFTCモデル）とに分けられる．問題焦点型は，問題を問題として見なすコミュニケーションパターンを変化させることで，問題解決を図る方法で，解決焦点型は，考えられる解決方法をクライエントが自発的に導き出す手助けをすることで問題の解決を図る方法である．

　支持的心理療法は最も基本的な心理療法で，ロジャースの来談者中心療法が代表的なものである．支持的心理療法では，治療者が患者の悩みや不安をよく聴き，それを理解して支持することを基本とし，治療者は，患者の訴えに対して，善し悪しや間違っているというようなことは述べない．また，安易に励ますようなことも行わない．あくまで支持することによって，患者の気持ちを楽にさせ，心理的に自立できるよう支援することを目的とする．支持的心理療法は心理療法の中で特別なものではなく，治療者の患者に対する働きかけはすべて支持的心理療法ともいえる． (石原俊一)

具体的な抑うつに対する認知行動療法治療の流れについて，**表2-9**[63] に示した．ステージ1では，治療が始まる前に十分な治療関係を構築し，抑うつや認知行動療法について理解を深める．ステージ2では，治療目標の明確化とセルフモニタリングによる活動表の活用を進める．ステージ3では，おもにコラ

表 2-9　うつ病の認知行動療法治療全体の流れ

ステージ	セッション	目　的	アジェンダ	使用ツール・配布物
1	1〜2	症例を理解する 心理教育と動機づけ 認知療法※1 の考え方を身につける	症状・経過・発達歴などの問診 うつ病，認知モデル法※2，治療構造※3 の心理教育	うつ病とは 認知行動療法とは
2	3〜4	症例の概念化 治療目標の設定 患者を活性化する	治療目標（患者の期待）を話し合う 治療目標についての話し合い 活動スケジュール表など	問題リスト 活動記録表
3	5〜6	気分・自動思考の同定	3つのコラム	コラム法※4 〜考えを切り替えましょう
4	7〜12	自動思考※5 の検証 （対人関係の解決） （問題解決技法）	コラム法 （オプション：人間関係を改善する） （オプション：問題解決）	バランス思考のコツ 認知の偏りとは 人間関係モジュール 問題解決モジュール
5	13〜14	スキーマ※6 の同定	上記の継続 スキーマについての話し合い	「心の法則」とは 心の法則リスト
6	15〜16	終結と再発予防	治療のふりかえり，再発予防，ブースター・セッション※7 の準備，治療期間延長について決定する	治療を終了するにあたって

（文献63より引用改変）

※1：**認知療法**
　認知療法は，患者個人の認知過程による否定的な自動的思考，完璧主義などの非現実的態度，認知のスキーマに注目し，問題行動に働きかけ，歪んだ認知を修正していく心理療法である．つまり，患者個人の認知の仕方に応じた働きかけをしていく治療法である．かつては，行動療法と認知療法は，別々の心理療法であったが，現在では認知行動療法に統一されている．

ム法を用いて日常の出来事と自分の気分や考え方（自動思考）の関連性を検討する．コラム法の事例については，**表2-10, 2-11**[64]に示した．ステージ4，5では，適応的な思考の検討を行い，問題解決療法〔①問題の明確化，②解決方法の探索，③解決法の吟味（長所，短所の検討），④実行，⑤結果の評価〕を行う．ステージ6では，治療の終結に向けて，これまで身に

※2：認知モデル

　一般的には，認知モデルは，認識過程のモデルのことであるが，環境や事物を認識するパターンを一般化したものを示す．例えば，うつ状態にある患者は，しばしば今の現状や状態を否定的に考えてしまう「マイナス思考」そのものが自己であるととらえている場合が多い．以上のような認知モデルが，うつ状態にある患者では想定できる．その認知モデルに従って，現在のつらい状況を引き起こしているのは，自分自身のせいではなく，うつ状態によって引き起こされているものであることを伝え，その認知パターンの問題点を気づくことが，治療の第一歩となる．

※3：治療構造

　認知行動療法の枠組みや流れのことで，これから認知行動療法がどのように進められ，症状がどのように回復するのかなどの治療構造を丁寧に説明することが治療の成功に重要である．

※4：コラム法

　自分の考えや判断がどの程度現実にあっているのかを，紙に書き出しながらチェックして気づく方法がコラム法である．「いやな考え」「認知の歪み」「代わりの考え」の項目よる3コラム法から徐々に4コラム，5コラムと増やしていき，最終的に「出来事」「感情」「いやな考え（自動思考）」「根拠」「反論」「代わりの考え」「結果」の7コラム法に進み，自分の自動思考などについて気づく方法である．

※5：自動思考

　自動的に浮かんでくる自分や将来に関する否定的な考え方である．例えば不安になっている場合，「何か困ったことが起るのではないか」と考え，「困ったことにはきっと自分では対処できない」という考えに支配される．この一連の流れを自動思考という．

※6：スキーマ

　「自動思考」を生み出すその個人の考え方の決まった枠組みで，考え方の癖のようなものである．例えば，「完璧にしないといけない」「誰からも嫌われなくない」などの，考え方の方向や固定化した考え方の枠組みである．過去のライフイベント，トラウマ，人間関係，成功体験，遺伝的要素などがスキーマの形成に影響する．このスキーマは，状況によって活性化され，柔軟な考え方や自由な行動を妨げる．よって，「自動思考」に気づき，それに大きく影響する「スキーマ」をコントロールすることで，抑うつに対処する必要がある．

※7：ブースターセッション

　ブースターセッションは，一定の認知行動療法のプログラムが終了した後，患者をフォローするプログラムのことである．ブースターセッションの目的は，再発防止，職場適応促進であり，具体的には，1カ月後，3カ月後，6カ月後に再発防止の確認を行う．また，拡大適応で合併症を伴うなどの理由で回復が不十分な場合は，回数が延長されたり，状態によっては，再度認知行動療法や問題解決法を用いることもある．

10-抑うつへのスクリーニングと介入

表 2-10　3 コラム法の事例

自動思考 いやな考え	認知の歪み	合理的思考（擁護思考） 代わりの考え
仕事がわからない， できないかもしれない	感情的決めつけ 心のフィルター 否定的予測 過度の一般化 レッテル貼り	たくさんの仕事をやってきている．わからないことは聴けばよい．すべての部分がわからないわけでない．わかる部分とわからない部分を分けて，どの部分がボトルネックかわかれば，とっかかりができるだろう．すべてを一度にする必要はない．

（文献 66 より引用改変）

表 2-11　7 コラム法の事例

日時 出来事	感情 （その強さ）	自動思考 いやな考え	根拠	反論	合理的思考 （擁護思考） 代わりの考え	結果
6 月 10 日 仕事中， たくさんの課題を抱えて行き詰まる．	焦り 80/100 無能感 70/100	仕事がわからない，できないかもしれない．	現に仕事がわからず，手が止まっている．	すべての部分がわからないわけではない．また，わからない部分は人に聞けばよい．これまでにも同じようなことがあったが，何とかやってきた．	確かに今回の仕事は難しくて手を焼いているけれど，まるで手が出ないわけではない．できる部分とできない部分を選り分ければ，人にアドバイスや助力を得られる．すべてを独力でやる必要はないはず．	焦り 20/100 無能感 30/100

（文献 64 より引用改変）

認知行動療法とは

　認知行動療法とは，1950 年代に誕生した行動療法に，各種の行動・認知の変容技法と理論が取り込まれてまとまった，1 つの心理治療の体系である．1960 年代に入ると，それまで心理療法やカウンセリングの領域で主流であった精神分析と来談者中心療法に対する第三の治療法として，行動療法が開発された．行動療法はパブロフの古典的条件反射やスキナーのオペラント条件づけに基づく学習理論を基盤にして開発されたが，実験結果から導かれる科学的論理的立場を重視するあまり，日常の人間行動に大いに影響を及ぼしている認知を棚上げにする傾向があった．認知行動療法は，人間の行動における認知，態度，信念などの役割を再認識し，それらについても働きかけることによって行動変容をさせようとするもので，それまでの行動療法を一歩進めたものといえる．　　　（石原俊一）

表 2-12　心不全患者に対する抑うつの治療効果

著者	N	平均年齢	介入方法	期間	結果
Corvera-Tindel, et al (2004)	39	63.2	自宅での歩行プログラム 60% 実施；60% 以下の実施；ドロップアウト	12 週	60% 以上のほうが 60% 以下より抑うつ改善 60% 以上のほうがドロップアウト抑うつ改善
Kostis, et al (1994)	20	65.7	集団認知行動療法（運動，栄養指導含む）；ジゴキシン：プラセボ	12 週	認知行動療法のほうが他の群より抑うつ改善
Lader, et al (2003)	589	64.6	ジゴキシン：プラセボ	4 ～ 12 カ月	両群とも抑うつには有意な変化なし
Lesperance, et al. (2003)	28	59.6	抗うつ薬（nefazodone）；統制群なし	12 週	4 週間後すべてのうつ・QOL スケールに有意な改善
Luskin, et al (2002)	33	66.0	集団ストレスマネージメントトレーニング；統制群	10 週	治療群のほうが有意な抑うつ改善
Radzewitz, et al. (2002)	88	65.8	筋肉トレーニング，エゴメータ，6 分間歩行；統制群なし	4 週	4 週間後不安と抑うつの有意な改善なし
Sullivan, et al. (2009)	208	61.0	マインドフルネス認知療法，ストレス対処スキル，グループ討議；統制群	8 週	治療群のほうが不安・抑うつに有意な改善

（文献 60 および 67 より筆者が作成）

つけたことや変化したことのまとめを行う．詳細については，うつ病の認知療法・認知行動療法治療者用マニュアル[63] を参照されたい．

その他の抑うつに対する治療法としては，①うつや不安に対するストレスマネジメント，②リラクセーション法（自律訓練法，バイオフィードバック，筋リラクセーション法），③マインドフルネス認知療法，④対人関係療法，⑤瞑想法，⑥呼吸法・ヨガなどがあげられる[65]．

2）心不全患者に対する抑うつの治療効果

表 2-12[60, 67] は，心不全患者における運動療法，薬物療法，認知行動療法などの心理療法を用いた抑うつに対する効果についてメタ分析を行った結果を示している．結果を概観すると，

全体的にうつ病や不安を伴う心不全患者における認知行動療法の顕著な効果は認められないが，最も新しい研究[66]である大規模なRCT研究では，心不全患者（N=208）における抑うつに対する8週間の心理教育的介入（マインドフルネス心理療法，ストレス対処スキル訓練，サポートグループによるディスカッションからなる）の効果を検討した結果，心理教育的介入を受けた患者は，対照群と比較して有意に抑うつと不安の減少が報告されている．

　しかしながら，心不全患者に対する心理学的介入の有効性を実証するには十分なエビデンスがあるとはいえない．今後，心理学的治療法のなかで抑うつを低減させる目的で開発されたさまざまな手法を適切に組み合わせたプログラムの検討が必要となる．

(石原俊一)

文献

1) 日本心臓リハビリテーション学会：
   http://square.umin.ac.jp/jacr/statement/index.html

2) American Association of Cardiovascular and Pulmonary Rehabilitation：Guidelines for Cardiac Rehabilitation and Secondary Prevention Programs：Promoting Health & Preventing Disease. 4th ed, Human Kinetics, 2004.

3) American College of Sports Medicine：ACSM's Guidelines for Exercise Testing and Prescription 9th ed. Lippincott Williams & Wilkins, Philadelphia, 2014.

4) Working Group on Cardiac Rehabilitation & Exercise Physiology and Working. Group on Heart Failure of the European Society of Cardiology：Recommendations for exercise training in chronic heart failure patients. *Eur Heart J* **22**：37-45, 2001.

5) 日本循環器学会・他編：心血管疾患におけるリハビリテーションに関するガイドライン（2012 年改訂版）：
   http://www.j-circ.or.jp/guideline/pdf/JCS2012_nohara_h.pdf

6) 日本循環器学会・他編：心筋梗塞二次予防に関するガイドライン（2011 年改訂版）：
   http://www.j-circ.or.jp/guideline/pdf/JCS2011_ogawah_h.pdf

7) Saltin B, et al：Response to exercise after bed rest and after training. *Circulation* **38**：VII 1-78, 1968.

8) Hambrecht R, et al：Regular physical exercise corrects endothelial dysfunction and improves exercise capacity in patients with chronic heart failure. *Circulation* **98**：2709-2715, 1998.

9) Myers J, et al：Exercise capacity and mortality among men referred for exercise testing. *N Engl J Med* **346**：793-801, 2002.

10) 李 林雪・他：慢性冠動脈疾患に対する長期集団運動療法効果の評価. 呼と循 **44**：745-752, 1996.

11) Niebauer J, et al：Attenuated progression of coronary artery disease after 6 years of multifactorial risk intervention: role of physical exercise. *Circulation* **96**：2534-2541, 1997.

12) Hambrecht R, et al：Effect of exercise on coronary endothelial function in patients with coronary artery disease. *N Engl J Med* **342**：454-460, 2000.

13) Hambrecht R, et al：Regular physical activity improves endothelial function in patients with coronary artery disease by increasing phosphorylation of endothelial nitric oxide synthase. *Circulation* **107**：3152-3158, 2003.

14) Schuler G, et al：Regular physical exercise and low-fat diet. Effects on progression of coronary artery disease. *Circulation* **86**：1-11, 1992.

15) Niebauer J, et al：Impact of intensive physical exercise and low-fat diet on collateral vessel formation in stable angina pectoris and angiographically confirmed coronary artery disease. *Am J Cardiol* **76**：771-775, 1995.

16) Sdringola S, et al：Combined intense lifestyle and pharmacologic lipid treatment further reduce coronary events and myocardial perfusion abnormalities compared with usual-care cholesterol-lowering drugs in coronary artery disease. *J Am Coll Cardiol* **41**：263-272, 2003.

17) Witt BJ, et al：Cardiac rehabilitation after myocardial infarction in the community. *J Am Coll Cardiol* **44**：988-996, 2004.

18) Goel K, et al：Impact of cardiac rehabilitation on mortality and cardiovascu-

lar events after percutaneous coronary intervention in the community. *Circulation* **123**：2344-2352, 2011.

19）Pack QR, et al：Participation in cardiac rehabilitation and survival after coronary artery bypass graft surgery：a community-based study. *Circulation* **128**：590-597, 2013.

20）Hedbäck B, et al：Cardiac rehabilitation after coronary artery bypass surgery：10-year results on mortality, morbidity and readmissions to hospital. *J Cardiovasc Risk* **8**：153-158, 2001.

21）O'Connor GT, et al：An over view of randomized clinical trials of rehabilitation with exercise after myocardial infarction. *Circulation* **80**：234-244, 1989.

22）Taylor RS, et al：Exercise-based rehabilitation for patients with coronary heart disease：Systematic review and meta-analysis of randomized controlled trials. *Am J Med* **116**：682-692, 2004.

23）Clark AM, et al：Meta-analysis：secondary prevention programs for patients with coronary artery disease. *Ann Intern Med* **143**：659-672, 2005.

24）Heran BS, et al：Exercise-based cardiac rehabilitation for coronary heart disease. *Cochrane Database Syst Rev* **6**：CD001800, 2011.

25）Piepoli MF, et al：Exercise training meta-analysis of trials in patients with chronic heart failure（ExTraMATCH）. *BMJ* **328**：189, 2004.

26）Davies EJ, et al：Exercise based rehabilitation for heart failure. *Cochrane Database Syst Rev* **14**：CD003331, 2010.

27）Taylor RS, et al：Exercise-based rehabilitation for heart failure. *Cochrane Database Syst Rev* **27**：CD003331, 2014.

28）Yamada S, et al：Functional limitations predict the risk of rehospitalization among patients with chronic heart failure. *Circ J* **76**：1654-1661, 2012.

29）Belardinelli R, et al：10-year exercise training in chronic heart failure：a randomized controlled trial. *J Am Coll Cardiol* **60**：1521-1528, 2012.

30）Fokkenrood HJ, et al：Supervised exercise therapy versus non-supervised exercise therapy for intermittent claudication. *Cochrane Database Syst Rev* **23**：CD005263, 2013.

31）Lane R, et al：Exercise for intermittent claudication. *Cochrane Database Syst Rev* **18**：CD000990, 2014.

32）Frans FA, et al：Systematic review of exercise training or percutaneous transluminal angioplasty for intermittent claudication. *Br J Surg* **99**：16-28, 2012.

33）Sakamoto S, et al：Patients with peripheral artery disease who complete 12-week supervised exercise training program show reduced cardiovascular mortality and morbidity. *Circ J* **73**：167-173, 2009.

34）長山雅俊・他：ドイツにおける心臓リハビリテーションの現況．心臓リハ **8**：207-220, 2003.

35）長山雅俊：虚血性心疾患診療のコツと落とし穴．行動変容技法を取り入れた心臓リハビリテーション（上松瀬勝男編），中山書店，2003, pp192-193.

36）齋藤宗靖：厚生省循環器病研究　循環器疾患のリハビリテーションに関する研究（齋藤宗靖班長）．平成5年度報告書，p520, 1994.

37）Paul-Labrador M, et al：Risk stratification for exercise training in cardiac patients: do the proposed guidelines work? *J Cardiopulm Rehabil* **19**：118-

125, 1999.

38） 谷口興一監訳：運動負荷テストの原理とその評価法．原書第2版，南江堂，1999.

39） 日本医師会編：運動処方せん作成マニュアル．日医師会誌 **116**：付録, 1996.

40） Taylor RS, et al：Exercise-based rehabilitation for patients with coronary heart disease: systematic review and meta-analysis of randomized controlled trials. *Am J Med* **116**：682-692, 2004.

41） Suaya JA, et al：Cardiac rehabilitation and survival in older coronary patients. *J Am Coll Cardiol* **54**：25-33, 2009.

42） Belardinelli R, et al：Randomized, controlled trial of long-term moderate exercise training in chronic heart failure: effects on functional capacity, quality of life, and clinical outcome. *Circulation* **99**：1173-1182, 1999.

43） Piepoli MF, et al：Exercise training meta-analysis of trials in patients with chronic heart failure（ExTraMATCH）. *BMJ* **328**：189-193, 2004.

44） O'Connor CM, et al：HF-ACTION Investigators. Efficacy and safety of exercise training in patients with chronic heart failure: HF-ACTION randomized controlled trial. *JAMA* **301**：1439-1450, 2009.

45） Barefoot JC, et al：Depression and long-term mortality risk in patients with coronary artery disease. *Am J Cardiol* **78**：613-617, 1996.

46） Barth J, et al：Depression as a risk factor for mortality in patients with coronary heart disease: a meta-analysis. *Psychosom Med* **66**：802-813, 2004.

47） Kubzansky LD, et al：Shared and unique contributions of anger, anxiety, and depression to coronary heart disease: a prospective study in the normative aging study. *Ann Behav Med* **31**：21-29, 2006.

48） Frasure-Smith N, et al：Depression following myocardial infarction. Impact on 6-month survival. *JAMA* **270**：1819-1825, 1993.

49） Frasure-Smith N, et al：Gender, depression, and one-year prognosis after myocardial infarction. *Psychosom Med* **61**：26-37, 1999.

50） 菅重　博・他：心血管系疾患患者に対する心身医学的アプローチ．循環器疾患最新の治療 2006-2007（山口　徹・他編著），南江堂，2006, pp459-461.

51） Iribarren C, et al：Association of hostility with coronary artery calcification in young adults: the CARDIA study. Coronary Artery Risk Development in Young Adults. *JAMA* **283**：2546-2551, 2000.

52） Ahto M, et al：Stronger symptoms of depression predict high coronary heart disease mortality in older men and women. *Int J Geriatr Psychiatry* **22**：757-763, 2007..

53） Martens EJ, et al：Cardiac history, prior depression and personality predict course of depressive symptoms after myocardial infarction. *Psychol Med* **17**：1-8, 2007.

54） Rutledge T, et al：Depression in heart failure a meta-analytic review of prevalence, intervention effects, and associations with clinical outcomes. *J Am Coll Cardiol* **48**：1527-1537, 2006.

55） American Heart Association：1999 Heart and Stroke Statistical Update. American Heart Association, Dallas, Texas, 1998.

56） Hawthorne MH, et al：Functional status, mood disturbance, and quality of life in patients with heart failure. *Prog Cardiovasc Nurs* **9**：22-32, 1994.

文　献

57) Vavouranakis I, et al：Effect of home-based intervention on hospital read-mission and quality of life in middle-aged patients with severe congestive heart failure: a 12-month follow up study. *Eur J Cardiovasc Nurs* **2**：105-111, 2003.

58) Lichtman JH, et al：Depression and coronary heart disease. *Circulation* **118**：1768-1775, 2008.

59) 村松公美子・他：プライマリケアにおけるうつ病スクリーニングに有用な評価ツール：Patient Health Questionnaire（PHQ)-9 について．精神科治療 **24**：1299-1306, 2008.

60) Lynch D, et al：Cognitive behavioral therapy for major psychiatric disorder: does it really work? A meta-analytical review of well-controlled trials. *Psychol Med* **40**：9-24, 2009.

61) Vittengl JR, et al：Reducing relapse and recurrence in unipolar depression :a comparative meta-analysis of cognitive-behavioral therapy's effects. *J Consul Clin Psychol* **75**：475-488, 2007.

62) Ekers D, et al：A meta-analysis of randomized trials of behavioural treatment of depression. *Psychl Med* **38**, 611-623, 2008.

63) 慶應義塾大学認知行動療法研究会編：厚生労働科学研究費助成金こころの健康科学研究事業「精神療法の実施方法と有効性に関する研究」．うつ病の認知療法・認知行動療法治療者用マニュアル，2009.

64) 認知行動療法・認知療法の道具箱（ナット＆ボルト）．まず認知療法・認知行動療法をやってみる（すぐに使えるツールとチャート），コラム（思考記録表），2010.
http://psychotoolbox.web.fc2.com/CBT/column.htm（2014年7月11日）

65) 清水　馨・他：うつ病の認知行動療法の実際．心身医 **51**：1079-1087, 2011.

66) Sullivan MJ, et al：The Support, Education, and Research in Chronic Heart Failure Study（SEARCH）: a mind fullness based psychoeducational intervention improves depression and clinical symptoms in patients with chronic heart failure. *Am Heart J* **157**：84-90, 2009.

67) Yohannes AM, et al：Depression and anxiety in chronic heart failure and chronic obstructive pulmonary disease: prevalence, relevance, clinical implications and management principles. *Int J Geriatr Psychiatry* **25**：1209-1221, 2010.

心臓リハビリテーション における検査・評価

1─運動負荷試験

心疾患の症状は心臓に負荷のかかる労作時に出現することが多く，駅の階段で胸が痛む，動悸がする，息が切れる，歩くとすぐに足がだるくなる，疲れやすいなどの症状が起こる．これらの原因について「運動」というストレスを与えて，その反応を調べる検査が運動負荷試験である（表 3-1，3-2）．

表 3-1　運動負荷試験の目的

潜在性疾患の検出 労作時の症状鑑別	狭心症・心不全・不整脈・閉塞性動脈硬化症・呼吸器疾患等の鑑別診断，息切れなどの運動時の症状の原因診断
疾患の重症度 手術の可否や適応	治療法の選択や効果判定，生命予後判定
運動許可条件 運動処方	スポーツや競技参加の安全性・運動療法の至適運動強度

表 3-2　運動負荷試験の種類と特徴

運動負荷試験	虚血	心機能	呼吸 / 代謝	予後
心電図　　　・・・運動負荷心電図	○			△
呼気ガス分析・・・心肺運動負荷試験	△	◎	◎	◎
核医学検査　・・・運動負荷心筋シンチグラフィ	◎			△
核医学検査　・・・運動負荷心プールシンチグラフィ		◎		
心エコー図　・・・運動負荷心エコー図	◎	○		

1．運動様式

運動負荷試験に用いられる運動様式には，動的負荷（図 3-1 a ～ c）と等尺性負荷（図 3-1 d, e）がある．

1）階段昇降試験

マスター階段試験[2]はその代表で，簡便な検査法であることから，多くの病院で行われてきた．負荷法は簡便だが，負荷

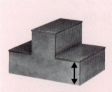

9 inch
（約23 cm）

a. 階段昇降
〈マスター階段試験〉

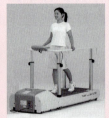

b. トレッドミルエルゴメータ c. 自転車エルゴメータ
〈多段階負荷試験〉

d. ハンドグリップ
〈等尺性負荷〉

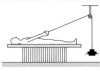

e. 定滑車重量法[1]

a～c：動的負荷
d, e：等尺性負荷

図 3-1　病院で行われる運動負荷試験

中の心電図や血圧をモニターしないことが多いため，運動中の情報が得られないことや，運動終了直後に仰臥位にならないと心電図が記録できないといった問題点があった．現在では，運動中の 12 誘導心電図記録や血圧測定が可能な装置がある．

　マスター階段試験とは，9 インチ（約 23 cm）の凸型階段を昇り降りし，床に両足が着くのを 1 回と数え，年齢，性，体重で決められた回数を 3 分間行うのがマスターダブル試験，半分の回数を 1 分 30 秒で行うのがマスターシングル試験，回数を 1.5 倍にし，4 分 30 秒で行うのがマスタートリプル試験という．

　高齢者や整形外科的障害で十分な負荷を施行できない症例に対してはマスターシングル試験，小児や若年者で運動能力が明らかに高い症例に対してはマスタートリプル試験を行う．

　心電図は安静時，負荷直後と，その後，1～2 分毎に臥位で記録し，0.5 mm 以上の ST 水平低下をもって陽性と判定する．運動後の記録は 10 分程度行い，検査前と同じ心電図に戻ったことを確認したうえで終了する．欠点は負荷量が一定で，対象によっては過負荷，過小負荷となる可能性があり，高齢者では

表 3-3　トレッドミルエルゴメータと自転車エルゴメータの比較

	トレッドミルエルゴメータ	自転車エルゴメータ
長所	・慣れた歩行運動 ・速度と傾斜の任意設定が可能 ・最大負荷試験まで行いやすい	・負荷量の調節が容易である ・外的負荷量が正確に定量化できる ・機械的ノイズが少なく各種測定が容易である ・仰臥位での使用が可能である ・省スペースで行える
短所	・装置，騒音が大きい ・運動量を定量化しにくい ・繰り返すと歩行効率が増加する ・転倒などの危険性がある	・低負荷量の信頼性が乏しい ・被検者の意思で負荷が中止できるため最大負荷をかけにくい

つまずきや転倒の危険もある．マスターダブル試験は約 6.5 METs 程度の運動強度といわれており，運動能力のスクリーニングとしては使用可能だが，あくまでもスクリーニングレベルで用いるもので，運動負荷試験としてはトレッドミルやエルゴメータでの負荷を推奨する．

2）時間内歩行試験（6分間歩行負荷試験）[3,4]

　慢性呼吸器疾患や心不全における運動耐容能評価法として提唱された負荷試験である．食後2時間以上経過後に，最低片道 30 m 以上ある通路を，6分間できるだけ速く往復歩行し，その距離を計測して，歩行距離から運動耐容能を評価する．理想的には，専用のコースまたは静かな廊下で行う．在宅酸素療法の導入を検討している患者または施行している患者に対し，医師が呼吸状態等の観察を行いながら6分間の歩行を行わせ，到達した距離および動脈血酸素飽和度，呼吸・循環機能検査の結果を記録し，患者の運動耐容能等の評価および治療方針の決定を行う．定量性や再現性に乏しく，年に4回を限度として算定することができるが，心リハの評価として行った場合は算定できない．

2．負荷装置を用いた方法（表 3-3）

1）トレッドミルエルゴメータ（図 3-1 b）

　体重を重力に抗して移動（歩いて）させる重力負荷運動であり，負荷強度による酸素摂取量は体重が重いほど大きくなる．数秒〜3分毎に電動式ベルトの傾斜と速度を上げ，負荷量を増加する（多段階漸増負荷や ramp 負荷等）．できるかぎり手すり

につかまらず，走らずに歩いて検査を行う．

2) 自転車エルゴメータ（図 3-1 c）

　固定された自転車のペダルをこぐ運動で，回転数は一定でペダルの重さを増加していく方法である．数秒ごとに 1 watt または 3 分ごとに 25 watts 〜 50 watts ずつ仕事率を増加していく．最大の利点は，運動の強度を定量化できることである．自転車エルゴメータは，体重をサドルで支えているために重力負荷のない運動様式である．

3. 運動負荷プロトコール（図 3-2 a）

1) 一段階負荷試験

　運動負荷試験の最も基本的なプロトコールは，一段階負荷試験である．負荷に対する心拍数，血圧，$\dot{V}O_2$ などの呼吸循環指標の応答を分析するために，生体に対して短形波型の負荷を入力し，それに対する出力，すなわち各指標のパターンを解析することにより多くの情報が得られる．ある指標の負荷開始時における time delay や立ち上がりの時定数，amplitude などからその生体の負荷に対する応答を簡単に分析できる．同時に負荷終了後の回復過程におけるパターンも分析できる．しかし，この方法が研究目的は別として，一般臨床であまり汎用されない理由は，1 回の負荷試験で 1 つの運動強度に対する反応しか検討できないためである．

2) 多段階負荷試験（図 3-2 b）

　Bruce 法などに代表される多段階漸増負荷試験は，胸痛発作や心電図の虚血変化，不整脈の出現，さらには冠動脈拡張術やバイパス手術後の治療効果判定などに用いられる．虚血反応を誘発するのに優れた方法でトレッドミルエルゴメータや自転車エルゴメータを用いて目標心拍数に達するか，症候限界に達する終了点まで運動を行う．一段階を 3 分間継続するのは，負荷強度に対応する心拍数や酸素摂取量が定常状態となるのに 3 分間程度かかるからである．Bruce 法は，一段階ごとの負荷量の漸増幅が大きく，第 1 ステージですでに $\dot{V}O_2$ として約 17〜18 mL/min/kg（約 5 METs）相当の運動強度となり，ステージが上がるとより強い負荷がかかる．負荷上昇時に，心拍や血圧を上昇させて，運動強度に応じた心拍出量を供給するが，狭心症

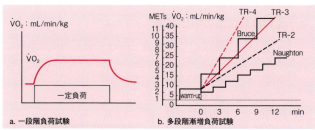

図 3-2　運動負荷プロトコール
Bruce 法のプロトコールとトレッドミルランプ負荷プロトコール―運動強度の比較.
（文献 5 より引用）

表 3-4　運動負荷試験の禁忌

絶対的禁忌	相対的禁忌
急性心筋梗塞（急性期）	左主幹部狭窄
不安症（増悪型）狭心症	薬物中毒（ジギタリス製剤，キニジン）
急性心筋炎や心膜炎	電解質異常
うっ血性心不全	肺高血圧症*2
心室頻拍などの重症不整脈	完全房室ブロック
症状のある重度の大動脈弁狭窄症*1	僧帽弁狭窄症*3
コントロールされていない重症高血圧	精神病または協力不能
急性活動性内科的疾患	重度身体障害者

（文献 7 より引用）

*1：大動脈弁狭窄の圧較差 40 mmHg 以上は重度と考えられる.
　　また肥大型閉塞性心筋症にて，左室流出路の圧較差がある場合も同様である.
*2：肺高血圧は肺動脈圧 50 mmHg 以上の場合には重症である.
*3：僧帽弁狭窄症では,弁口面積 1.1 cm² 未満,肺動脈圧 50 mmHg 以上は重症である.

が誘発されると ST 低下や血圧，心拍数の異常な上昇や不整脈
を認めたりする．この検査で虚血を疑わせる心電図変化が現れ
た場合，RI 検査や心臓カテーテル検査を推奨する.

3）Ramp 負荷試験（図 3-2 b）[5]

　Ramp 負荷試験[6] は運動強度を直線的に増加させる方法であ
る．虚血誘発の負荷試験と異なり，定常状態にはとらわれず，
8 ～ 12 分程度の短時間に最大運動まで到達し，必要なデータ
を得るという負荷試験の本来の条件を満たすために考案された
ものである．急激な変化がないので安全性も高く再現性が高
い.

　運動負荷試験の禁忌を**表 3-4**[7] に示す.

4. 運動負荷試験の中止基準 [8]

1. 自覚症状：息切れ・下肢疲労（Borg の自覚的運動強度 17 以上）.
   胸痛（心電図変化の有無にかかわらず）.
   本人の要請（運動を中止したい）.
2. 他覚所見：運動続行困難.
3. 心電図：技術的要因による心電図記録不良（電極接触不良など）.
   頻脈性不整脈の発生（心室頻拍, 上室頻拍, 心房粗細動）.
   徐脈性不整脈の発生（Ⅱ度以上房室ブロック）.
   ST 上昇（上昇度にかかわらず）.
   ST 下降（2 mm 以上の虚血性 ST 下降）.
4. 血圧：収縮期血圧 250 mmHg 以上を連続して記録.
   収縮期血圧の連続的下降（特に負荷前値より下がる）.
(5. 心拍数：年齢別予測最大心拍数の 85% 以上到達).

5. 運動負荷試験の判定

　虚血や運動誘発性不整脈が誘発されたかを判定する. 労作時の息切れの鑑別には SpO$_2$ モニターを装着しておくとよい. 安静時より 4% 以上低下したら desaturation ありとして, 呼吸器疾患や右→左シャントを疑う. また, 判定を行う際や判定結果をみる際は, 検査が適切に行われたか, 中止理由は何か, 偽陽性や偽陰性の可能性（**表 3-5, 3-6, 3-7** [9]）がないかも視野に入れておかなければならない.

ST の低下判定（**図 3-3**）[10]
・計測点：水平型, 上向型は J 点から 60 ms 後, 下降型は J 点で計測.
・ST 分節：安静時が基線より上の場合は基線から, 基線より下の場合は安静時のレベルから計測.
・陽性：水平型：1 mm 以上の低下.
　　　　下降型：1 mm 以上の低下.
　　　　上向型：2 mm（1 mm）以上の低下.
・陰性：上記以外.
　（境界型：上向型：1 mm 以上 2 mm 未満の低下）

表 3-5　運動負荷心電図における偽陽性の要因

対象の特性	技術的要因
〈疾病〉	〈運動負荷法〉
心室内障害（左脚ブロック，WPW症候群）	高い心拍数
女性	〈心電図記録法〉
体位性ST変化のある例	電極装着不良，体動による基線動揺
肥大型心筋症，左室肥大	下壁誘導（Ⅱ，Ⅲ，aVF）
僧帽弁逸脱症	ST計測法の誤り
低カリウム血症	〈ST判定法〉
〈薬物〉	下降度を過大評価
ジギタリス製剤，キニジン，抗うつ薬	上向型ST下降を陽性と判断
	〈冠動脈造影の判定基準〉
	狭窄度を低く判定

表 3-6　運動負荷心電図における偽陰性の要因

対象の特性	技術的要因
〈疾病〉	〈運動負荷法〉
陳旧性心筋梗塞	マスター負荷法
1枝病変例	到達心拍数が低い
回旋枝病変例	不十分な負荷（HR×BPs＜25,000）
ヘミブロック	〈心電図記録法〉
虚血性心機能不全	電極装着不良，体動による基線動揺
〈薬物〉	電極位置不良
ジギタリス製剤	誘導数が少ない
抗狭心症薬	ST計測法の誤り
	〈ST判定法〉
	下降度を過小評価
	境界変化を異常としない
	〈冠動脈造影の判定基準〉
	狭窄度を高く判定

表 3-7　偽陽性・偽陰性を示唆する所見

	偽陽性を疑う所見	偽陰性を疑う所見
対象の特性	閉経前女性で非定型的胸痛	男性の典型的な胸痛
負荷試験中の所見	負荷中に胸痛がない 運動耐容能が良好 最高心拍数が高い	負荷中に狭心痛あり 負荷中の血圧上昇不良または下降
負荷心電図所見	負荷中2mm以上のST低下が回復期1分以内に基線に戻る 回復期に初めて出現するST下降 aVR以外でST上昇がない HR-STループが反時計方向回転	U波の陰転 左軸偏位出現 左房負荷とV5誘導で中隔性Qの減高または消失 ST上昇がある HR-STループが時計方向回転

（文献9より引用）

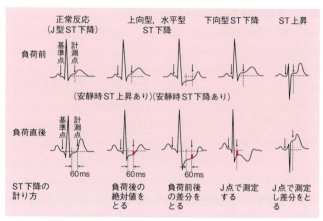

図 3-3　運動負荷心電図における ST 計測法

（文献 10 より引用）

6. 運動負荷試験中の事故

　欧米の事故報告を**表 3-8**に示すが，わが国の自転車エルゴメータ，トレッドミルエルゴメータによる事故の発生数は，264,000 件に 1 例（死亡事故）といわれている．事故を防ぐには，被検者の協力が不可欠である．運動負荷試験を行う前に，検査時の注意事項や食事，服薬について説明し，検査当日は症状悪化の有無や検査を中止する症状について確認する．

【検査当日のチェックポイント】

・負荷試験 2 時間前からの飲食ならびに喫煙，激しい労作を禁止する．

・空腹：血糖値が低下し，最大負荷後に低血糖や血圧低下が起こりやすい．

・服薬：検査前に内容を把握する．

　　　　硝酸薬；運動時間を延長．

　　　　β受容体遮断薬；心拍数応答・二重積を減少．

　　　　Ca 拮抗薬；心拍数応答を低下（ベラパミル，ジルチアゼム）．

　　　　ジギタリス；ST 低下を増強．

3：心臓リハビリテーションにおける検査・評価

表 3-8　運動負荷試験における事故の報告（欧米）

報告者（報告年）	負荷方法	検査数	死　亡	心筋梗塞
Sandberg（1961）	E	18,000	1	0
Lepeschkin（1960）	M	50,000	0	6
Hornsten（1968）	M	57,000 以上	1	0
	最大下（E or T）	40,000	4	2
	最大（E or T）	5,900	2	1
Rochimus（1971）	M, E or T	170,000	16	
Atterhog（1979）	E or T	50,000	2	7
Stuart（1980）	M, E or T	518,448	10	3.5/10,000
Kaltenbach（1982）	E	712,285	17	

M：マスター試験, E：自転車エルゴメータ試験, T：トレッドミル試験.

・問診：症状悪化の有無（不安定狭心症の除外）.
　　　　運動の制限因子の有無（末梢血管疾患, 整形外科的あ
　　　　るいは神経学的障害の徴候や症状など）.
・説明：自覚的最大負荷試験終了基準などを十分に理解させ
　　　　る.
　　　　運動負荷試験の目的や方法, 胸痛, 不整脈, 血圧低下
　　　　など起こりうる症状について説明する.

（前田知子）

MEMO

2―心肺運動負荷試験

　心肺運動負荷試験（cardiopulmonary exercise test：CPX）とは，トレッドミルまたは自転車エルゴメータなどの負荷装置を用いて運動負荷試験を行い，心電図および連続呼気ガス分析装置による呼気中の酸素濃度・二酸化炭素濃度ならびに換気量をリアルタイムに計測し，最高酸素摂取量（peak $\dot{V}O_2$），嫌気性代謝閾値（anaerobic threshold：AT）などの代謝諸指標を測定することと定義されている．心肺運動負荷試験は今までの運動負荷心電図検査に加え，連続呼気ガス分析装置を併用することにより，運動耐容能を総合的に評価することができる．特に労作時息切れや動悸などの運動時の症状鑑別診断に有用であるとともに，運動中の血行動態や肺ガス交換（外呼吸）やエネルギー代謝（内呼吸）に関する多くの情報が得られ，心疾患をはじめとする各種疾患の運動制限因子の決定に有用であり，客観的な心機能分類や心不全重症度判定には必要不可欠な検査である（**表 3-9**）．同時に，この検査から得られる情報により，精度の高い運動処方が作成できる．最大（最高）酸素摂取量（$\dot{V}O_2$ max，peak $\dot{V}O_2$）を測定することで生命予後の推定も行える．二次予防に加え，生活習慣病是正や医療費削減のために運動が重要視されるようになり，この検査の重要性は増している．

1．Ramp 負荷試験中の生理学的応答

　図 3-4 に CPX で得られるパラメータの種類と出現する時相を示す．

表 3-9　心肺運動負荷試験の適応

①労作時息切れ，動悸，易疲労性，運動制限の鑑別診断（呼吸器疾患，循環器疾患，代謝異常，血液疾患など）．
②狭心症，急性・陳旧性心筋梗塞症，虚血性心疾患，心臓弁膜症，心筋症，先天性心疾患，不整脈，肺性心，心不全などの重症度判定，手術（心移植を含む）適応決定．
③生活習慣病に対する運動療法，心大血管リハビリテーションのための運動処方作成．
④循環器疾患患者の運動許可条件決定．

（ATS/ACCP Statement on Cardiopulmonary Exercise Testing より一部改変）

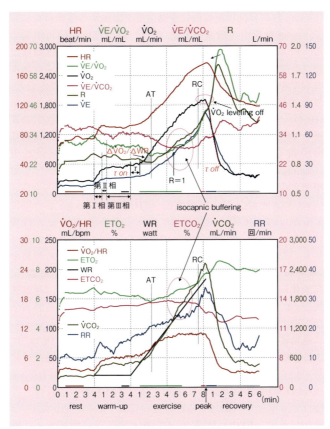

図 3-4　プロトコール 20 watts warm-up ＋ 10 watts/min ramp
パラメータの名称の色とグラフの線の色，軸の数字の色は対応している．

　安静時は体重あたりの酸素摂取量，約 3.5〜4.0 mL/min/kg（≒ 1〜1.6 METs），ガス交換比（R = $\dot{V}CO_2/\dot{V}O_2$）が 0.84 程度，呼吸回数（respiratory rate：RR）は 12〜16 回/min，1 回換気量（tidal volume：TV, mL）は体重（kg）の約 10 倍，分時換気量（$\dot{V}E$）は 8〜12 L/min 程度になっているかを確認する．

　ウォーミングアップは自転車エルゴメータにて 4 分間の 0〜20 watts の定負荷運動を行い，運動開始時立ち上がり時定数（τ on）と 3 分以内に $\dot{V}O_2$ が定常状態になるかを確認する．

Ramp 負荷試験は直線的に運動強度を増加する運動負荷試験で，ramp 負荷中の酸素摂取量（$\dot{V}O_2$）はほぼ直線的に増加する．一方，二酸化炭素排出量（$\dot{V}CO_2$）と $\dot{V}E$ は弱い運動強度では直線的に増加するが，強い運動強度になるとこれらは増加の程度をさらに増す．運動強度が強くなって AT を超えると，無気的代謝により乳酸生成が増加し，それが重炭酸イオン（HCO_3^-）で緩衝されるときに産生される CO_2 により換気の亢進と $\dot{V}CO_2$ 増加が大となるためである（**図 3-4**）．$\dot{V}E$ は運動強度が強くなり AT を超えても，後述する呼吸性代償開始点（respiratory compensation：RC point）までは $\dot{V}CO_2$ と平行して増加する．

　$\dot{V}E/\dot{V}O_2$ と呼気終末酸素濃度（ETO_2）は AT point から増加するが，$\dot{V}E/\dot{V}CO_2$ と呼気終末二酸化炭素濃度（$ETCO_2$）は変化しない[11]．これは全身的な代謝性アシドーシス状態が進行していないので，過換気は生じないためである．この時期を isocapnic buffering（増加した乳酸が HCO_3^- によって緩衝され，二酸化炭素分圧が一定である時期）（**図 3-4**）とよび，運動強度が AT を超え，代償性過換気が始まるまでにみられる特異的な現象である．

　運動強度がさらに増加し，乳酸産生が増加すると，HCO_3^- による緩衝が不十分となってアシドーシスが惹起されて呼吸性代謝が始まる．この呼吸性代謝開始点は RC point とよばれ，$\dot{V}E$ は $\dot{V}CO_2$ の上昇を上回って増加する[12]（**図 3-4**）．これは，乳酸性アシドーシスに対する呼吸性の代償であり，$\dot{V}E/\dot{V}CO_2$ は増加に転じ，$ETCO_2$ は減少，$\dot{V}E/\dot{V}O_2$ はさらに増加する（**図 3-4**）．

　通常，最大酸素摂取量（$\dot{V}O_2 \, max$）を測定するため，症候限界性最大運動負荷試験として ST 変化や重篤な不整脈，血圧の異常反応などの中止理由がなければ自覚的最大負荷（Borg 19〜20）まで行うが，運動終点は被検者の主観に大きく依存するため，終了ポイントの見極めが難しい場合がある．R が 1.2 に達していなければエネルギー代謝の面からは最大負荷とはいえないので，R が 1.2 に達したかどうかが終了ポイント決定の参考となる．

　回復期の呼気ガスデータが必要でない場合には，低運動強度

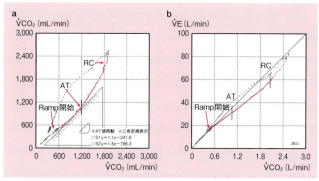

図 3-5 V slope 法（a），$\dot{V}E$ vs. $\dot{V}CO_2$ slope（b）の決定法

a：X 軸を $\dot{V}O_2$，$\dot{V}CO_2$ とし，ramp 開始から RC の手前までのデータを 2 本の回帰直線にあてはめ，その交点を求める．$\dot{V}O_2$ の増加に対する $\dot{V}CO_2$ の増加が急峻になる時の $\dot{V}O_2$ が AT である[11]．

b：X 軸を $\dot{V}CO_2$，Y 軸を VE とし解析区間は ramp 開始から RC までとして 1 次時回帰し，その傾き（y＝ax＋b 1 次回帰線の a）が $\dot{V}E$ vs. $\dot{V}CO_2$ slope の値となる．

(a：文献 11 より引用)

で 2～3 分間のクールダウンを行う．これは最大負荷試験後にときどきみられる副交感神経緊張や，骨格筋ポンプの停止に伴う静脈還流量の急激な減少による血圧低下や徐脈を防止する効果がある．

　自覚症状や心電図異常および不整脈は最大負荷時から運動終了後数分以内に生じることがあるので，心拍数，血圧および心電図が開始時の値近くに回復するまで，注意深く被検者を監視する必要がある．回復期データの収集は 6 分程度行い，終了後 10 分以上は被検者を監視下におく．

【AT 決定のクライテリア】

　①ガス交換比（R）の運動強度（$\dot{V}O_2$）に対する上昇点．

　②$\dot{V}CO_2$ の $\dot{V}O_2$ に対する上昇点（V slope 法；**図 3-5 a**）．

　③$\dot{V}E/\dot{V}CO_2$ が増加せずに $\dot{V}E/\dot{V}O_2$ が増加する点．

　④$ETCO_2$ が変化せずに ETO_2 が増加する点．

　⑤$\dot{V}E$ の $\dot{V}O_2$ に対する上昇点．

2. 心肺運動負荷試験で得られる指標と心機能

1) $\dot{V}O_2$

心拍出量と動静脈酸素含有量較差の積である．動静脈酸素含有量較差が各個人では運動強度に比例して直線的に増大するので，$\dot{V}O_2$ は心拍出量の指標となる．したがって，運動中の心拍出動態を表す重要な指標である．

2) $\dot{V}O_2$ 立ち上がり時定数（τ on）

運動開始時の $\dot{V}O_2$ は指数関数的に増加するので，時定数としてその応答速度を求める．運動開始から定常状態に達するまでの $\dot{V}O_2$ 増加曲線に対し，指数回帰を行い，$1/e$（約63%）に達するまでの時間が時定数（τ on）である．心血管機能応答特性に関する指標として用いられ，peak $\dot{V}O_2$ や最大運動強度とも負の相関を示す[13, 14]．これを規定するのは運動開始時の心拍出量応答であり（**図 3-6**）[15]，通常の ramp 負荷試験で行われるウォーミングアップ開始時の $\dot{V}O_2$ 応答からτ on を計測することが可能なことから，最大負荷を必要としない有用な指標といえる．運動開始時の $\dot{V}O_2$ 増加は心拍出量増加を反映し，後負荷減少，すなわち血管拡張能に依存するところが大きいので，運動療法の初期でも効果判定に利用できる[16]．

わが国において心疾患患者を対象とした検討では，τ on ＞80 sec と著明に延長している場合，10年生存率は71.7%と予後不良であることが報告されている[17]．年齢が高くなると延長し，同一例でも運動強度が高いほど延長する．正常人では 20 Watts 開始時で約20〜40 sec である．

3) AT

AT の基本的概念は Wasserman ら[11] により，「有気的代謝に無気的代謝が加わり，それに関係したガス交換の変化が生じる直前の運動強度または酸素摂取量」と定義された．O_2 は代謝経路のなかの電子伝達系に入り，O_2 供給が十分な状態では解糖系により産生されたピルビン酸がアセチル CoA になり，TCA 回路で H_2O と CO_2 に分解される．しかし，運動強度が高くなると，解糖系でのエネルギー代謝亢進による無気的代謝が加わり，産生されたピルビン酸が乳酸になり，乳酸が HCO_3^- で緩衝されて CO_2 を生じ，$\dot{V}CO_2$ が増加する．この直前の運動

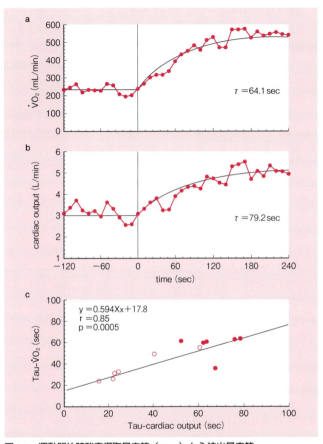

図 3-6　運動開始時酸素摂取量応答（τon）と心拍出量応答
運動開始時の酸素摂取量（$\dot{V}O_2$），心拍出量の推移を示す（b）．$\dot{V}O_2$ の応答時定数は心拍出量のそれとよく一致した（c）．

（文献 15 より引用）

強度（$\dot{V}O_2$）が AT である．

　AT は（外）呼吸・循環・代謝の総合的な運動能指標であり，これを規定する因子は大別して骨格筋への酸素輸送量と骨格筋での酸素利用能である．骨格筋への酸素輸送量は，心拍出量，血流配分，末梢血管拡張能ならびに動脈血酸素含有量である．

心機能が直接関与しているのは心拍出量であるが，間接的には肺循環を介し動脈血酸素含有量にも関係する．酸素利用能は酸素抽出能，ミトコンドリアの質・数，酸化的リン酸化酵素活性などに規定されている．運動強度が AT 以下であれば，運動に必要なエネルギーは有気的に供給され乳酸濃度は上昇せず，アシドーシスにはならないため，持続的な運動が可能である．

心疾患患者では，運動制限による活動筋の脱調節（deconditioning）や筋肉量の減少（廃用性萎縮），心不全状態での慢性の低灌流状態に起因するミトコンドリアの数ならびに質の変化，エネルギー代謝にかかわる酸化的リン酸化酵素などの酵素活性の低下などより AT が低下することが多い．

AT は臨床的には日常の活動レベルを表す指標として，また心疾患患者では functional capacity（身体機能）を客観的に表す指標として，さらに運動療法の際の運動強度の指標として広く利用されている．最大下運動負荷で得られる指標であることも特徴の 1 つである．

AT の正常値は健常例においても年齢，性別，負荷方法により異なる．トレッドミルのほうが自転車エルゴメータ負荷よりも 10 ～ 20% 高く，同じ運動様式では男性が女性よりも高く，年齢とともに低下する[8]．年齢，性差で補正した予測 AT に対する実測値の割合（percent of predicted AT：%AT）は，NYHA 機能分類とよく相関し，心不全が重症化するほど低値を示す（**図 3-7**）[18]．

座業成人の AT は最大運動のおよそ 50 ～ 60% にあたり，加齢や心疾患における減少は peak $\dot{V}O_2$ より緩徐である．そのため AT/peak $\dot{V}O_2$ は心機能分類が悪化するにしたがい，また健常例では高齢になるにしたがい上昇する[18]．また，AT は運動療法によって peak $\dot{V}O_2$ より改善幅が大きいので，効果判定にも適している．AT レベルの運動は，運動に必要なエネルギーが有気的代謝で供給されるため長時間運動を継続することができ，心リハプログラムや運動療法での運動処方作成に積極的に利用されている．

4) $\dot{V}O_2$ max（maximal $\dot{V}O_2$）

「負荷量の増加にもかかわらず，$\dot{V}O_2$ がもはや増加しなくなった時点（leveling off）の $\dot{V}O_2$」と定義されている．運動による

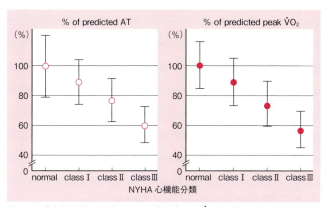

図3-7　成人健常例の予測 AT および予測 peak $\dot{V}O_2$ に対する実測値の割合
健常例と心疾患患者（NYHA 機能分類 I〜Ⅲ）との関係を示す.
心不全の程度が強いほど%AT と%peak $\dot{V}O_2$ は低下する.

（文献 18 より一部改変）

心拍出量の増加と酸素利用能が限界に達したことを示す所見である.　したがって，この現象を確認できたら負荷試験を終了する.　これは被検者の負荷に対する意欲や自覚症状に依存しない客観的な指標で，個体のもつ最大運動能力を示す生理学的に意味の大きい指標であり，peak $\dot{V}O_2$ とは区別される.　臨床では$\dot{V}O_2$ max の測定は困難な場合もある.

5）Peak $\dot{V}O_2$（maximum $\dot{V}O_2$）

　特定の漸増運動負荷試験で得られた $\dot{V}O_2$ の最高値，すなわち漸増運動負荷試験の終点に達した時点の酸素摂取量であり，$\dot{V}O_2$ max の代用として最大運動耐容能の指標として用いられる.　検査が検者または被検者の主観で中止されるため，客観性に欠けるという欠点はある.　peak $\dot{V}O_2$ は活動筋への最高酸素輸送能と活動筋での最高酸素利用能により決定され，前者は心拍出予備力と血管拡張能や骨格筋への灌流圧により，後者は活動筋の量と有気的代謝能に依存する.

　心不全患者の peak $\dot{V}O_2$ が低下する機序として，最高心拍出量の減少，動脈圧低下や静脈圧上昇による筋灌流圧の低下，血管内皮機能障害による血管拡張能低下，運動制限による活動筋の筋肉量の減少，慢性の低灌流状態に起因する活動筋ミトコン

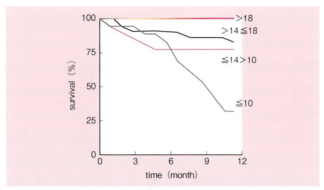

図 3-8　心不全患者における peak $\dot{V}O_2$ と生命予後

（文献 20 より引用）

ドリアの数ならびに質の変化，活動筋のエネルギー代謝にかかわる酸化的リン酸化酵素などの酵素活性の低下などが考えられる．

　血行動態との関連において，peak $\dot{V}O_2$ を用い心不全の重症度を評価したものに Weber らの分類[19] があるが，peak $\dot{V}O_2$ は年齢，性差，体重に影響される[11] ため，それらを補正した予測 peak $\dot{V}O_2$ に対する実測値の割合（percent of predicted peak $\dot{V}O_2$：%peak $\dot{V}O_2$）で評価されるほうが望ましい．図 3-7 に示すように，心疾患患者の %peak $\dot{V}O_2$ は健常者に比し有意に低く，心不全の程度が強いほど低下する[18]．

　peak $\dot{V}O_2$ は臨床的には，運動制限の指標であるばかりでなく，末梢機能や調節系の異常という慢性心不全特有の病態を反映するので，最も鋭敏な予後指標として汎用され（**図 3-8**）[20]，心移植の適応基準の最も重要な指標として用いられている[18]．さらに，他の心不全指標と異なり，ごく軽度の心機能異常や健常例においても peak $\dot{V}O_2$ は生命予後を反映するので[21]，きわめて広い対象に適応可能な予後指標である．

　通常，運動終了直前の 30 秒間の $\dot{V}O_2$ の平均値を採用する．AT と同様に男性が女性よりも高く，加齢とともに低下するが，その低下の割合は AT よりも大きくなる．すなわち AT/peak $\dot{V}O_2$ は加齢とともに上昇する．心疾患の重症度分類の客観的評

価に用いられ，また治療効果判定や運動療法の効果判定などに汎用される．peak $\dot{V}O_2$ の評価には負荷中止に至った理由を十分に考慮する必要がある．

6) RC point

$\dot{V}E/\dot{V}CO_2$ が持続的な上昇を始め，$ETCO_2$ が持続的な下降を始める点を RC point という．RC 出現後は，短時間のうちにアシドーシスが進行するので，運動負荷強度が生理学的に最大に近いレベルに達したことの参考所見でもある（図3-5 b）．

7) $\dot{V}E$ vs. $\dot{V}CO_2$ slope

Ramp 負荷中の $\dot{V}O_2$ 増加に対する換気量増加の比である．心不全でみられる代償的な過換気と関係した指標である．健常人における $\dot{V}E$ は RC point 以下では $PaCO_2$ により調節される．

心不全では呼吸パターンの変化と肺の換気血流不均衡が増大し，死腔換気量（$\dot{V}D$）が増加するにつれて slope は急峻となる．運動中の $PaCO_2$ は心不全でも健常例でもほぼ 40 mmHg で一定であり，$\dot{V}CO_2$ に対する肺胞換気量（$\dot{V}A$）には差がない．したがって $\dot{V}E$ を増加させている要素は $\dot{V}D$ である．一方，運動中の心拍出量の増加が少ないことは，いわゆる high $\dot{V}/\dot{Q}$ mismatch による $\dot{V}D$ を増加させ，その結果 $\dot{V}CO_2$ に対する $\dot{V}E$ が増加する．

また，心不全では運動中の肺毛細管圧の上昇や肺胞壁・間質の浮腫などによるコンプライアンスの低下を招き，1回換気量増加を妨げる．そこで $\dot{V}E$ を増加させるために呼吸数を増加させ，いわゆる浅く早い呼吸（rapid and shallow breathing pattern）となって，解剖学的死腔に起因する $\dot{V}D$ が増加する（図3-9）．心不全症例の換気血流不均衡を増大させる因子としては，運動中の心拍出量が十分に増加しえないことによる肺血流量の増加不良[22] や，血管内皮細胞における一酸化窒素（nitric oxide：NO）合成能の低下により血管拡張能が低下する[23] ことなどが知られている．

また Ponikowski ら[24] は，運動耐容能が保持されている（peak $\dot{V}O_2$ > 18 mL/min/kg）慢性心不全症例においても，$\dot{V}E$ vs. $\dot{V}CO_2$ slope が高値（> 34）である症例は予後不良であることを報告している（図3-10）．彼らは $\dot{V}E$ vs. $\dot{V}CO_2$ slope 亢進の機序の1つとして，中枢および末梢化学受容体反射感受性の亢進

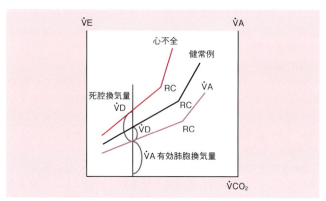

図 3-9　心不全患者における過剰換気

有効肺胞換気量（$\dot{V}A$）に関しては健常人と慢性心不全例で大差ないが，心不全例では運動中の肺血流量（心拍出量）増加が不十分なことによる換気血流不均衡や，呼吸パターン（浅く早い呼吸）による死腔換気量（$\dot{V}D$）増加があるため，二酸化炭素排泄量（$\dot{V}CO_2$）に対する分時換気量（$\dot{V}E$）の増加の程度は強くなる.

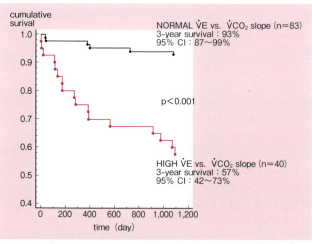

図 3-10　運動耐用能が保持された慢性心不全患者における $\dot{V}E$ vs. $\dot{V}CO_2$ slope と生命予後

（文献 24 より引用）

3：心臓リハビリテーションにおける検査・評価

の関与も推測している．$\dot{V}E$ vs. $\dot{V}CO_2$ slope は 24〜34 の範囲内にあり，運動負荷が最大負荷量や AT に達しなくても得られるため，運動耐容能を簡便かつ安全に推測しうる指標である．また，peak $\dot{V}O_2$ と有意な負の相関が示されており，生命予後規定因子としても注目されている[25]．

8）Minimum $\dot{V}E/\dot{V}CO_2$

Minimum $\dot{V}E/\dot{V}CO_2$ は RC point で得られ，正常値はおよそ 34 以下である（**図 3-10**）．心不全に伴う肺の死腔換気率（生理学的死腔量/1 回換気量）の上昇，動脈血の CO_2 分圧のセットポイントの低下，あるいは器質的肺疾患（慢性閉塞性肺疾患）の合併などにより上昇する．心機能が低下していると，安静時にマスクを装着しただけで死腔が増加するため（死腔付加），$\dot{V}E/\dot{V}O_2$，$\dot{V}E/\dot{V}CO_2$ が高くなる．

9）仕事率（work rate：WR）に対する $\dot{V}O_2$ 増加（$\Delta\dot{V}O_2/\Delta$ WR）

運動中の酸素摂取量の増加程度は $\Delta\dot{V}O_2/\Delta$ WR として表される．これは運動強度の定量可能な自転車エルゴメータなどによる ramp 負荷試験で得られる指標で，運動強度に対する $\dot{V}O_2$ の傾きである．この指標を規定するのは，運動強度増加に対する $\dot{V}O_2$ 増加の応答速度と，一定の運動強度に対する $\dot{V}O_2$ である．

健常例では運動強度がある程度強くなると，体温上昇や呼吸筋の酸素消費増大などにより $\dot{V}O_2$ の増加の程度が増し，負荷試験後半から $\Delta\dot{V}O_2/\Delta$ WR は増加するが，心不全患者では運動中の心拍出量増加が少ないことを反映して，低値となる[26]（**図 3-11**）．また虚血性心疾患では，局所心筋虚血が出現した場合，心拍出量の増加不良を反映して虚血閾値以上で $\Delta\dot{V}O_2/\Delta$ WR が減少する[27]．

また，心機能不全が進行すると，心拍出予備能の低下を代償するために活動筋への血流の再配分が起こり，個体全体としての運動効率は改善し $\Delta\dot{V}O_2/\Delta$ WR は低下する．心不全のない例でトレーニングを行うと運動器の運動効率が改善し，この場合も $\Delta\dot{V}O_2/\Delta$ WR は低下するので，運動療法の効果判定などでは注意が必要である．

慢性心不全患者では心機能分類に応じて低値をとる[18]．心不全患者（EF ＜ 50％）を平均 1,889 日追跡したところ，

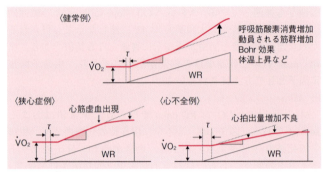

図 3-11　$\Delta \dot{V}O_2 / \Delta WR$　　　　　　　　（文献 26 より引用）

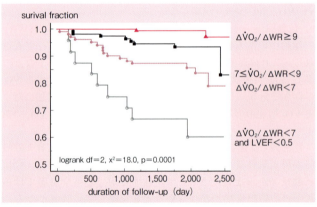

図 3-12　$\Delta \dot{V}O_2 / \Delta WR$ と生命予後　　　　（文献 28 より引用）

10 Watts/min の ramp 負荷で $\Delta \dot{V}O_2 / \Delta WR < 7$ mL/min/Watts の場合，生存率は 62.5% と著明に低く，peak $\dot{V}O_2$ や $\dot{V}E$ vs. $\dot{V}CO_2$ slope と同様に心不全の生命予後を規定する因子であると報告されている（図 3-12）[28]．

　年齢や体格による影響は少なく，正常値は 20 watts/min の ramp 負荷で約 10.3 mL/min/watts[29] 前後であるが，異なった ramp プロトコール（漸増負荷強度）間では比較ができない[30]．この指標を決定する際には，AT 付近までの $\dot{V}O_2$ と運動強度の増加分から計算する．

3：心臓リハビリテーションにおける検査・評価

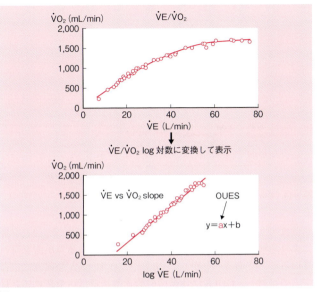

図 3-13　OUES

10）酸素脈（O₂ pulse）

1 心拍あたりの酸素運搬能力を示す指標である．$\dot{V}O_2$ と心拍出量の関係は Fick の式から $\dot{V}O_2$（酸素摂取量）＝ CO × C(a－v)O_2（動静脈酸素含有量較差）の式で表すことができる．心拍出量（cardiac output：CO）は 1 回拍出量（stork volume：SV）と心拍数（heart rate：HR）の積であることから，両辺を HR で割ると O₂ pulse ＝ SV × C(a－v)O_2 となり，SV の指標となる．運動での末梢因子が関与するために，SV の絶対値としては使用できないが，個人の運動中の変化としては参考になる可能性がある．

（1）Oxygen uptake efficacy slope（OUES）

酸素摂取量に対する換気効率を表す指標であり，1996 年 Baba ら [31]）が提唱した指標である．二酸化炭素排泄量に対する換気効率を表す $\dot{V}E$ vs. $\dot{V}CO_2$ slope と異なるところは，縦軸に $\dot{V}O_2$，横軸に log 変換した $\dot{V}E$ をとり，1 次回帰して傾きを求める点である（図 3-13）．基本的な問題点としては，$\dot{V}E$ は運

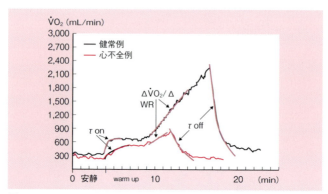

図 3-14 *τ* off

動強度増加に対し指数関数的に増加するのではなく，AT を境により急峻に増加するので，理論的に無理のある算出法を用いていることである．しかし，$\dot{V}E$ vs. $\dot{V}CO_2$ slope が肺血流に依存するのに対し，OUES は体循環の酸素輸送量（ヘモグロビン量を含む）に依存するため，シャント疾患や貧血合併例では前者と異なった態度をとることは興味深い．また，心不全悪化に伴って，$\dot{V}E$ vs. $\dot{V}CO_2$ slope とは逆に傾きが小さくなる点に注意が必要で，log $\dot{V}E$ vs. $\dot{V}O_2$ slope を用いるほうがわかりやすいかもしれない．

11）回復期 $\dot{V}O_2$ 時定数（*τ* off）

　運動終了後の回復期早期の酸素摂取量減衰曲線は，運動中の酸素不足（O_2 deficit）を反映している．したがって，運動耐容能が高く，酸素負債（O_2 debt）の少ない例ほど酸素摂取量の減少が速い．通常健常例では負荷終了直後から 1.5 ～ 2 分，心疾患例では 2～4 分目に変曲点があるので，first component とよばれるその部分を指数回帰して時定数を求める．自覚的最大負荷後の時定数は正常例で 50～90 sec，心機能障害があると，最大負荷でも亜最大負荷でも回復が遅延し $\dot{V}O_2$ 減衰時間が延長する．運動耐容能と逆相関し心機能障害の重症度と正相関する[32]．心不全例や虚血出現例で延長する（**図 3-14**）．

（前田知子）

3―心エコー検査

1. 心エコー検査の必要知識

　心臓の形態や機能を非侵襲的に観察することができるのが，心エコー検査である．心リハを行ううえで，心エコーのレポートが読める程度の知識は必要であり（**表 3-10**，**3-11**，**3-12**[33]），心筋梗塞後や心臓手術後，心不全の患者の心機能を把握することは重要である．心エコーの結果を理解するには，心音・心機図を理解することが必須である（**図 3-15**）．

2. 心エコー検査の方法・注意点

　心エコー検査は，通常，安静左側臥位で行われる．しかし運動療法は座位，または立位で動いている状態であり，運動強度も刻々と変化する．ポンプ機能に障害がある場合や，薬物療法を行っている場合，安静時と同様の心機能であるとは考えにくい．薬物負荷や運動負荷試験と同時に心エコーを行わないかぎり，本当の心機能はわからない．つまり，安静時のデータから，心拍数や血圧が上昇し，心臓に負荷がかかったとき，心機能がどう変化するかを推測することが重要である．

3. 心機能の診断・評価

1）左室収縮能異常

　左室収縮能は，収縮期左室壁運動，拍出される血液量とその分画（駆出率）で評価される．左室収縮能異常は高血圧症，虚血性心疾患，拡張型心筋症，心臓弁膜症，心筋炎，先天性心疾患などが原因となる．心筋梗塞や拡張型心筋症では，壁厚が薄くなったり壁運動が低下したりしている．また左室収縮不全が存在する場合，拡張能の低下も既に存在していることが多い．

2）左室拡張能異常

　左室拡張能は左室弛緩，左室充満，左室-左房コンプライアンスおよび左房機能との相互関連からなる．拡張能異常としては心筋虚血，肥大，線維化があげられ，原因疾患として虚血性心疾患，高血圧性心疾患，弁膜疾患（大動脈弁狭窄症，大動脈弁閉鎖不全症），肥大型心筋症，拘束型心筋症，アミロイドー

表 3-10　心エコー画像モード

断層像（B モード法）	評価内容
胸骨左縁長軸像 （parasternal long-axis view）	・壁運動異常（心室中隔や左心室後壁） ・心腔の肥大，拡大の有無 ・弁の動態，性状 ・心筋性状 ・血栓，腫瘍の有無
胸骨左縁短軸像 （parasternal short-axis view）	・僧帽弁レベル：弁の形態，逆流の程度 ・心尖部レベル：左心室の壁厚と壁運動 ・大動脈弁レベル：弁の形態，逆流の程度
心尖部長軸像 （apical long-axis view of the left ventricle）	・両心室の壁運動異常の有無 ・弁の形態と逆流の程度（僧帽弁，三尖弁） ・各心腔の大きさ ・ドプラ法にて左室流入波形や狭窄部の血流を評価
心尖部四腔像 （apical four-chamber view）	・中隔，側壁の動きや僧帽弁，三尖弁を評価 ・左室容積や左室駆出率の計測および肺静脈血流波形の検出
心尖部二腔像（apical two-chamber view）	左室容積や左室駆出率の計測
胸骨上窩 （suprasternal approach）	大動脈瘤や大動脈解離の診断に有用である．
M モード法	縦軸に距離，横軸に時間をパラメータとし，弁および心室壁の運動をパターンとして表示する．1 回拍出量，心拍出量，駆出率測定にも用いられる．
カラードプラ法	心エコーにおけるドプラ法は，血液内の赤血球がどの方向にどれくらいの速度で動いているかを捉えるものである．パルスドプラ法を利用して血流速度を求め，2 次元的な速度分布を画像として，断層像上に流速，血流の方向，周波数の分散の血流情報をカラー表示する方法である．赤色，遠ざかる方向の血流は青色で表示され，また平均流速はカラー輝度の強さにより表示される．異常な血流を指摘，狭窄部位など血流の速い部分では折り返し現象がみられる．
パルスドプラ法	超音波の送信波をある長さのパルス波として送り，その反射が返ってきたあとに，次のパルスを送信するというように，間歇的に送受信を行う手法である．目的の部位にサンプリングボリュームを設定することにより任意の位置の血流信号を捉える．折り返し現象（aliasing）により高速の血流の測定は困難である．

（つづく）

（表 3-10 のつづき）

連続波ドプラ法	超音波の送信と受信をそれぞれ専用の振動子を用い，連続的に送信・受信を行うことにより，パルスドプラ法で測定困難な高速の血流信号測定が可能となる．連続波ドプラ法では距離分解能がないために任意の位置での血流信号は測定できない．高速な血流速度を測定し，簡易 Bernoulli の定理により圧較差（ΔP）の推定が可能である．

表 3-11　心エコー検査でわかること

形態学的評価	・心臓の形や大きさ ・心筋の厚さ ・弁の形態 ・近接する血管の形態
心機能評価	・弁や心筋の動態 ・左室駆出率 ・圧較差の測定 ・異常血流の有無
診断および治療効果の判定	・先天性心疾患の評価

表 3-12　心機能正常指標

	欧文	略語	正常指標
大動脈径（mm）	aortric dimension	AoD	20〜35
左房径（mm）	left atrial dimension	LAD	20〜35
心室中隔厚（mm）	inter ventricular septal thickness	IVST	7〜12
左室後壁厚（mm）	left ventricular posterior wall thickness	LVPWT	7〜12
左室拡張末期径（mm）	end-diastolic dimension	LVDd	40〜55
左室収縮末期径（mm）	end-systolic dimension	LVDs	30〜45
左室拡張末期容積（mL/m^2）	left ventricular end-diastolic volume	LVEDV	
左室収縮末期容積（mL/m^2）	left ventricular end-systolic volume	LVESV	
左室駆出時間	ejection time	ET	
収縮機能指標			
1 回拍出量（mL）	stroke volume	SV	40〜97（Teichholz） 40〜115（Pombo）
1 回拍出係数（mL/beat/m^2）	stroke index	SI	30〜60
心拍出量（L/min/m^2）	cardiac output	CO	4〜8

（つづく）

	欧文	略語	正常指標
心係数（L/min/m²）	cardiac index	CI	2.6〜4.2
左室駆出率（%）	ejection fraction	EF	60〜75（modified Simpson's rule） 53〜85（Teichholz） 62〜88（Pombo）
左室内径短縮率（%）	% fractional shortening	% FS	25〜43
平均左室円周方向心筋線維短縮速度（circ/sec）	mean velocity of circumferential fiber shortening	mVcf	0.97〜1.21
peak positive dP/dt（mmHg/sec）	peak positive dP/dt		＞1,200
等容収縮期	isovolumic contraction time	ICT	
左室拡張能指標			
左室流入血流速度波形または僧帽弁血流速度波形	left ventricular inflow velocity pattern or transmitral flow velocity pattern	TMF	
心房収縮期流入血流速度	atrial filling velocity	A 波	
左室急速流入血流速度	peak early diastolic left ventricular filling velocity	E 波	
E/A 比	peak early diastolic LV filling velocity/peak atrial filling velocity ratio	E/A	
等容弛緩時間	isovolumetric relaxation time	IRT	
左室流入血流速波形の E 波の減速時間	deceleration time	DcT	
僧帽弁輪部の拡張早期速度	peak early diastolic velocity of the mitral annulus	e'	
E/e'		E/e'	
総合的心機能指標			
Tei-index	total ejection isovolume index		左室 0.39 ± 0.05
			右室 0.28 ± 0.04

（文献 33 より引用改変）

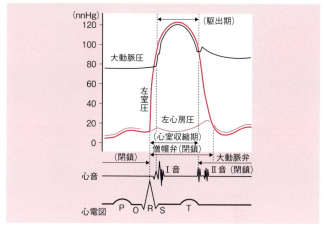

（nnHg）

図 3-15 心音・心機図

シス，サルコイドーシス，心膜の炎症・肥厚・癒着，さらに糖尿病などの内分泌代謝異常，全身疾患による心筋疾患などが考えられる．高血圧性心疾患や肥大型心筋症のように壁厚が厚くなると心筋の弛緩に時間がかかり，血液が十分充満する前に，次の収縮が起こってしまう．その結果，左房に血液が残ってしまい左房拡大となる．拡張障害が高度になると，安静時でも左室拡張終期容積の減少から1回拍出量，心拍出量の減少をきたし，その結果血圧が上昇し，心拍数を増加させて供給量を保とうとする．

左室拡張能評価は心不全の予後や重症度を判定する指標として重要で，パルスドプラ法により拡張早期波（E波），心房収縮波（A波），E波の減衰時間（DcT），左室等容弛緩時間（isometric relaxation time：IRT）を測定し，波形解析により正常パターン，左室等容弛緩障害，偽正常化，拘束型に分類する（**図3-16**）[34]．

3）総合的心機能指標

心機能の評価は，収縮能と拡張能により規定されるため，総合的にかつ簡便にする方法として，ドプラ法から得られるTei-index[35]が用いられる（**図3-17**）．収縮能低下により等容収縮時間が延長し，拡張能低下により等容拡張時間が延長す

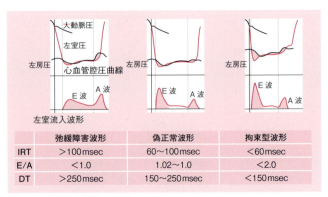

図 3-16 左室拡張機能の評価

	弛緩障害波形	偽正常波形	拘束型波形
IRT	>100 msec	60〜100 msec	<60 msec
E/A	<1.0	1.02〜1.0	<2.0
DT	>250 msec	150〜250 msec	<150 msec

（文献 34 より引用）

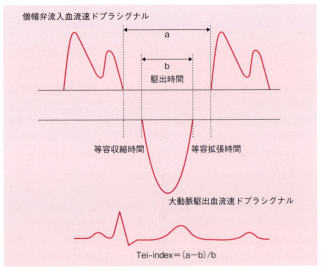

図 3-17 Tei-index の測定方法

る．それらの時間を足して，収縮能低下で短縮する駆出時間で割ったものがこのパラメータである．右心系の総合的心機能評価にも有用である．

表 3-13　逆流の重症度評価

		軽度	中等度	重度
僧帽弁	**定性評価法**			
	カラードプラジェット面積	< 4 cm² または左房面積の20% 未満	左房面積の20〜40%	>左房面積の40%以上
	vena contracta 幅（cm）	< 0.3	0.3〜0.69	≧ 0.7
	肺静脈血流シグナル	収縮期波優位	収縮期波減高	収縮期波減
	定量評価法			
	僧帽弁逆流量（mL）	< 30	30〜59	≧ 60
	僧帽弁逆流率（%）	< 30	30〜49	≧ 50
	有効逆流弁口面積（cm²）	< 0.20	0.20〜0.39	≧ 0.40
大動脈弁	**定性評価**			
	vena contracta 幅（cm）	< 0.3	0.3〜0.6	> 0.6
	左室流出路逆流幅比（%）	< 25	25〜64	> 65
	連続波ドプラ PHT*法（msec）	> 500	200〜500	< 200
	下行大動脈の拡張期逆行性波	拡張早期	拡張早期	全拡張期
	定量評価			
	大動脈弁逆流量（mL）	< 30	30〜59	≧ 60
	大動脈弁逆流率（%）	< 30	30〜49	≧ 50
	有効逆流弁口面積（cm²）	< 0.10	0.10〜0.29	≧ 0.30

* PHT＝pressure half-time

（文献 36 より引用）

4）弁膜症

　弁の閉鎖不全（**表 3-13**）[36]があると逆流が出現する．房室弁の閉鎖不全があると心室が血液を送り出すときにその血液の一部が逆流し，心房側に血液があふれ（容量負荷），圧が高くなる（圧負荷）．僧帽弁閉鎖不全症の場合，左房圧が高くなり，肺から血液が戻りにくくなる．そのため肺うっ血をきたし，息切れや重症では呼吸困難が起こる．左房圧が高くなり，肺静脈圧が上昇すると，右室圧も上昇するので，右房から右室圧への血液が流れにくくなる．このため右房が拡大する．逆流のために，本来送り出す血液の量が減り血圧が低下したり，房室の拡大と圧負荷により心房細動が起こったりする．

　大動脈弁閉鎖不全症では，左室が全身に送り出した血液が，逆流して左室へ戻ってくるため，左室拡大が起こる．逆流量が

表 3-14　狭窄症の重症度評価

		軽度	中等度	重度
僧帽弁	弁口面積 (cm²)	> 1.5	1.0〜1.5	< 1.0
	平均圧較差 (mmHg)	< 5	5〜10	> 10
	肺動脈収縮期圧 (mmHg)	< 30	30〜50	> 50
大動脈弁	大動脈弁通過最高血流速度 (m/sec)	< 3.0	3.0〜4.0	≧ 4.0
	収縮期平均圧較差 (mmHg)	< 25	25〜40	≧ 40
	弁口面積 (cm²)	> 1.5	1.0〜1.5	≦ 1.0
	弁口面積係数 (cm²/m²)	—	—	≦ 0.6

（文献 36 より引用）

多くなると送り出す血液量（前方拍出量）が減少するため，血圧も低くなり全身の臓器の低灌流が起こる.

5) 狭窄症，肥大型心筋症

　狭窄症（**表 3-14**）[36] では弁の石灰化や癒着により，弁口面積が小さくなるため，血液が流れにくくなり，弁の手前の部屋の圧が高くなる．僧帽弁狭窄症であれば，左房の圧が高くなり，肺の毛細血管圧が上昇して J-receptor を介し，呼吸困難感が起こる．大動脈弁狭窄症であれば，左室の圧力を高くしなければ血液が送り出せないため，左室に過重な力がかかり，左室の壁が厚くなって，左室肥大を起こす.

　肥大型心筋症（**図 3-18**[37]，**表 3-15**）[38] では，心筋が厚く拡張しにくいところに，血液が流れ込み，さらに内圧が上がった状態になる[38,39]．弁の開閉は圧力の変化によって行われるので，1 つ圧が高いところがあると，その前後の圧も高くならないとバランスが崩れるため，全体的に圧が高くなる．そのために本来の血流量よりも，血液の供給が少なくなり，虚血症状を呈したり，急激な血圧の低下や失神が起こったりする．いずれの疾患も圧較差が拡大するほど重症である.

6) 人工弁機能不全

　人工弁は経年変化で弁狭窄および逆流が出現することがある．また，感染により弁に疣腫（vegetation）が付着し，感染性心内膜炎（infective endocarditis：IE）を起こすこともある．生体弁では弁尖の亀裂（cuspal tear）による逆流と弁尖の変性（structural valve dysfunction：SVD）による狭窄が出現し，機械

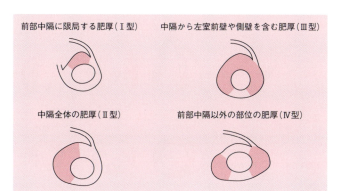

図 3-18　僧帽弁レベル短軸断層心エコー図　　（文献 37 より引用）

表 3-15　特殊な肥大型心筋症

心尖部肥大型心筋症	心尖部から心室中隔および左室壁の乳頭筋レベル付近まで著明な壁肥厚を認め，心尖部側の心室内腔は狭小化している．
左室中部閉塞型心筋症	収縮期の左室中部で心筋の肥厚により左室内閉塞が起こり，この前後に圧較差を生じる．心尖部に壁運動異常が観察されることがある．
拡張相肥大型心筋症（D-HCM）	肥大型心筋症が経過中に収縮障害を起こした病態を言う．肥大した心室壁厚が減少，さらに菲薄化し，壁運動が低下，拡張型心筋症と類似の病態を示す．

弁では，血栓による狭窄やパンヌス（pannus：心臓弁の周辺に発育する線維性の自己組織），弁周囲逆流（paravalvular regurgitation）が出現し，経弁逆流が出現する[38]．人工弁は血栓予防のため少量の逆流が出現するように設計されている．しかし，中等度以上の経弁逆流がある場合には，血栓やパンヌス形成による弁尖閉鎖不全を疑う．逆流や狭窄の評価は弁疾患評価に準ずる．

7）虚血性心疾患

心筋梗塞の特徴的な心エコー所見は以下のとおりである．

・局所的壁運動の異常
・収縮期の壁厚増加の減少または消失
・壁の線維化，菲薄化，エコー輝度の上昇

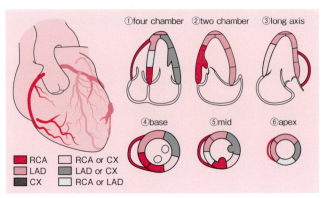

図 3-19　心エコー図と冠動脈の支配領域

（文献 40 より引用）

表 3-16　左室壁運動異常の評価

正常収縮	正常：normokinesis	正常の壁運動．心室壁の内方向への運動量は十分であり，かつ収縮の時相が一致している．
運動低下	hypokinesis	心室壁運動の局所的な低下．健常部と比較して一部の心室壁の内方向への収縮期運動量が減少しているが，収縮の時相は一致している．
無運動	akinesis	心室壁運動の局所的な欠如．一部の心室壁が全く内方向への運動を示さないが，心室収縮期に外方向へは突出しない．
奇異性運動	diskinesis	局所心室壁の収縮期奇異性拡張．一部の心室壁が心室収縮期に正常とは逆に外方向へ運動し，拡張末期の心室外縁よりもさらに外方へ突出する．
心室瘤		収縮期に心室壁の膨隆を認め，拡張期にも元の心室壁の位置に戻らず変曲点をもって瘤状に突出している部分．

（文献 36 より引用）

　左室壁運動評価は，左室壁を 16 分画（**図 3-19**）[40] に分け，壁運動の状態を正常収縮，運動低下，無運動，奇異性運動，心室瘤で表す（**表 3-16**）[36]．

表 3-17　負荷心エコーの評価項目

・局所壁運動
・心筋灌流
・圧較差
・肺高血圧の程度
・弁逆流の程度
・流入血流速度　など

4. 負荷心エコー

　安静時には認められない異常を，負荷をかけながら心エコーを用いて検出する（**表 3-17**）．負荷法には大きく分けて運動負荷と薬物負荷がある．エルゴメータ負荷を用いる場合は，運動中から最大運動負荷時のエコー画像の記録が可能である．トレッドミル負荷の場合は負荷直後のエコー画像となる．呼吸の影響を受け，画像が判定しづらいという欠点がある．運動ができない場合は，ドブタミンやジピリダモール，アデノシンを用いた薬物負荷が用いられる[36]．

　負荷心エコーの目的は，冠動脈疾患によって安静時から左室壁運動の低下または消失が見られる場合，その心筋のバイアビリティ（生存能）を判定することである．虚血部分の心筋には気絶心筋と冬眠心筋の2種類ある．

①気絶心筋：再灌流療法後に高度壁運動異常が残存する場合や，冠動脈バイパス術直後の壁運動異常など．時間経過を経て壁運動は改善する．

②冬眠心筋：慢性的な高度冠動脈狭窄による反復性の虚血のため壁運動が低下している状態．冠動脈狭窄を解除することによって，壁運動異常は改善する．

　また，運動負荷やドブタミンによって正常心筋では壁運動が亢進するが，虚血部分の壁運動は安静時よりも低下するか，あまり変わらない．安静時画像と比較して，壁運動低下の出現部位と範囲を判定することにより，心筋虚血の範囲を推定できる[40,41]．

　運動負荷心エコー検査から除外するか，十分な注意をもって検査すべき症例は負荷心電図と同様である（**表 3-4**）．

（前田知子）

4―核医学検査

1. 心臓核医学検査

　核医学検査とは生体の機能や代謝を表現する ^{123}I（ヨード123），^{99m}Tc（テクネシウム99m）などの γ 線標識放射性医薬品とシンチカメラ（single photon emission CT：SPECT 装置）などを用いた画像診断法を指す．心臓領域における核医学検査は心臓核医学検査と総称されている．使用される核種（トレーサー）としては，^{99m}Tc 標識赤血球を用いた心プールシンチグラフィ，^{201}Tl（タリウム201）や ^{99m}Tc 標識心筋血流製剤を用いた心筋血流イメージング，心筋脂肪酸代謝を反映する ^{123}I-BMIPP（beta-methyl-p-iodophenylpentadecanoic acid）や心筋交感神経機能を反映する ^{123}I-MIBG（metaiodobenzylguanidine）などの新しい核種を用いた心筋イメージングがある．心筋血流と心機能を同時に評価できる心電図同期心筋 SPECT が新しい手法である．

　一方，PET（positron emission tomography）は ^{11}C や ^{18}F などの陽電子放射体を利用している．SPECT に比し検出精度が高く正確な定量性が得られるが，半減期が短いためサイクロトロンなどの大がかりな装置を必要とする．

　心臓核医学検査の最大の特徴は心機能，血流などの診断情報が非観血的に得られ，かつ客観的に評価でき，しかも他の検査法では得られない心筋代謝，心筋交感神経機能や特異的機能の画像化が行えることである（**表 3-18**）．

2. 診断情報

1）心機能の診断

　日常診療で汎用されている心エコー図は非侵襲的にリアルタイムで評価できるが，再現性が劣ることや被検者により超音波ビームの届かない症例があることが欠点である．^{99m}Tc 標識心筋血流製剤を用いた心電図同期心筋 SPECT では，駆出率などの心機能を正確に算出できる．これまで，心機能評価のゴールドスタンダードは心プールシンチグラフィ，左室造影法であったが，X 線 CT，MRI でも高速イメージング技術の開発により

表3-18 心臓関連の検査の比較表

	CAG	左室造影	X線CT	MRI	心エコー	核医学
冠動脈形態	◎		○	○	○	
心機能		◎	○	○	◎	◎
心筋灌流			○	○	○	◎
心筋代謝						◎

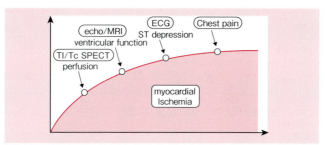

図3-20 心筋虚血が出現したあとの各種検査や症状の時間差

心機能評価が正確に行えるようになっている.

2）心筋血流の診断

図3-20は冠動脈結紮後の心機能異常や検査所見症状の出現順序を示す. まず心筋血流が途絶し, 続いて局所壁運動低下, 心機能異常が現れる. 前者の検出にはタリウム（Tl）, テクネシウム（Tc）のスペクト画像, 後者には心エコー図やMRIなどが有用である. その後, 心電図ST変化が現れ, 最後に胸痛が出現する. 負荷心筋SPECTにおける心筋虚血の検出精度は負荷心電図に比べ格段に高い. 負荷心筋血流SPECTの感度は87％, 特異度は64％である. 一方, 運動負荷心電図の感度は70％, 特異度は75％とされている. したがって, 虚血性心疾患を疑う患者において, スクリーニング検査として冠動脈造影施行の判断についての有用な情報を得ることができる. 冠動脈造影と異なることは, 心筋細胞レベルにおける心筋血流（心筋灌流）の評価が行えることである.

3）心筋viabilityの診断

心筋血流イメージングを用いることにより心筋虚血の検出に加え, 心筋viability（生存能）の評価が可能である. たとえば

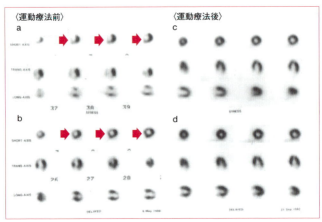

図 3-21　運動療法前後の ²⁰¹ タリウム負荷心筋血流 SPECT 像（79 歳，狭心症の女性）

運動療法前，負荷直後（a）と 3 〜 4 時間の遅延像（b）．運動療法後，負荷直後（c）と 3 〜 4 時間の遅延像（d）．short axis view（短軸画像断面）では運動療法前では明らかに再分布が認められ（➡），同部位の虚血が認められるが，運動療法後には遅延像で再分布がなく，運動負荷直後においてもタリウムの欠損は見られない．

²⁰¹ T1 心筋 SPECT では，術前における再分布の有無から経皮経管冠動脈形成術（percutaneous transluminal coronary angioplasty：PTCA）や冠動脈バイパス術（coronary artery bypass grafting：CABG）などの冠血行再建術の適応決定が行える（**図 3-21，3-22**）．現在までの心筋 viability 評価に関する報告から ¹⁸ F-fluorodeoxyglucose（FDG），²⁰¹ T1 心筋 SPECT，ドブタミン心エコー図などが有用とされている．負荷心筋 SPECT とドブタミン心エコー図による心筋 viability 評価のどちらを第一選択にするのかは，各施設の事情や各手法の簡便さにも左右される．負荷心筋 SPECT では心筋灌流の面から，ドブタミンエコーでは心機能（収縮予備能）の面から心筋 viability を評価しており，あくまで「異なった現象」を見ていることを十分に念頭におくべきである．

4）心筋代謝・交感神経機能の診断

心筋代謝・交感神経機能の画像化は他のモダリティでは得られないため，心臓核医学検査の独壇場である．¹⁸ F-FDG 心筋 PET は，心筋 viability 評価のゴールドスタンダードとして用い

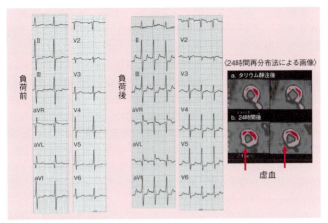

図 3-22　狭心症の患者

安静時の画像では下壁領域に陰影欠損が見られるが，24 時間後の画像では再分布が
認められ，同部位の虚血が疑われる．運動負荷試験においても II，III，aVf，V5，
V6 誘導で明らかな ST 低下が認められた．患者は胸痛を訴えないため無痛性心筋虚
血と判定した．

られている．[123]I–BMIPP を用いた心筋脂肪酸代謝イメージン
グは心筋虚血の検出が鋭敏に行え，不安定狭心症における責任
冠動脈の同定や安静時虚血の検出に利用されている．また，
^{123}I–MIBG を用いた心筋交感神経機能イメージングは心不全の
重症度・予後評価やβ遮断薬などの効果判定に有用である．

5) 特異的機能イメージング

　核医学検査が有効と思われるものとして，動脈硬化，心筋壊
死，アポトーシスの画像化や遺伝子発現イメージングなどがあ
る．これらは分子画像（molecular imaging）と総称され，今後
の発展が期待される．

3. 代表的なトレーサーと検査法

　[201]Tl は半減期が 73 時間でγ線を放出し，これをカメラで画
像化することができる．1977 年に Pohost らが負荷直後と 3〜4
時間後の 2 回の撮像を行うことにより虚血の診断が可能となる
ことを報告し[43]，それ以来，運動負荷 [201]Tl 心筋シンチグラ
フィは虚血性心疾患の診断に不可欠な検査法となっている．

能動輸送で細胞内に取り込まれた ^{201}Tl は，カリウム同様にカリウム・チャネルから細胞外へ移動する．この ^{201}Tl の心筋細胞外移動を洗い出し（washout）とよぶ．負荷により取り込みが多い健常部では，負荷後に心筋細胞から ^{201}Tl が多量に洗い出される．しかし，虚血部では負荷による血流増加が少ないため，^{201}Tl の取り込みも少なく，洗い出しも低下する．よって時間の経過とともに健常部と虚血部の ^{201}Tl の濃度差は小さくなる．このように負荷直後の初期分布から局所カウントが変化していく現象を再分布現象とよぶ．心筋からの ^{201}Tl の洗い出しを定量的に求めるため，負荷検査直後の画像から 3〜4 時間後の再分布像のカウントを差し引いて，心筋洗い出し率（washout rate）を求めることができる．

投与は原則として空腹条件下で行う．これは食後の胃・肝臓における ^{201}Tl の高集積によって心筋への集積が散乱線を受けることを防ぐためである．血管（静脈）確保後，74〜111 MBq を投与し，生理食塩水 10〜20 mL でフラッシュする．^{201}Tl は血管内での停滞時間が長いと血管壁に付着するため，負荷時・安静時いずれの投与においてもフラッシュは必要である．

（牧田　茂）

 MEMO

5—心臓カテーテル検査

　心臓カテーテル領域においては冠動脈インターベンション（percutaneous coronary intervention：PCI）をはじめとするカテーテルを用いた治療手技の重要性が高まりつつある一方，循環器疾患の手術適応など，重要な臨床的判断を行う際には，やはり心臓カテーテル検査による血行動態学的評価が必要になることが多い．

1. 心臓カテーテルの目的と適応

　心臓カテーテルの目的は，①心疾患の診断，②心疾患の重症度の評価と治療方針の決定，③心疾患の治療である．これらの目的に応じてさまざまなタイプのカテーテル検査が行われる．心疾患の診断と評価において心臓カテーテル検査が最初に行われることはない．まず，非侵襲的検査である程度診断がついた段階で，診断確定のため，さらには手術適応決定のため行われることが多い（表3-19）．

2. 心臓カテーテルの禁忌

　心臓カテーテル検査の絶対禁忌は患者の同意が得られないあるいは患者に判断能力がないときに患者家族の同意が得られないことであるが，相対的禁忌にはさまざまなものがある．ただし，これらはあくまでも相対的なものであって，たとえばショックを伴う急性心筋梗塞で緊急カテーテルおよびPCIに

表3-19　心臓カテーテル検査で測定・治療できる項目

　1）血行動態評価（心拍出量，心臓内圧）
　2）心臓代謝評価
　3）冠動脈エコー，血管内視鏡
　4）心臓血管造影
　5）冠血流評価
　6）電気生理学的検査
　7）血管抵抗
　8）短絡
　9）心筋生検
　10）治療（PCI，PTA，PTMC，アブレーションなど）

PTA：percutaneous transluminal angioplasty
PTMC：percutaneous transluminal mitral commissurotomy

より救命される可能性のあるときは，相対禁忌に該当する場合でもカテーテル検査が優先される．

3. 検査前後の患者ケア

　カテーテル検査の前に，臨床経過や非侵襲的検査でどこまで明らかになっているかをまとめておく．病歴上，特に過去の造影剤使用の有無とその際の副作用の有無，その他のアレルギー性疾患や喘息の既往などについては入念に聴取する．カテーテルのアクセス可能な動脈の拍動が良好であることを確認し，血管雑音もチェックする．術前検査として，胸部 X 線，12 誘導心電図に加えて，採血では貧血の有無，腎機能，電解質，血糖値，炎症反応，凝固系，感染症などについてチェックする．特に造影剤使用については，血清クレアチニン値は必須である．

　検査が終了し帰室後も，頻繁にバイタルサインと穿刺部位の出血および血腫の有無を確認する．終了時または帰室後まもなく 12 誘導心電図をとり，術前との比較を行う．迷走神経反射や出血による血圧低下が起こりうるので，検査施行後 24 時間は血圧の変動に注意する．一般血液検査を行い，腎障害などの有無をフォローする．

4. カテーテルのアプローチ

　両心カテーテルの場合は動脈と静脈のアプローチが必要であるが，最もよく用いられるのは大腿動脈と大腿静脈である．左心カテーテルのみの場合，橈骨動脈もしばしば使われている．腕動脈のカットダウンによる Sones 法は最近では行われなくなり，経皮的にシースを挿入する Seldinger 法が主体である．局所麻酔下に Seldinger 針で血管を穿刺後，ガイドワイヤーとダイレーターを用い，シースとよばれる短い管を血管内に留置し，このシースを介して目的に応じたさまざまなカテーテルを血管内に挿入する．

　左室や大動脈の造影および圧測定には pigtail カテーテルが最も頻繁に用いられる．冠動脈造影には左右冠動脈それぞれの Judkins カテーテルなどさまざまなものがある．右心系の血行動態評価には Swan-Ganz カテーテルを用いる．右心系の造影には Barman カテーテルなど，また PTMC（percutaneous

表3-20　心臓カテーテル検査から測定・算出できる心機能指標

部位	正常範囲	
右室圧	収縮期	15 〜 30 mmHg
	拡張期	1 〜 7 mmHg
肺動脈圧	収縮期	15 〜 30 mmHg
	拡張期	4 〜 12 mmHg
	平均	9 〜 19 mmHg
肺動脈楔入圧	平均	4 〜 12 mmHg
左室圧	収縮期	90 〜 140 mmHg
	拡張期	5 〜 12 mmHg
大動脈圧	収縮期	90 〜 140 mmHg
	拡張期	60 〜 90 mmHg
	平均	70 〜 105 mmHg
肺血管抵抗	20 〜 130 dynes・sec・cm^{-5}	
全身血管抵抗	700 〜 1,600 dynes・sec・cm^{-5}	
左室駆出率	67 ± 8 %	
1回拍出量	60 〜 130 mL/beat	
1回拍出係数	35 〜 70 mL/beat/m^2	
心拍出量	4 〜 8 L/min	
心係数	2.5 〜 4.2 L/min/m^2	

transluminal mitral commissurotomy）などの際の心房中隔穿刺には特殊な brockenbrough カテーテルが用いられる.

5. 圧測定（表3-20）

　両心カテーテルの場合にはまず右心カテーテルから行われる. 右心カテーテルにはほとんどの場合 Swan-Ganz カテーテルが用いられる. まず肘静脈あるいは大腿静脈からカテーテルを進め, バルーンをインフレートした状態で圧波形を見ながら右房から右室, 肺動脈を経て肺動脈楔入位置まで進める. バルーンをインフレートした状態で楔入するとカテーテルの先端孔を介して肺動脈楔入圧が得られる. 肺動脈楔入圧を記録したら, バルーンをデフレートして肺動脈まで引き抜き肺動脈圧を測定する. この際, 熱希釈法による心拍出量測定も同時に行う. さらにカテーテルを引き抜き, 右室, 右房圧を記録する. 肺動脈楔入圧は肺毛細血管を介して肺静脈, つまり左房圧を反映したものである.

表 3-21　心臓カテーテル検査の重篤な合併症

1）死亡
2）心筋梗塞
3）脳卒中
4）心臓穿孔，心タンポナーデ
5）致死的不整脈
6）血管損傷
7）造影剤による腎機能増悪，アナフィラキシーショック

　一方，左心系の圧測定は，まずカテーテルを左室に進め左室圧波形を記録したあと，一般的には左室造影を行い左室から大動脈への引き抜き曲線を記録し，大動脈弁や流出路の圧較差の有無を確認する.

6.　心血管造影法の特徴と合併症 （表 3-21）

　心血管造影法は，左室造影，大動脈造影そして冠動脈造影があり，CT や MRI と比較して解像力に優れ，また診断の即時性がある．侵襲的である点は弱点であるが，逆に心血行動態（特に心血管内圧）測定やカテーテル治療を同時に実施することが可能である点は大きな長所である．一方，CT や MRI は血流が途絶した血管や血管壁・血管周囲の組織も描出できるのに対し，心血管造影法は血流のある血管の内腔しか描出できないという弱点がある.

　心血管造影法の合併症として，造影剤アレルギー（アナフィラキシーショック），造影剤による腎障害（腎不全），血栓や空気による塞栓症（脳塞栓，冠動脈塞栓，末梢動脈塞栓），カテーテルやガイドワイヤーによる動脈穿孔（腹腔内出血，後腹膜出血，心タンポナーデ），穿刺部合併症（後出血，血腫，動静脈瘻）などがある．特に腎機能低下患者では造影剤による腎障害を防止するために，検査前から生理食塩水による容量負荷を行うとともに造影剤使用量を最小にとどめる．左室造影に特有の合併症として，心室性不整脈（心室頻拍，心室細動），造影剤の心筋内注入などがある.

7.　左室造影法

　左室造影は，左室機能，局所壁運動および僧帽弁機能の評価を目的として行われる．Pigtail カテーテルを左室内に挿入し，

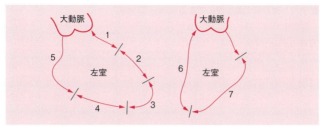

図 3-23　左室造影における AHA セグメント分類

造影剤を注入すると同時に X 線シネ撮影を行う. 左室造影の長所は, 左室駆出率や左室容積の定量的測定の精度や再現性が良好であること, 同一検査時に左室拡張末期圧などの血行動態測定や冠動脈造影を併せて実施できることがあげられる.

　左室の局所壁運動評価であるが, 正常の左室は心収縮により心内膜面がほぼ均等に内方へ向かって動く. 左室の局所壁運動解析には定性的評価と定量的評価とがあり, 一般診療では定性的評価が用いられる. 定性的評価は, 左室造影像の各局所セグメント (**図 3-23**) において, 拡張末期 (収縮の開始) から収縮末期 (収縮の終了) までの内方運動を視覚的に評価することにより, 収縮異常 (asynergy) の有無を評価する. 収縮異常は, 収縮低下 (hypokinesis), 無収縮 (akinesis), 奇異性運動 (dyskinesis) に分類される. 奇異性運動とは, 左室局所心筋が収縮期に本来とは逆の外方運動を示すことを指す. 局所収縮異常は心筋梗塞で認められることが多く, 前壁中隔心筋梗塞ならセグメント 2, 3, 6, 下壁心筋梗塞ならセグメント 4, 5, 側壁心筋梗塞ならセグメント 7 の壁運動が低下する. 定量的評価として現在最も頻用されているのはセンターライン法である.

8. 大動脈造影法

　大動脈弁直上の上行大動脈基部に置いたカテーテル先端から造影剤を注入することにより大動脈弁機能 (大動脈弁閉鎖不全症) および上行大動脈基部の情報を得る. 僧帽弁の場合と同様に, 大動脈から左室へ流入する造影剤のジェットの太さや左室の濃染の程度により大動脈弁逆流の重症度を 4 段階に分類する (Sellers 分類;**表 3-22**). このほか, 大動脈弓部や腹部大動脈

表 3-22　弁逆流の重症度に関する Sellers の分類

重症度	僧帽弁逆流	大動脈弁逆流
Ⅰ度	左室から左房への逆流ジェットが見られるが，左房全体は染まらない	大動脈から左室へわずかな逆流ジェットが見られるが，その心拍で拍出され左室全体は染まらない
Ⅱ度	左房が薄く染まるが，左室より薄い	逆流ジェットはその心拍では拍出されず，左室全体が薄く染まる
Ⅲ度	左房全体が逆流により染まり，左室と同程度の濃さになる	左室全体が染まり，大動脈と同程度の濃さになる
Ⅳ度	左房の染まり方が左室より濃く持続する	左室の染まり方が大動脈より濃く持続する

で造影剤を注入し，大動脈および分枝の形態（拡張病変，狭窄病変）を評価する．

9. 冠動脈造影検査

1) 目的

　虚血性心疾患の診断確定には冠動脈造影検査（coronary angiography：CAG）が不可欠で，動脈硬化の程度を表す狭窄度，冠攣縮の有無，血栓性閉塞の状態が確認でき，造影所見によって血行再建術の適応が判断される．その他の有用性として，急性冠症候群（acute coronary syndrome：ACS）や心筋梗塞の発症機序の解明，側副血行路の評価，梗塞後狭心症や血行再建術後の再閉塞の確認，予後の推定などがあげられる．

2) 冠動脈分枝の AHA 分類（図 3-24）

　米国心臓協会（American Heart Association：AHA）では，右冠動脈と左冠動脈の各分枝を segment 1〜15 に分類して，冠動脈の部位を表示している．右冠動脈入口部から鋭角枝分岐部までを二分して近位側を segment 1，遠位側を segment 2，鋭角枝分岐部から後下行枝までを segment 3，その末梢で後室間溝を走行する後下行枝を segment 4 PD，房室結節動脈を segment 4 AV，後側壁枝を segment 4 PL とする．左冠動脈主幹部は segment 5 で，左前下行枝はその起始部から第 1 中隔枝分岐部までを segment 6，第 1 中隔枝分岐部から第 2 対角枝分岐部までを segment 7，その末梢を segment 8 とし，第 1 対角枝を segment 9，第 2 対角枝を segment 10 とする．左回旋枝は，その起始部から

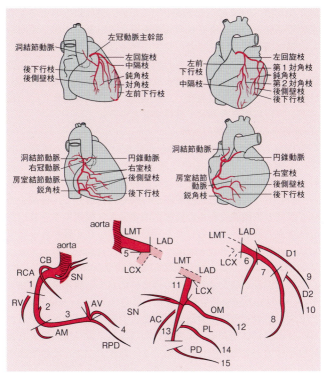

図 3-24　冠動脈の名称と冠動脈分枝分類（AHA 分類）

鈍角枝分岐部までを segment 11，鈍角枝は segment 12，鈍角枝
分岐部から末梢で後室間溝を走行する部分を segment 13，後側
壁枝を segment 14，後下行枝を segment 15 としている．

3）冠動脈狭窄度

　冠動脈狭窄度は，冠動脈造影で確認された狭窄部の内径をそ
の前後の健常冠動脈の内径と比較して，健常部に対する狭窄部
の割合で表す．狭窄度が 25％以下を 25％狭窄，26〜50％を
50％狭窄，51〜75％を 75％狭窄，76〜90％を 90％狭窄といい，
狭窄部が 91〜99％で線状に造影されるか，前方血流はあるが
狭窄部が途切れて造影されない場合を 99％狭窄，完全閉塞を
100％と表示する．そして，冠動脈狭窄度が 75％以上の場合は

病変部末梢への冠血流量が減少するため，75％以上の狭窄を有意狭窄病変という．有意狭窄病変を有する冠動脈の数，すなわち冠動脈病変枝数は，患者に対する治療法の選択や生命予後に関係するため，その評価はきわめて重要である．なお，右冠動脈，左前下行枝，左回旋枝で有意狭窄または閉塞病変を有する血管の数をもって一枝病変，二枝病変，三枝病変と称し，二枝病変と三枝病変を合わせて多枝病変という．

4）冠動脈造影時の負荷試験

　労作狭心症や狭窄病変の明らかでない心筋虚血の診断として，心臓カテーテル検査中に運動負荷やペーシング負荷を行い，心筋酸素消費量を増加させて心筋虚血を誘発する検査もある．そして，大動脈と冠静脈洞から同時に採血して，血液中の酸素濃度と乳酸濃度から心筋酸素消費量と乳酸摂取率を算出し心筋虚血の診断に用いる．また冠攣縮性狭心症が疑われる場合には，血管攣縮の出現を確認するために，冠動脈にアセチルコリンやエルゴノビンを投与して冠攣縮誘発試験を行う．一方，心筋酸素需要が増大するとその程度に応じて冠血流量は増加するが，その最大冠血流量を冠血流予備能（coronary flow reserve）とよぶ．この冠血流予備能は，冠血管の細小動脈を拡張するパパベリンやジピリダモールを血管内投与し，投与後の最大冠血流量から増加率を算出して評価する．健常人では，その増加率は 4～5 倍になる．

（牧田　茂）

6—機器の管理

1. 負荷装置

1) 自転車エルゴメータ

　自転車エルゴメータの特徴は，運動強度の調節が容易であり定量負荷が可能で，外的仕事率が正確に定量化できるため，運動強度-酸素摂取量（$\dot{V}O_2$）関係の評価が可能なことである．さらに，被検者の体位変動が少ないため心電図，血圧などの測定が容易なことである．しかし，被検者の動員される筋群がトレッドミルに比し少ないため，負荷が増すとペダルを回す筋力自体が必要なことから，トレッドミルに比し最大負荷をかけにくい．さらに自転車に乗れない人や高齢者では負荷をかけにくいといった欠点もある．注意しなければならないのは，サーボモータを内蔵したエルゴメータ（**図 3-25**）を除いたほとんどのエルゴメータは，20 watts 以下の負荷量については信頼性が乏しいことである．また，サドルの高さは，ペダルが最下点にある状態で膝が少し曲がるように調節し，その高さを記録しておく．薬物療法や運動療法などの効果判定のために繰り返し試験を行う場合，サドルの高さが大きく異なると，運動に参加する筋群の変化で結果に影響が出ることがあるためである．

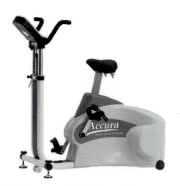

図 3-25　トルクモータを内蔵したエルゴメータ
（ストレングスエルゴ8®，三菱電機エンジニアリング社製）

【自転車エルゴメータの較正】

　自転車エルゴメータのなかで現在最も多く用いられているのが電磁制動型とよばれるもので，コントローラからのアナログまたはデジタル出力で仕事率をコントロールできる．しかし，設定した仕事率が実際に負荷されているかを検定することは難しい．最近は出力電圧による較正表が添付されているのでそれを参考にするとよい．しかし，この方法ではメカニカルロスが測定できないので，正確を期すためには自転車の軸に直結したトルクメータで測定する（図3-26）．

　駆動モータとトルクメータを内蔵したエルゴメータの特徴はサーボモータを用いたサーボ制御では，ペダルにかかる足の力を1秒間に数百回計測・制御しているため，足に負荷をかける負荷制御と足を回すアシスト制御が連続して制御できることである．このため，以下のことが可能となる．

①マイナスワットからプラスワットまで連続で負荷可能．

②回転速度がゼロの静止状態から100回転/min以上まで正確なワット処方が可能．

③アシストを利用してペダルが回転しだす機械摩擦量を測定することで，ゼロワット負荷の自動キャリブレーションが可能．

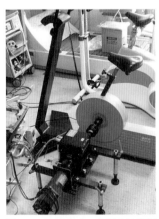

図3-26　トルクメータによる自転
車エルゴメータの較正

3：心臓リハビリテーションにおける検査・評価

④負荷が，ペダルを押している力の積分値のため，実測ワットで評価可能．

これらの機能により，従来の渦電流方式では原理的に実現できなかった低い回転速度（30回転以下）の低い負荷（20 Watts以下）でも，サーボ制御を用いることにより正確な負荷が実現できるようになった．また経年変化も自動でキャリブレーションする機能により，定期的に負荷修正し精度が保てるようになった．これらの機能を用い，ゼロワットからの負荷を行うことにより，ATが低い患者でも正確に計測できる可能性が高く，またその計測値も実測値でかつ経年変化の少ない計測が可能となる．

2）トレッドミル

トレッドミルの特徴は速度および傾斜を自由に設定できるので柔軟性のある負荷試験が可能で，被検者がよく慣れた歩行運動を意志と関係なく最大負荷まで行いうることができることである．欠点としては，運動強度を定量化できないこと，転倒などの危険性があることなどがあげられる．

【トレッドミルの較正】

トレッドミルはベルトの長さと回転数から速度を，機械の長さと先端部分の高さから傾斜を測定する．速度と傾斜の較正はトレッドミルに被検者が乗っていない状態で行う．しかしながら，較正後に中等度の体重（75〜100 kg）の被検者がトレッドミルに乗って歩き，使用時も目盛りが正確であることも確認を要する．速度は被検者の体重にかかわらず一定であることが必要である．

最後にエルゴメータとトレッドミルでは動員される筋群が異なることや，骨格筋ポンプ作用の違いから測定データが乖離することがある．エルゴメータで得られた peak $\dot{V}O_2$ はトレッドミルよりも 5〜20％低い[43] ため，運動処方を目的とする場合には運動の種類を考慮することも重要である（75頁，表3-3参照）．

2. 呼気ガス分析装置 （図3-27）

呼気ガス分析器の測定モードには，breath-by-breath 法とmixing chamber 法がある．mixing chamber 法は，一定の容量の

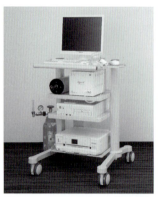

図 3-27　breath-by-breath 法の呼気ガス分析器本体
（CPX-1®, インターリハ社製）

chamber に呼気ガスを採取して十分に混合し，ガス分析を行う方法で，chamber 容量に対応する呼吸数の平均ガス濃度が測定されることになる．定常状態（steady state）を前提とすれば価格や安定性の面で mixing chamber 法が適しているが，定常でない状態では誤差が大きくなり，測定値の信頼性はきわめて低くなる．mixing chamber 法は比較的低い一定の負荷が連続される場合 $\dot{V}O_2$, $\dot{V}CO_2$ を知るうえでは有用であるが，運動開始時や終了時，漸増負荷中の換気応答を見る場合には breath-by-breath 法が必要となる [44]（**表 3-23**）.

　breath-by-breath 法では採取されたガスがガス濃度計まで到達する時間（gas delay time）やガス濃度計の応答時間（gas response time）の補正，そして流量計の較正がきわめて重要になる．$\dot{V}O_2$ や $\dot{V}CO_2$ は呼気と吸気の流量にそれぞれのガス濃度を乗じ，その差から求めるため，補正が数十 msec ずれただけでも大きな誤差を生じる．そこでガス分析装置の総合的な較正をとるために metabolic calibrator（人工肺）（**図 3-28**）が使用されている [45].

1）Metabolic calibrator（人工肺）

　呼気ガス分析装置の総合的な較正をとるための一種のシミュレータ装置である．較正装置は異なる機能をもった 2 つのサブ

表 3-23　breath-by-breath 法と mixing chamber 法の比較

	breath-by-breath 法	mixing chamber 法
長所	・負荷量の変化にすみやかに応答 ・蛇管，バルブが不要	・安価 ・技術的に最も容易 ・測定値が安定
短所	・高速センサーが必要 ・時間ズレの正確な補正が必要	・速い変化は検出不能 ・$\dot{V}O_2$，$\dot{V}CO_2$ の時間遅れ ・蛇管，バルブが必要

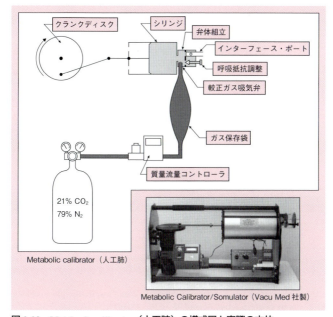

Metabolic calibrator（人工肺）

Metabolic Calibrator/Somulator（Vacu Med 社製）

図 3-28　Metaboric calibrator（人工肺）の模式図と実際の本体
（文献 47 より引用改変）

システムから構成されている．1 つはポンプ（0.5，1.0，1.5，2.0，2.5，3.0 L のいずれかの電気シリンジポンプ），もう 1 つは質量流量コントロールキット（較正用ガス：CO_2 21%，N_2 79%）を調節し，その後調節された連続的な代謝流量を，ポンプによってできた呼吸流量の断続的なパターンに変換するためにポンピングの吸気相の間に室内空気と混合できるようにするものである．回転数，すなわち呼吸数（PR）を変えることに

より，ATPS*で1回換気量（TV），換気量（VE）：1,000 mL×呼吸数（PR）が得られ，ガス交換比（PER）は呼吸数によらず一定となる（図3-28）.

---

*ATPS：ambient temperature ambient pressure saturated with water vapor. 温度（測定時温度），気圧（大気圧），湿度（飽和水蒸気）の状態を指す.

（田嶋明彦）

文献

1) 水野　康・他編：循環器負荷試験法. 診断と治療社, 1991.
2) Master AM, et al：Exercise electrocardiography as an estimation of cardiac function. *Dis Chest* **51**：347-383, 1967.
3) American Thoracic Society：ATS statement: guidelines for the Six-Minute Walk test. *Am J Respir Crit Care Med* **166**：111-117, 2002.
4) Du H, et al：A review of the six-minute walk test: its implication as a self-administered assessment tool. *Eur j Cardiovas Nur* **8**(1)：2-8, 2009.
5) 山本雅庸・他：トレッドミルランプ負荷プロトコール作成装置の開発. *J Cardiol* **22**：687-693, 1992.
6) Whipp BJ, et al：A test to determine parameters of aerobic function during exercise. *J Appl Physiol* **50**：217-221, 1981.
7) Fletcher GF, et al：Exercise standards for testing and training: a statement for healthcare professionals from the American Heart Association. *Circulation* **104**：1694-1740, 2001.
8) American College of Sports Medicine：ACSM's Guidelines for Exercise Testing and Prescription. 8th ed, Lippincott Williams & Wilkins, Philadelphia, 2010.
9) A Scientific Statement From the American Heart Association：Exercise Standards for Testing and Training. *Circulation* **128**：873-934, 2013.
10) 川久保　清：冠動脈狭窄の診断基準. 運動負荷心電図—その方法と読み方, 第2版, 医学書院, 2010.
11) Wasserman K, et al：Anaerobic threshold and respiratory gas exchange during exercise. *J Appl Physiol* **35**：236-243, 1973.
12) Wasserman K, et al：Effect of carotid body resection on ventilatory and acid-base control during exercise. *J Appl Physiol* **39**：354-358, 1975.
13) Hayashida W, et al：Post-exercise oxygen uptake kinetics in patients with left ventricular dysfunction. *Int J Cardiol* **38**：63-72, 1993.
14) Koike A, et al：Evaluation of exercise capacity using submaximal exercise at a constant work rate in patients with cardiovascular disease. *Circulation* **91**：1719-1724, 1995.
15) Matsumoto A, et al：Kinetics of oxygen uptake at onset of exercise related to cardiac output, but not to arteriovenous oxygen difference in patients with chronic heart failure. *Am J Cardiol* **83**：1573-1576, 1999.
16) Akashi YJ, et al：Short-term physical training improves vasodilatory capacity in cardiac patients. *Jpn Heart J* **43**：13-24. 2002.
17) Koike A, et al：Prognostic significance of cardiopulmonary exercise testing

for 10-year survival in patients with mild to moderate heart failure. *Jpn Circ J* **64** : 915-920, 2000.

18) Itoh H, et al : Evaluation of severity of heart failure using ventilatory gas analysis. *Circulation* **81** : II-31-II-37, 1990.

19) Weber KT, et al : Oxygen utilization and ventilation during exercise in patients with chronic heart failure. *Circulation* **65** : 1213-1223, 1982.

20) Mancini DM, et al : Value of peak exercise oxygen consumption for optimal timing of cardiac transplantation in ambulatory patients with heart failure. *Circulation* **83** : 778-786, 1991.

21) Myers J, et al : Exercise capacity and mortality among men referred for exercise testing. *N Engl J Med* **346** : 793-801, 2002.

22) Sullivan MJ, et al : Increased exercise ventilation inpatients with chronic heart failure: intact ventilatory control despite hemodynamic and pulmonary abnormalities. *Circulation* **77** : 552-559, 1988.

23) Adachi H, et al : Nitric oxide production during exercise in chronic heart failure. *Am Heart J* **134** : 196-202, 1997.

24) Ponikowski P, et al : Enhanced ventilatory response to exercise in patients with chronic heart failure and preserved exercise tolerance: marker of abnormal cardiorespiratory reflex control and predictor of poor prognosis. *Circulation* **103** : 967-972, 2001.

25) Chua TP, et al : Clinical correlates and prognostic significance of the ventilatory response to exercise in chronic heart failure. *J Am Coll Cardiol* **29** : 1585-1590, 1997.

26) Solal AC, et al : Comparison of oxygen uptake during bicycle exercise in patients with chronic heart failure and in normal subjects. *J Am Coll Cardiol* **16** : 80-85, 1990.

27) Tajima A, et al : Oxygen uptake kinetics during and after exercise are useful markers of coronary artery disease in patients with exercise electrocardiography suggesting myocardial ischemia. *Circ J* **73** : 1864-1870, 2009.

28) Koike A, et al : Prognostic power of ventilatory responses during submaximal exercise in patients with chronic heart disease. *Chest* **121** : 1581-1588, 2002.

29) Hansen JE, et al : Relation of oxygen uptake to work rate in normal men and men with circulatory disorders. *Am J Cardiol* **59** : 669-674, 1987.

30) Itoh H, et al : Changes in oxygen uptake-work rate relationship as a compensatory mechanism in patients with heart failure. *Jpn Circ J* **56** : 504-508, 1992.

31) Baba R, et al : Oxygen uptake efficiency slope: a new index of cardiorespiratory functional reserve derived from the relation between oxygen uptake and minute ventilation during incremental exercise. *J Am Coll Cardiol* **28** : 1567-1572, 1996.

32) Solal AC, et al : Prolonged kinetics of recovery of oxygen consumption after maximal graded exercise in patients with chronic heart failure. *Circulation* **91** : 2924-2932, 1995.

33) 五島雄一郎・他編：心エコーの ABC（日本医師会生涯教育シリーズ），中山書店，1995.

34) Pinamonti B, et al : Persistence of restrictive left ventricular filling pattern in dilated cardiomyopathy : an ominous prognostic sign. *J Am Coll Cardiol*

文　献

    29：604-612, 1997.

35）Tei C：New non-invasive index for combined systolic and diastolic ventricular function. *J Cardiol* **26**：135-136, 1995.

36）Oh JK, et al：The Echo Manual. Lippincott Williams & Wilkins, Philadelphia, 2006.

37）Maron BJ, et al：Patterns and significance of distribution of left ventricular hypertrophy in hypertrophic cardiomyopathy: a wide angle, two-dimensional echocardiographic study of 125 patients. *Am J Cardiol* **48**：418-428, 1981.

38）日本循環器学会・他：感染性心内膜炎の予防と治療に関するガイドライン（2008年改訂版）：
http://www.j-circ.or.jp/guideline/pdf/JCS2008_miyatake_h.pdf

39）日本循環器学会・他編：肥大型心筋症の診療に関するガイドライン（2012年改訂版）：
http://www.j-circ.or.jp/guideline/pdf/JCS2012_doi_h.pdf

40）Sciller NB, et al：Recommendations for quantitation of the left entricle by two-dimensional echocardiography. American Society of Echocardiography Committee on Standards, Subcommittee on Quantitation of Two-Dimensional Echocardiograms. *J Am Soc Echocardiogr* **18**：1440-1463, 2005.

41）小柳左門：負荷心エコー図法の原理と種類．負荷心エコー図法, 1997, pp 15-32.

42）Picano E：Diagnostic results and indications. Stress Echocardiography, Springer-Verlag, 2003, pp199-212.

43）Pohost GM, et al：Differentiation of transiently ischemic from infarcted myocardium by serial imaging after a single dose thallium-201. *Circulation* **55**：194-302, 1977.

44）Wasserman k, et al：Exercise physiology in health and disease. *Am Rev Respir Dis* **112**：219-249, 1972.

45）伊東春樹・他：Anaerobic threshold（AT）．循環器負荷試験法（水野康・他編），診断と治療社, 1991, pp256-294.

46）Huszczuk A, et al：A respiratory gas exchange simulator for routine calibration in metabolic studies. *Eur Respir J* **3**：465-468, 1990.

心臓リハビリテーション
の実践

1─運動処方

1. 有酸素トレーニングの処方

1）運動処方の重要性

　処方という用語は多くの場合，薬物の投与量や投与方法など
を示すときに用いられる．運動に関して，トレーニングの原則
に個別性の原則というものがあり，至適運動内容は個人によっ
て異なることから，それぞれの運動処方が必要である．運動処
方は，米国公衆衛生局の定めた心臓リハビリテーション（以
下，心リハ）の定義にも含まれている．すなわち心リハとは，
①医学的な評価，②運動処方，③冠危険因子の是正，④教育お
よびカウンセリングからなる長期にわたる包括的プログラムで
ある．言い換えれば，運動処方なしには心リハは行いえないと
いうことになる．ただし，わが国では本書発刊の時点では薬の
処方箋と異なり，運動処方を作成しても処方箋料は算定できな
い．心肺運動負荷試験（cardiopulmonary exercise test：CPX）を
行って運動処方を出すような場合は検査機器も必要であり，検
査を行う医師，コメディカルスタッフなどの医療資源を必要と
するため正当な診療報酬が設定されるべきであろう．

2）運動処方の構成要素

　実際の心リハの現場では，ただ運動を推奨しても患者はなか
なか行動してくれないことをよく経験する．患者の運動に対す
る動機づけやモチベーションを高めるためにも運動処方を示
し，その効果を確かめ，フィードバックすることが重要とな
る．実際の運動処方の構成要素は**表 4-1** の項目であるが，運動
中の血圧値や自覚症状に対する注意などについても付記するこ
とがある．

　心疾患患者の場合，これらの要素のなかで最も重要なのは，
運動強度をどのように設定するかである．大きなトレーニング

表 4-1　運動処方の要素	表 4-2　運動療法の強度の決定法
1.　運動強度	1.　最大心拍数の 50〜70%
2.　運動の種類	2.　Karvonen 法
3.　運動の頻度	3.　最高酸素摂取量の 40〜60%
4.　運動持続時間	4.　嫌気性代謝閾値（AT）による処方
5.　運動の期間	5.　自覚的運動強度（RPE）による処方
6.　その他	6.　METs による処方
	7.　その他

効果を得るためには強い運動を行わせる必要があるが, 心疾患者に対する過大な運動は心筋虚血や重症不整脈などの有害事象を引き起こし, 最悪の場合, 死に至ることもありうる. 逆に, 安全性のみを考えて非常に軽い強度の運動のみを行わせても効果は少なく, 当初の目的を果たせないことになる. すなわち, 安全性と有効性を加味したうえで運動処方, 特に運動強度を決定する必要がある. 運動強度の決定法としては, 使用頻度には差があるものの, **表 4-2** に示すようなものが一般的である. いずれにしても心疾患者に対する運動処方は有酸素運動の範囲内が適しているため, どのようにして有酸素運動相当の強度を決定するかが最も重要である.

3）心肺運動負荷試験（CPX）を用いた運動処方

CPX を行って運動処方を出す方法には, 大きく分けて米国でよく行われている最高酸素摂取量（peak $\dot{V}O_2$）を用いる方法と, 欧州やわが国で主流の嫌気性代謝閾値（anaerobic threshold：AT）を用いる方法がある. ここではわが国で広く行われている AT 処方について述べる. AT は, 当初は呼吸生理学の分野で発達した概念であり, 持久力との相関が高く, 全身運動能力の指標となる. Wasserman ら[1] によって呼気ガス分析による測定法が提唱されて以来, わが国では主として心疾患者の運動耐容能評価やリハビリテーション（以下, リハ）の強度設定のために応用されている. AT レベル以下の運動は有気的代謝に無気的代謝の加わる前の運動強度（$\dot{V}O_2$）であり, 心疾患者においても安全かつ有効に施行できる.

AT の決定には, ramp 負荷という直線的漸増負荷試験を呼気ガス分析下に行う. 実際の運動療法は, 毎回呼気ガス分析下に行うわけにはいかないので, AT 処方には通常心拍数を用いる.

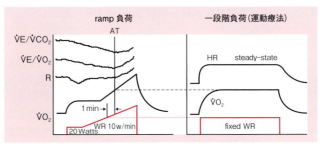

図 4-1　運動処方を出す際の AT レベルの運動強度の設定法

（文献 2 より引用）

　厳密には ramp 負荷法で求めた AT 時の $\dot{V}O_2$ になるような一段階負荷試験を行い，この時点の心拍数を AT 時心拍数として用いる（**図 4-1**）[2]．しかし，ramp 負荷後にさらに一段階負荷試験を行うことは実際の現場では非現実的であり，通常は ramp 負荷試験で決定した AT 時の心拍数か，1 分前の仕事率を採用する．心拍数応答の悪い症例に対しては，心拍数も AT の 1 分前のものを用いる場合がある．Ramp 負荷時の AT 時の仕事率をそのまま採用しない理由としては，各生理指標の応答には差があり，$\dot{V}O_2$ の応答が遅れるため，その強度における時定数を考慮する必要があるためである．AT 時の仕事率で処方した場合，すでに AT を超えており，およそ 1 分さかのぼれば AT レベルを超えることはないという考え方である．心拍数の場合は比較的運動に対する反応が速いが，安全域の狭い患者に対してはやや低めに処方するほうが安全である．

4）呼気ガス分析を併用しない運動処方

（1）心拍数を用いた処方

①最高心拍数からの処方

　最大運動時の心拍数（max HR）に対し一定の割合を乗じ，目標心拍数として用いる方法である．以前は max の 65〜70％程度の高強度が用いられていたが，最近では低強度の運動量でも効果があるという報告が多く，50〜70％と下限値が下がっている．運動負荷試験を行い，実測 max HR 値を用いる場合と，「220−年齢」などの予測最大心拍数を用いる方法がある．当然ながら実測と予測最大心拍数とは乖離がみられ，誤差が生じて

くる．原則は運動負荷試験を施行し，max HR を実測して処方すべきである．

② Karvonen 法による求め方

Karvonen ら[3] による，「目標心拍数＝（最大心拍数－安静時心拍数）・K＋（安静時心拍数）」という式より算出される．K は定数であり，$0.4 \sim 0.7$ が用いられる．つまり，安全係数を心拍予備能に掛けたものを安静時心拍数に加え，目標心拍数とするものである．しかし，定数の値によっては，重症の心疾患患者には運動強度が強すぎる場合があり，注意が必要である．筆者らが AT を基準に検討した結果[4] では，通常の心筋梗塞患者やバイパス術後患者の至適 K 値は $0.3 \sim 0.4$ であった．ただし，AT レベルの心拍数は強度として安全性重視のためやや低すぎるとの意見もある．

これらの心拍数を用いる方法は簡便であるが，個々の心拍増加反応のばらつきや心拍数に影響する薬物，たとえばジギタリスやβ遮断薬，ベラパミル，ジルチアゼムなどの使用に注意する必要がある．さらに，慢性心不全患者などの重症心機能低下例や開心術後患者，心移植患者においては，運動に対する心拍応答が鈍化している，いわゆる chronotropic incompetence という状態があり，これも心拍数による処方に注意すべき病態である．

表 4-3　旧 Borg 指数

6	
7	very, very light（非常に楽である）
8	
9	very light（かなり楽である）
10	
11	fairly light（楽である）
12	
13	somewhat hard（ややつらい）
14	
15	hard（つらい）
16	
17	very hard（かなりつらい）
18	
19	very, very hard（非常につらい）
20	

（文献 5 より引用改変）

（2）自覚症状からの処方

　自覚的強度による処方は，より簡便に運動処方を作成できる方法である．自覚的運動強度による処方では，旧 Borg 指数（**表 4-3**）[5]を用い，"ややつらい"程度の運動を行わせるが，これは 12～13 付近に相当する．自覚的運動強度による処方は患者の主観に左右されるため，その欠点を補うためにトークテストが行われる[6]．これは，運動中に 30 秒くらいで読める長さの文章を音読してもらい，息が少し切れるが読み切れるレベルを AT レベルと考えるものである．適当な読みものがない場合は，スタッフと会話をして確認することも可能である．

5）実際の運動処方と在宅運動指導

　実際の運動処方の例としては，**図 4-2** のような書式で説明し，カルテに保存し，一部コピーを患者本人に渡すとよい．また，自分の運動能力が同年齢の人のどのくらいのレベルかを提示すると理解しやすい（**図 4-3**）．目安として METs の表を付ける場合もある．心房細動やペースメーカ植込み後患者は，心拍数ではなく仕事率で処方すべきである．洞調律の場合は心拍数処方が望ましいが，自己検脈が困難な場合も多い．その場合は，時計型心拍数計などの機器を利用することもある．スポー

自転車エルゴメータによる 20 W warm-up + 10 W ramp 負荷

	安静時	AT　1分前	AT	peak
負荷量（Watts）		47	57	120
$\dot{V}O_2$ (mL/min/kg)	3.5	11.9	13.2	21.3
METs	1.0	3.4	3.8	6.1
血圧 (mmHg)	118/80	135/85	144/90	178/98
心拍数 (bpm)	79	105	110	163

〈運動処方〉
1) エルゴメータで 45（～50）watts, 心拍数 110 bpm, 収縮期血圧 135 mmHg を目安に
2) トレッドミルで時速＿＿＿＿km, 角度＿＿＿＿%, 心拍数＿＿＿＿bpm
3) ウォーキングエクササイズで時速 3～4 km, 心拍数 110～120 bpm を目安に
　1 回 30～60 分，1 日 1 回，週 3～5 回
4) 注意を要する心筋虚血，不整脈の有無：今回はありません

注）AT の 1 分前の HR を用いる場合もある．心房細動の場合は watt で処方する
　　処方レベルで血圧上昇，虚血，危険な不整脈等があればまず治療を行う．

図 4-2　CPX の結果からの運動処方箋の書き方（例）

1. 運動につれて不整脈が増えてこないか？
   患者さんの試験では，要注意の不整脈は（ありません ・ あります）

2. 運動時に心筋虚血がないか？
   患者さんの試験では，心筋虚血は（ありません 脈×血圧が＿＿,000
   を上回った時点より疑われます）

3. 運動時に心臓が血液を送り出す働きは良いか？

   ＊患者さんの体力は（ 6.1 ）メッツです．
   これは同世代の方と比べると（かなり低い・やや低い・平均的・やや良い）
   レベルですが，同じ世代の患者さんと比べると（低い・平均的・高い）レベル
   です．
   ＊この他，この試験では運動中に疲れが出てくる時点も測定しています．
   患者さんのその時点は（ 3.8 ）メッツですので，長時間続けて行う
   ような日常生活動作はこの範囲でとどめておくと良いでしょう．

   日常生活における身体活動のおおよその目安は次ページに示されています．

図 4-3　CPX の結果からの患者への説明

（聖マリアンナ医科大学病院の場合）

ツジムなどでは耳介イヤーピースから心拍数を測定可能な場合も多い．運動処方レベルの歩行スピードを経験してもらったり，前述の Borg 指数を併用することも有効である．その日の体調や気象条件なども加味して指導することが必要となる．

（大宮一人）

2．レジスタンストレーニングの処方

1）レジスタンストレーニング発展の背景

　従来，心臓病になると，その病気が心身へ与える影響から低活動状態になり，廃用により筋萎縮が進み，その結果，運動耐容能が低下すると考えられていた．しかし，近年，心疾患患者の運動耐容能に影響を与える因子として，廃用に加えて，廃用以外の原因による muscle wasting（筋肉の萎縮，やせ，消耗）が注目されている[7-10]．心疾患の muscle wasting は加齢とともに筋肉が減少し，筋力や身体能力に影響を及ぼすサルコペニア（加齢性筋肉減少症）と心不全やがんなどの慢性疾患・異化の亢進などが影響するカヘキシア（悪液質）の双方が関係している．心疾患の骨格筋の異常について，**表 4-4** にまとめた[7-10]．

4：心臓リハビリテーションの実践

表4-4　心疾患の骨格筋の異常

- 骨格筋の萎縮.
- 骨格筋 type Ⅰ 線維は減少し, type Ⅱb・Ⅱc 線維はサイズが減少するが割合が増加する.
- ミトコンドリア量の減少も認める.
- 骨格筋の有酸素系代謝に関係する酸化的リン酸化酵素 (3-ヒドロキシアシル CoA 脱水素酵素; NADH) 活性は低く, 解糖系酵素活性は高く, 脂質酸化能の低下を認める.
- 骨格筋中の ATP やクレアチンリン酸のレベルは低い.
- 毛細血管密度も減少している.
- 異化亢進: ミオスタチン, TNF-α, IL-6, IL-1β, グリココルチコイド, アンジオテンシンⅡの増加.
- 同化抑制: グレリン, 成長ホルモン, インスリン, テストステロン, IGF-1 の減少.
- 骨格筋細胞の TUNEL 陽性核が多く, アポトーシス亢進.
- IGF-1 などの成長ホルモン抵抗性がある.
- 酸化ストレス亢進: 活性酸素 (ROS) はミトコンドリア呼吸連鎖, 嫌気性代謝, 交感神経活性増加, 炎症性サイトカインなどの経路で産生され, さまざまな細胞障害を引き起こす.

　これらの骨格筋の異常に対して, 成長ホルモンの適用, β受容体作動薬 (呼吸障害の際に充血除去薬や気管支拡張薬として処方されるクレンブテロールやフェノテロール), ビタミン D やテストステロン, アンジオテンシン変換酵素 (angiotensin converting enzyme: ACE) 阻害薬の導入などさまざまな治療方法が検討されてきたが[11], 1990 年以降にレジスタンストレーニングの安全性の検証が進み[12], 近年, レジスタンストレーニングは心疾患患者の主要な運動療法プログラムの一つとして定着してきている.

　心疾患患者のレジスタンストレーニングの最も重要な目的は, 筋力や筋持久力を向上させることで, 運動耐容能を改善するとともに, 制限されていた日常生活動作 (ADL) を拡大し, 社会参加を増やすことである.

2) レジスタンストレーニングの禁忌

　レジスタンストレーニングの安全性の検証が進んだとはいえ, 対象疾患が心疾患であるがゆえに, 過剰な心負荷がもたらす左室リモデリングや心筋機能の悪化には細心の注意を払わなければならない. そのためにも, レジスタンストレーニングの禁忌をよく理解することは重要である (**表 4-5**)[13,14]. ただし,

表 4-5 レジスタンストレーニングの絶対禁忌と相対禁忌
（上段：心不全患者，下段 AHA のステートメント）

絶対禁忌	相対禁忌
・NYHA 分類Ⅳ度 ・左室流出路の閉塞 ・非代償性心不全 ・コントロールされていない不整脈 ・運動耐容能 < 3 METs ・中程度〜重度の大動脈弁狭窄症 ・コントロールされていない糖尿病	・不安定狭心症 ・新しく発生した心房細動 ・重度の肺高血圧 ・安静時の複雑な心室性不整脈 ・運動によって頻度や重症度が増加する不整脈 ・有意な運動誘発性心筋虚血 （3 mm 以上の ST 低下）

絶対禁忌	相対禁忌 （始める前に医師に相談すること）
・不安定狭心症 ・非代償性心不全 ・コントロールされていない不整脈 ・重篤な肺高血圧 （平均肺動脈圧 > 55 mmHg） ・高度で症状のある大動脈弁狭窄症 ・急性心筋炎，心内膜炎，心膜炎 ・コントロールされていない高血圧 （> 180/110 mmHg） ・大動脈解離 ・Marfan 症候群 ・中程度以上の糖尿病性腎障害患者に対する高強度のレジスタンストレーニング（80〜100% 1 RM）	・冠動脈疾患の主要な危険因子をもつもの ・すべての年代の糖尿病 ・コントロールされていない高血圧 （> 160/100 mmHg） ・低運動耐容能（< 4 METs） ・筋骨格系の障害 ・ペースメーカや ICD 挿入患者

ここに示す禁忌は，ベッドサイドで自重やゴムチューブ，弾性ボールなどを用いた基本動作再獲得のための軽負荷のトレーニングを意味しているのでなく，専用のトレーニングマシンを使用して，該当筋の最大 1 回反復（1 repetition maximum：1 RM）を測定し，その 40〜80％の負荷強度で 1 セット 8〜12 回の運動を数セット行うようなレジスタンストレーニングを意味している．このような高負荷の積極的レジスタンストレーニングの導入時期は，教科書的には以下の基準が推奨されている[15]．

・心筋梗塞発症または心臓外科手術後，最低でも 5 週間経過していること（特に，監視型運動療法に 4 週間継続して参加した経験があること）．

・経皮経管冠動脈形成術（percutaneous transluminal coronary angioplasty：PTCA）などの治療の後，2〜3 週間は経過し

表 4-6　心不全患者のレジスタンストレーニングの分類

Step	目的	タイプ	強度	回数	量
ステップ1：プレトレーニング pre-training	・正しい方法を学ぶ ・感触を覚える ・筋肉間のコーディネーションを改善	ダイナミック	30% 1 RM RPE<12	5～10	2～3 セッション/週 1～3 サーキット/セッション
ステップ2：レジスタンス/エンデュランストレーニング resistance/endurance training	・局所有酸素持久力 ・筋肉間のコーディネーションを改善	ダイナミック	30～40% 1 RM RPE<12～13	12～25	2～3 セッション/週 1 サーキット/セッション
ステップ3：ストレングストレーニング strength training **筋ビルドアップトレーニング** muscle build up training	・筋量増加（筋肥大） ・筋内のコーディネーションを改善	ダイナミック	40～60% 1 RM RPE<15	8～15	2～3 セッション/週 1 サーキット/セッション

（文献 16 より引用）

　ていること（特に，監視型運動療法に2週間継続して参加した経験があること）．
　一方，ベッドサイドで自重やゴムチューブ，弾性ボールなどを用いた基本動作再獲得のための軽負荷のトレーニングや，立位でのつま先立ちの練習，立ち上がりや手すりにつかまってのスクワットなどの練習（後述するステップ1）は，病状の安定に合わせてより早期に導入すべきである．

3）レジスタンストレーニングの分類

　欧州心臓病学会（European Society of Cardiology：ESC）はposition statement「Exercise training in heart failure」のなかで，心疾患患者のレジスタンストレーニングについて，強度や目的ごとにレジスタンストレーニングを3つのステップに分けた[16]．これらは，これまでベッド上でのトレーニングも，ウエイトマシンを用いて行うトレーニングも，抵抗運動が含まれるどのようなトレーニングも，ひとくくりに「レジスタンストレーニング」と表現する混乱を整理するうえでも大変有益であった．

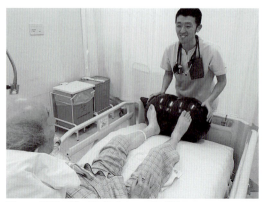

図 4-4　ステップ 1 のプレトレーニング①
ベッド上でのプレトレーニングは，できるだけ離床に使う筋肉や
離床の動作を模擬した運動とする.

　この position statement では，正しい方法や感触を覚える「ス
テップ 1：プレトレーニング（pre-training）」，局所有酸素持久
力や筋のコーディネーションの改善を目的とした「ステップ
2：レジスタンス／エンデュランストレーニング（resistance/
endurance training）」，筋肥大を目的とした「ステップ 3：ストレ
ングス，筋ビルドアップトレーニング（strength training, muscle
build up training）」と表現して分類している（表 4-6）.

　特にステップ 1 は予備・準備の段階であり，運動の様式に慣
れたり，筋肉間のコーディネーションや感覚に慣れる段階とさ
れる．患者のアドヒアランス向上のためにも重要である．直接
の明記はないが，ベッドサイドで自重やゴムチューブ，弾性
ボールなどを用いた基本動作再獲得のための軽負荷のトレーニ
ングもこの段階と解釈できる.

4）レジスタントレーニングの処方のポイント

(1) ステップ 1：プレトレーニング（pre-training）

　ベッドサイドで自重やゴムチューブ，弾性ボールなどを用い
た基本動作再獲得のための軽負荷のトレーニング（図 4-4）に
関連して，「急性心不全治療ガイドライン」（2011 年改訂版）
（日本循環器学会・他，和泉徹班長），に，以下の記述がある.
「肺うっ血や発熱などのために安静時にも呼吸困難などの症状

4：心臓リハビリテーションの実践

がある患者や，鼠径部から大動脈内バルーンパンピング（intra-aortic balloon pumping：IABP）などが挿入されている患者では，絶対安静につき理学療法や運動療法は推奨されない．安静時の症状がなければ，静脈投与中であっても低強度の理学療法・運動療法を行う．たとえば，ベッド上でゴムチューブやボールを用いてリズミカルな抵抗運動を行うことが推奨される．自力座位が可能になれば，座位時間を徐々に延長し，立位訓練を行う．ベッドサイドに降りられるようになったら，ベッドサイドでのつま先立ち運動を行う」[17]．ベッド上での弾性ボールなどを用いた自動運動は，絶対安静のときを除いて開始されるべきといえる．また，ベッド上でのプレトレーニングは，できるだけ，離床に使う筋肉や離床の動作を模擬した運動とすることがトレーニングの特異性の観点からも望ましい．ベッド上での運動は回数の指定はせず，筋の収縮頻度を増やすことで，廃用予防を主目的とする．

　また，このステップ1は，ステップ2の前段階の位置づけであり，マシンを用いたトレーニングの正しい運動方向や運動方法を学び，レジスタンストレーニングの感触を覚えることが重要とされる（**図4-5**）．そのため，運動強度は1RMの30％以下の極低強度とし，導入時の骨関節系の事故を予防したり，運動時の異常な心血管反応を確認する層として位置づけられる．

(2) ステップ2：レジスタンス（抵抗）/エンデュランス（持久力）トレーニング（resistance/endurance training）

　レジスタンストレーニングの効果を最大限に発揮するためには，負荷強度の設定を確実に行うことが重要である．負荷強度の設定で最も一般的なのが1RMを元にした設定であるが，実際には1回だけ反復できる最も重いウエイトを測定することは難しく，また，高齢患者などでは筋骨格系の傷害を引き起こす可能性も否定できない．ある重さを設定し，2回上げることができてしまうと，1回しか上げられない重さに再設定しようとしても，すでに筋は疲労していて，正確な1RMは測定できない．そのため，load-repetition relationship（おもりと回数の関係，**表4-7**）[14]を用いて，およその1RMを検出して実施することが現実的である．さらに注意しなければならないことは，反復は，1回ずつ休息をはさみながら反復するのではなく，休

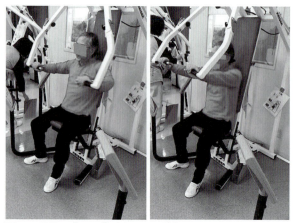

図 4-5　ステップ 1 のプレトレーニング②
極低強度でマシンを用いたトレーニングの正しい運動方向や運動方法を学び，レジスタンストレーニングの感触を覚える．

表 4-7　筋力トレーニングのための load-repetition relationship

% 1 RM	繰り返し可能な数（回）
60	17
70	12
80	8
90	5
100	1

（文献 14 より引用）

息をはさまず連続で反復しなければならない．負荷設定で最も間違いやすいところである．

　表 4-8 にマシンを用いたレジスタンストレーニングの手順を示す．米国心臓協会（American Heart Association）のステートメントによると，チェストプレス，ショルダープレス，トライセプスエクステンション，バイセプスカール，プルダウン（上背部），ロワーバックエクステンション（下背部伸展），アブドミナルクランチ/カールアップ，クアドリセプスエクステンション，レッグプレス，レッグカール（ハムストリングス），カフレイズの 11 種類が推奨されている[14]．

4：心臓リハビリテーションの実践

表 4-8 マシンを用いたレジスタンストレーニングの手順

- 準備運動を十分に行うこと（目的とする筋肉が温まっていることが重要）
- 怪我の既往を予め聴取しておく（怪我の再発の可能性が高いので特に注意する）
- まずは正しいフォームで，無負荷（低負荷）で運動方向を確認する
- 全可動域を通して，息止めを避ける（Valsalva 効果）
- おもりを持ち上げるときに息を吐き，おもりを下ろすときに息を吸う
- 肘や膝は完全に伸ばさず，少し余裕をもたせる
- コントロールされたスピード（中程度からゆっくり）でリズミカルに行う
- 2 秒でおもりを持ち上げ，4 秒でおもりをゆっくり下ろす
  （3 秒でおもりを持ち上げ，3 秒でおもりをゆっくり下ろすという意見もある）
- 低いおもりから開始して，徐々に漸増させる（適定法）
- 過剰な血圧上昇をまねく可能性があるためグリップは軽く握る
- 健康だが座りがちな人には 1 セット 8～12 回持ち上げられるおもりとする
- 心疾患や虚弱な人には 1 セット 10～15 回持ち上げられるおもりとする
- セットの間には必ず 90 秒以上の休止期をおく
- 上肢と下肢の運動の間には適切な休憩時間を入れる
- 心イベントの徴候，特にめまい，不整脈，いつもと違う息切れ，狭心症のような不快感が現れたらすぐに中止する
- 導入時は 1 週間に 2 日，1 セットのみに制限する
- 自宅でもレジスタンストレーニングができるようになるよう指導する

（文献 14 より引用）

（3）ステップ 3：ストレングス（筋力）トレーニング，筋ビルドアップ（筋肉増強）トレーニング（strength training, muscle build up training）

　ステップ 3 は，主に若年者や軽症者を対象として行われる．運動強度は 60％ 1 RM 以上となり，自覚的運動強度（ratings of perceived exertion：RPE）も 15 と運動強度はかなり強いといえる．このステップ 3 は，筋量の増加（筋肥大）が目的となる．

5）レジスタンストレーニングの効果

　レジスタンストレーニングでは，筋力，筋持久力，筋量の改善に加えて，体組成，糖代謝，脂質代謝，基礎代謝，血管機能など，各種効果が期待できる（表 4-9）[14, 18]．また，一部は有酸素運動と同等の効果を認めるものがある．目的に応じて，有酸素運動とレジスタンストレーニングのコンビネーションが推奨される．

　一方，左室リモデリングについては，レジスタンストレーニングによって心筋機能の悪化を認めたという報告はないものの，有酸素運動で確認されている左室収縮能や左室拡張末期容積（left ventricular end-diastdic volume：LVEDV）と左室収縮末

表 4-9 有酸素運動とレジスタンストレーニングの効果の比較

	有酸素運動	レジスタンストレーニング
体組成		
骨ミネラル密度	↑↑	↑↑
脂肪量	↓↓	↓
筋量	⇔	↑↑
筋力	⇔↑	↑↑↑
糖代謝		
インスリン反応	↓↓	↓↓
インスリンレベル	↓	↓
インスリン感受性	↑↑	↑↑
血清脂質		
HDL コレステロール	↑⇔	↑⇔
LDL コレステロール	↓⇔	↓⇔
中性脂肪	↓↓	↓⇔
心血管動態		
安静時心拍数	↓↓	⇔
1 回拍出量	↑↑	⇔
安静時心拍出量	⇔	⇔
最大心拍出量	↑↑	⇔
安静時収縮期血圧	↓⇔	⇔
安静時拡張期血圧	↓⇔	⇔
最大酸素摂取量	↑↑↑	↑⇔
亜最大・最大持久時間	↑↑↑	↑↑
亜最大・最大二重積	↓↓↓	↓↓
基礎代謝	↑⇔	↑
健康関連 QOL	↑	↑
運動耐容能		
最高酸素摂取量	↑↑	↑⇔
心機能		
最大心拍出量	↑⇔	⇔
最大 1 回拍出量	↑	⇔
左室駆出分画	↑⇔	⇔
収縮末期容量	↑	⇔
拡張末期容量	↑	⇔
血管機能		
内皮機能	↑↑	⇔
動脈リモデリング	↑	↑↑
骨格筋機能		
筋力	↑⇔	↑↑↑
筋持久力	↑	↑↑
酸化酵素	↑	↑

↑：上昇，増加，↓：下降，減少，⇔：変化なし

（上段：文献 14，下段：文献 18 より引用）

期容積（left ventricular end-systolic volume：LVESV）の改善は認められていない[19]. したがって，左室リモデリングについては慎重なフォローアップが必要である.

レジスタンストレーニングの効果は，短期的にはまず，筋力の増加として認められる. muscle wasting を認める心不全患者に対して，レジスタンストレーニングを重ねても筋量の増加は簡単には確認できないが，筋の質は大きく変化し，レジスタンストレーニングで乳酸脱水素酵素（lactate dehydrogenase：LDH），クエン酸合成酵素（citrate synthase：CS），酸化還元酵素などの酸化酵素は増加し，type I 線維の増加が認められたとの報告もある[20]. 12 週間程度のレジスタンストレーニングにより心不全患者の最高酸素摂取量（peak $\dot{V}O_2$）は 10〜18％程度改善する[20 -22]. そのため，心不全患者にはレジスタンストレーニングと有酸素運動の双方を行うことも効果があると推奨されている.

このほかにも，レジスタンストレーニングの効果として，バランス機能の改善，転倒予防，高齢者に対する自立性や自己効力感（セルフエフィカシー）の改善，腰痛や骨粗鬆症，肥満などの慢性疾患の予防や管理，ADL 能力や QOL の改善などの効果も期待されている[14].

（高橋哲也）

3. インターバルトレーニング

インターバルトレーニングは，高負荷と低負荷を交互に繰り返すトレーニング法である.

1940 年代にチェコスロバキアの陸上選手であるエミール・ザトペックが，最大負荷レベルで連続して練習できないため，その代わりとして編み出したトレーニング法であるといわれている. したがって，インターバルトレーニングは本来は嫌気性代謝以上の高強度で行われる運動といえる.

1）心臓リハビリテーションでの応用

従来から，心リハではアイソメトリックなレジスタンストレーニングや最大負荷レベルでの運動療法は禁忌とされてきた. これは，これらの運動負荷強度では交感神経系の活性化が著しくなり，血圧過上昇や血栓形成，不整脈発作誘発などが懸

念されてきたからである.

　ところが, 心疾患における骨格筋の重要性が認識されてくるにつれて, レジスタンストレーニングの必要性が再認識され始めた. そこで, 心リハの現場では, 「息こらえをしないリズミカル」な, すなわち「アイソトニック」なレジスタンストレーニングが用いられることになった. そして, この流れをさらに進めたのがインターバルトレーニングである. インターバルトレーニングにおいては, 有酸素運動とレジスタンストレーニング両者の要素を兼ね備えており, モダリティを変えずに両者の効果を得ることができると考えられている. これは高強度で行うため, 「高強度インターバルトレーニング (high intensity interval training：HIIT)」とよばれている.

　一方, 運動耐容能が著しく低い心疾患患者に対する pre-training として, インターバルトレーニングを行うこともある. 低強度で行うため, 「低強度インターバルトレーニング (low intensity interval training：LIIT)」とよばれる.

2) 低強度インターバルトレーニング (LIIT)

　本来, 有酸素運動療法は 30 分くらい持続することが望ましい. しかし, 持続点滴がやっと終了したような状態の場合, 有酸素運動を持続することは困難である. そこで, 持続時間を 5 ～10 分くらいに短縮して有酸素運動を行うか, 運動時間をさらに短縮したものと休息を組み合わせる LIIT が用いられる.

　LIIT は図 4-6 に示すように 10 watts 程度の運動を 10～15 秒くらい行い, その後 50 秒くらい休息をとるという手法である [23]. AT レベルであっても長時間持続することができないような心不全患者に適用がある. ここで注意すべき点は, 10 watts 10 秒間の運動は決して 10 watts に相当する酸素摂取量のレベルで行っているわけではないという点である. 図 4-7 に示すように, 運動に対する酸素摂取動態, 血圧応答, 心拍応答には一定時間の「遅れ」がある. 立ち上がり時定数とよばれるが, 10 秒の間にこれらの要素がプラトーになることはほとんどない. まして, LIIT が必要となるほど運動耐容能が低い患者ではなおさらである. したがって, 10 watts 負荷を 10 秒間かけても実際に 10 watts かけた場合の酸素摂取量にはならず, もっと低強度の負荷を行っているものに相当すると考えら

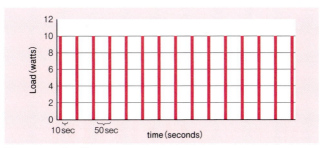

図 4-6　LIIT の一例

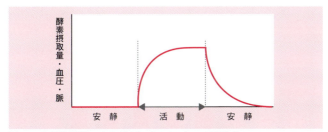

図 4-7　運動開始時のさまざまなパラメータの応答様式

れ, AT が 10 watts に満たない患者でも安全に実施可能である.
ただし, 使用する自転車エルゴメータの特性により, 回転開始
直後に大きな負荷を要することがある. その場合には, 一瞬で
はあるが AT 以上の運動強度を強いることになるので, 血行動
態の変化に注意をする.

　一般的に, LIIT 導入数日後には持続的な運動療法が可能に
なることが多い. 運動耐容能がこれほど速やかに改善するわけ
ではなく, 運動に対する抵抗感がとれるためと考えられる.

　もともと LIIT は急峻漸増負荷試験における最大負荷の 50％
レベル 30 秒と 15 watts の運動強度 60 秒を反復する方法とし
てドイツで提唱された (**図 4-8**)[24]. 当初は, interval cycle train-
ing (intCT) とよばれていた. 有酸素運動レベルであっても運
動耐容能の低下した心不全患者では長時間運動を持続すること
ができず, また, 長時間の運動は心不全増悪を誘発しやすいた
め, 短時間で強い負荷を与えることのできる方法として開発さ
れた. 平均駆出率 (ejection fraction：EF) 21％の心不全患者に

1-運動処方

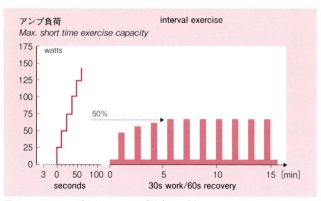

図 4-8　インターバルトレーニング設定の一例

（文献 24 より引用）

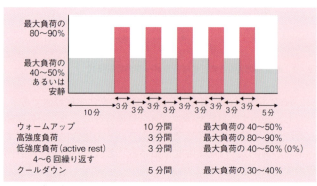

図 4-9　高強度インターバルトレーニング設定の一例

（文献 25 より引用）

3 週間行ったところ，75% max レベルの有酸素運動と比較して，運動耐容能の改善率は 240%，左室壁ストレスは 86% と，ともに有意に改善したと報告されている．

3) 高強度インターバルトレーニング（HIIT）

　HIIT は，最大負荷と AT 近傍の運動強度を反復して行う方法である．施設により実施法は異なる．高強度負荷としては最大負荷の 85〜100% とばらつきがあり，低強度負荷としても 40〜50% の強度あるいは安静を用いるなどさまざまである．運動時

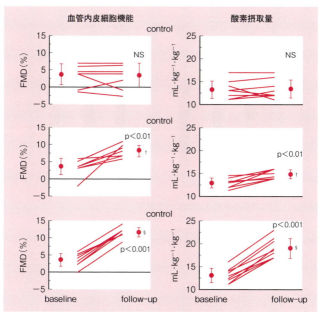

図 4-10　血管内皮細胞機能（FMD），酸素摂取量への効果
MCT：中等度持続的運動，AIT：インターバルトレーニング

（文献 27 より引用）

間も 30 秒ずつ繰り返すという報告や，高強度負荷は 4 分間
行ったりとさまざまである．一例を**図 4-9** に示す[25]．「高強度」
とよばずに「有酸素」インターバルトレーニングとよび，AIT
（aerobic interval training）とよばれることもある．

　効果としては，通常の有酸素運動よりも有効であるとの報告
が増えている．心筋梗塞患者に週 2 回 12 週間，HIIT と通常の
有酸素運動を行ったところ，HIIT は有酸素運動よりも酸素摂取
量と最大負荷量を強く改善させ，高密度リポ蛋白（high density
lipoprotein：HDL）コレステロール改善効果も有意に強く，また，
有酸素運動と同等の血管内皮細胞機能改善効果，アディポネク
チン増加効果，QOL 改善効果，安静時心拍数減少効果を示した
と報告されている[26]．心筋梗塞後心不全状態の患者においても，
HIIT は通常の有酸素運動よりも peak $\dot{V}O_2$，心収縮能，拡張能，
血管内皮細胞機能改善度が優れていたと報告されている[27]．対

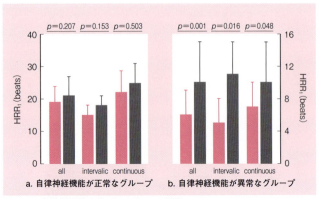

図 4-11　心拍数回復応答（HRR）への影響
intervallic：インターバルトレーニング，continuous：通常の有酸素運動
赤棒：運動療法開始前，黒棒：運動療法実施後
自律神経機能が正常なグループ間(a)では運動療法は HRR には影響を及ぼさないが，異常なグループ間（b）ではインターバルトレーニングは有酸素運動療法よりも強く HRR を改善させる．

（文献 31 より引用）

象が 75 歳前後と高齢であっても，HIIT は有酸素運動よりも運動耐容能改善効果が強く（46% vs 14%），血管内皮細胞機能改善効果は同等（**図 4-10**），左室リモデリング改善効果も HIIT のみで認められたと報告されている．LVEDV および LVESV はそれぞれ 18% と 25% 縮小し，左室駆出率（left ventricular ejection fraction：LVEF）は 35%，pro-BNP（brain natriuretic peptide，脳ナトリウム利尿ペプチド）は 40% 改善した[28]．また，同研究は flow mediated dilation（FMD）と骨格筋のミトコンドリア機能も HIIT 群のみで認められたと報告している．その他，心不全患者の QOL[29]や，冠動脈バイパス術（coronary artery bypass grafting：CABG）術後患者の運動耐容能と QOL[30]も改善する．

　さらに，慢性閉塞性肺疾患（chronic obstructive pulmonary disease：COPD）患者においては，最大負荷の 70〜90% で 2 分間と 40〜50% で 3 分間を 40 分間繰り返す HIIT を，週 3 回 8 週間行ったところ，心拍数回復応答（heart rate recovery）（**図 4-11**）と運動に対する心拍数応答（chronotropic response）が改善したことが報告されている（**図 4-12**）[31]．高強度負荷中断期に呼気

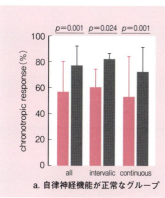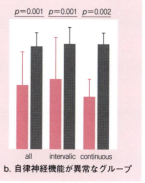

図 4-12　心拍数応答への影響
intervallic：インターバルトレーニング，continuous：通常の有酸素運動
赤棒：運動療法開始前，黒棒：運動療法実施後
自律神経機能が正常なグループ間（a）であっても，異常なグループ間（b）であってもインターバルトレーニングは有酸素運動療法同様，心拍数応答を改善させる.
（文献 31 より引用）

週末肺容積を縮小させることと，骨格筋からの換気促進代謝産物が減少することが関係しているものと思われる.

　インターバルトレーニングは，通常の有酸素運動以上の効果を発揮する可能性が示唆され，運動療法の導入やより有効な実施法として注目されている. しかし，いまだデータが出揃ったわけではなく，今後さらに検討されるべき運動療法の一手法といえる. したがって，現時点ではわが国のガイドラインにも記載はない.

（安達　仁）

4. 末梢動脈疾患の運動療法

　最近のさまざまな観察研究により，末梢動脈疾患（peripheral arterial disease：PAD）の患者は他の部位の動脈硬化疾患を合併しやすく，予後は心筋梗塞や脳卒中よりも不良であることが明確となり（**図 4-13**）[32]，跛行症状のない無症候性 PAD の予後もコントロールと比較すると不良である（**図 4-14**）[33]. PAD 患者の死因の大半は下肢壊疽ではなく心筋梗塞や脳卒中である.

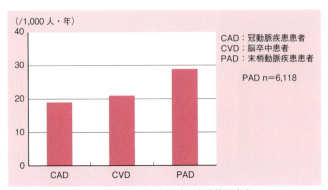

図 4-13　さまざまな心血管疾患の 3 年以内の心血管死亡率

コホート研究 REACH registry には PAD 患者 8,581 例（日本から 627 例）が登録され，3 年以内の重篤な心血管イベント発生率が PAD 患者では CAD 患者や CVD 患者と比較してより高かった．これを受けて，PAD 疾患の診断と治療においてさらなる改善の必要性が指摘されている．

（文献 32 より引用）

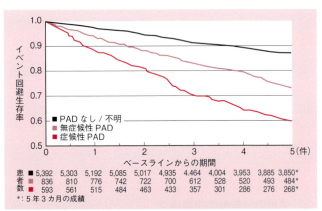

図 4-14　症候性，無症候性 PAD のイベント回避生存率

症候性 PAD の 5 年間のイベント回避生存率は約 60％ と健常者コントロールの 90％と比較してかなり悪い．無症候性 PAD の 5 年間のイベント回避生存率も 75％と健常者コントロールと比較して不良であることが示された．イベントは全死亡または重度の心血管イベント（新規心筋梗塞症，冠動脈血行再建術，脳卒中，頸動脈血行再建術，下肢血行再建術）を示す．

（文献 33 より引用改変）

4：心臓リハビリテーションの実践

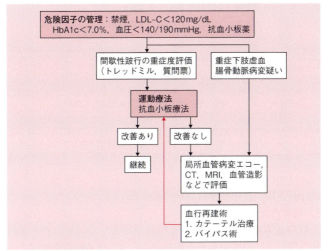

図 4-15　末梢動脈疾患（PAD）の治療指針

PAD の治療指針として，Fontaine I, II の軽症 PAD では歩行運動療法と抗血小板薬（TASC II はシロスタゾールを推奨）の投薬を行い，3～6 カ月間観察期間を設け，症状の改善がなければ血行再建療法を勧める．腸骨動脈病変は，血行再建術の長期成績も良く時期を遅らせてはいけない．Fontaine III, IV の重症虚血肢では最初から血行再建術を勧め，術後に運動療法を指導する．

それはなぜだろうか．PAD 患者の主な症状は間歇性跛行であり，間歇性跛行のある PAD 患者の peak $\dot{V}O_2$ は，同年齢の健常者の約 50 ％と報告されている．これは約 3～4 METs で，NYHA（New York Heart Association）分類のⅢ度に相当する．このような運動耐容能の低下は，日常生活での運動量の減少をまねき，骨格筋の deconditioning と内臓肥満を助長し，インスリン抵抗性などを介して全身の動脈硬化進展をさらに促進し，ついには心筋梗塞や脳卒中のイベントを増やすと考えられている．

PAD の治療指針を**図 4-15** に示す．PAD 患者の予後を改善させるには，日常生活のなかで運動量を増やすことが必要である．運動療法は，PAD 患者の生命予後と QOL を改善する土台となる治療方法であり，ガイドライン[34-36] では中等症以下の PAD 患者に対して，初期治療として運動療法を行うことを強く推奨している．そこで本項では，PAD 患者に対して運動療

表 4-10　PAD 運動療法開始前のチェックリスト

1. 皮膚視診で皮膚潰瘍やチアノーゼがないことを確認
2. 靴が合っているかを確認
3. ABI（TBI，SPP）を確認
4. 合併症（虚血性心疾患，脳血管疾患，運動に影響を及ぼすような整形外科的疾患）を確認
5. 運動耐容能（跛行出現距離，最大歩行距離）を確認
6. 動脈硬化リスク管理状況（喫煙，糖尿病，脂質異常症，高血圧，肥満）を確認
7. 画像検査（エコー，MRI，CT，血管造影）の結果があれば確認
8. 歩行習慣（万歩計での歩数）を確認

ABI：ankle brachial pressure index：足首・上腕収縮期圧の比．正常値 1.0 〜 1.3.
TBI：toe brachial pressure index：足趾–上腕血圧比．正常値 0.7 以上．
SPP：skin perfusion pressure：足底皮下 1.5 mm の深さの細動脈の左．正常値 40 mmHg 以上．

法を行う際の運動処方について述べる．

1）運動方法

　PAD 患者の約半数は冠動脈疾患を合併しているため，運動療法開始前に心電図をモニタリングしながら運動負荷試験を行い，狭心症症状，ST-T 変化や不整脈が出現しないことを確認することが必要である．PAD 運動療法開始前のチェックリストを**表 4-10** に示す．方法としては，監視下運動療法が推奨される．通院しながら自宅で行う「在宅運動療法」（不規則な強度や時間となる）よりも，院内で監視下に実施する「監視下運動療法」のほうが，より高い効果が得られることが知られている[34-38].

　間歇性跛行を有する PAD 患者を対象とした運動療法のメタ解析によると，運動療法（主に監視下で 1 回 30〜60 分を週に 2〜3 日，3〜6 カ月間トラック歩行，トレッドミル歩行または下肢運動を施行）は，通常治療群と比較して最大歩行距離を約 260 m 延長させた[37,38]．しかし，間歇性跛行を有する PAD 患者にただ単に歩くようにと指導しても，週 3 日以上歩くようになる確率は 5％未満といわれている．メタ解析によれば，監視下運動療法は非監視下よりも，3 カ月後の最大歩行距離が約 150 m 長い[38]．しかし，いろいろな理由で監視下運動療法をできない患者が大勢いることも紛れもない事実である．最近のランダム化比較試験で，従来の治療よりも非監視下運動療法は効果があることが証明された[39].

表 4-11　PAD 監視下運動療法プログラム

1. 準備運動としてストレッチを 10 分間程度施行する.
2. 3〜5 分で跛行が出現する速度を予めトレッドミルやトラック歩行で測定しておき, この速度で中等度の跛行症状まで歩き続けてもらい, その後数分間休憩する.
3. 数分の休憩後, 下肢症状が消失したのを確認してから再び歩行運動を行う. この間歇的な歩行運動を 3〜5 回行う.
4. 歩行運動終了後に整理体操を 5 分間行う.
5. しだいに歩行時間を増加させ, 60 分まで延長させ, 週 5 回の頻度で実施するように促す.
6. その後は万歩計で毎日の歩数チェックをしながら, 非監視下での歩行運動へと移行する.

2) 運動の種類

　運動療法としては, トレッドミルやトラック歩行, 水中歩行が推奨されている. 運動トレーニングは, ①ウォームアップ, ②歩行運動, ③クールダウンの順番で, プログラムを立てて行う. 運動の強度を指定できることが有効であるため, トレッドミルや自転車エルゴメータなどの機器を使用するほうが実施しやすいが, ペースメーカ付きのトラックなどを歩行することでもよい. ガイドラインに示されているトレッドミル監視型運動療法のプログラムを**表 4-11** に示す[34, 35]. 最近, 他疾患（整形外科的疾患など）や重症心疾患を有する運動弱者に対して電気的筋肉刺激（electrical muscle stimulation：EMS）を利用した運動療法の報告もあり, 今後, 選択肢の一つとして期待されている.

3) 運動強度

　はじめは, 傾斜 12％, 速度 2.4 km/hr で行い,「かなりつらい」程度（Borg 指数 15〜17/20）の下肢疼痛が生じるまで歩く. メタ解析でも亜最大負荷が推奨されている. この強度で 10 分以上歩けるようなら, 次いで速度を 3.2 km/hr とするか, 傾斜を強くする. さらに 4.8 km/hr と速度を速めることもできる.

4) 持続時間, 間隔, 期間

　1 回に行う歩行時間は 30 分以上で, 1 時間までとする. 頻度は日に 1〜2 回行い, 週 3 回以上は実施する（できれば 5 日以上／週）. 運動時間中は, 前述した疼痛に達するまでの歩行と,

疼痛が緩和するまでの休息（1〜5分程度）を繰り返す.

　治療期間は，3〜6カ月間が一般的である．報告では2〜3カ月以上は続ける必要があり，運動の効果を維持するためには，効果が不十分とはいえ，合間での「自宅での継続した歩行練習」も欠かせない．入院で行う期間を2〜3週間とし，この間に運動方法や強度などを修得してもらい，その後は外来通院での運動療法へと移行する方法をとる．最も重要な要因の一つは，「根気よく運動を継続して行うこと」であり，治療者からも頻回に外来受診を勧めて，継続性を維持させるように努める.

5) 監視項目

　PADでは前述したように全身への動脈硬化進展が予想されることから，負荷の際には重要臓器の虚血出現の有無を監視する必要がある（有害イベントの防止）．特に冠動脈疾患，不整脈などの出現に対応できるようにする必要があるため，心拍・脈拍数管理，血圧管理を必須として，心電図モニターによる監視も実施する.

6) 重症下肢虚血・近位部狭窄病変の血行再建術後の運動療法

　軽症〜中等症（Fontaine分類Ⅰ，Ⅱ）のPAD患者の場合，初期治療として運動療法が選択されるが，Fontaine分類Ⅲ，Ⅳの重症虚血肢では，救肢のために迅速な評価と早急な血行再建術が求められる．血行再建術はカテーテル治療とバイパス治療に大別され，血管病変のパターンや合併症，全身状態を考慮して選択される（**図4-16, 17**）[34]．TASC-A病変であれば血管内治療が，TASC-D病変であれば外科的血行再建術が選択される．また，TASC-BやTASC-C病変は各施設の成績と患者の希望を考慮して選択する．バイパス術とカテーテル治療の比率は現在1：5とカテーテル治療優位に変化している.

　血行再建術は短期間に最大歩行距離を延長するが，1年以上経過すると積極的運動療法群と比較して差はなくなってしまうため，血行再建術後に積極的に歩行運動療法を指導することが重要である．Murphyらは[40]，腸骨動脈に限局した病変でFontaine分類Ⅱの症例においてステント留置術と監視下運動療法と非監視下運動療法とのランダム化比較試験を施行した．運動耐容能をより改善したのは，監視下運動療法，ステント留置術，非監視下運動療法の順番であり，3群間に有意差を認めた.

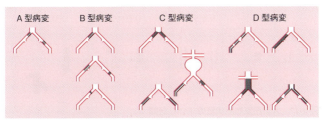

図 4-16　大動脈腸骨病変の TASC 分類

A 型病変：血管内治療の選択
・総腸骨動脈（CIA）または外腸骨動脈（EIA）における単一の短い狭窄（片側性／両側性）

B 型病変：血管内治療の選択
・CIA と EIA のいずれかまたは両方における単一の長い狭窄で，総大腿動脈（CFA）に及ばないもの．
・CIA と EIA のいずれかまたは両方における両側性の長い狭窄で，CFA に及ばないもの．
・CIA または EIA における単一の閉塞で，CFA に及ばないもの．

C 型病変：選択可能な治療は血管内治療あるいは手術である．個々の患者についてインターベンションのリスク，利益，効果の持続性，治療目標を考慮する必要がある．
・CIA または EIA における両側性の閉塞で，CFA に及ばないもの．
・腹部大動脈瘤を有する患者の腸骨動脈の狭窄．

D 型病変：治療は一般に手術であるが，症例によって血管内修復術が考慮されることがある．ここでも治療のリスク，利益，効果の持続性，目標を考慮する．
・片側性または両側性における EIA の狭窄で，CFA に及ぶもの．
・CIA と EIA における片側性の閉塞．
・通常のリスクの若年患者にみられるもので，大動脈と両腸骨動脈を含むびまん性の狭窄病変．
・腎臓下にある大動脈-腸骨動脈の閉塞．

(文献 34 より引用改変)

7）薬物療法との組み合わせ

　跛行症状を改善する薬剤としてクラス 1 で推奨されているのがシロスタゾール（ホスホジエステラーゼ 3 阻害薬）である[34-36]．しかし，特殊心筋のホスホジエステラーゼ 3 も拮抗してしまい心拍数を増加させ，心不全や狭心症例には使用しにくいので留意が必要である．かかる症例にはサルポグレラート（セロトニン受容体拮抗薬）が有効である．わが国では，低密度リポ蛋白（low density lipoprotein：LDL）吸着療法やヘパリン＋リポプロスタグランジン（prostaglandin E_1：PGE_1）と運動療法を組み合わせて良好な結果を得られる報告も散見される．跛行症状の改善作用は乏しいが，心血管イベント抑制作用を期待した抗血小板薬（アスピリンやクロピドグレル）も TASC

1-運動処方

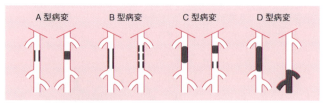

図 4-17　大腿膝窩動脈病変の TASC 分類

A 型病変：血管内治療の選択
・10 cm 未満の単一の狭窄（片側性 / 両側性）で，三分子を含まないもの．
B 型病変：血管内治療の選択
・多発性の 5 cm 未満の狭窄または閉塞で，三分子を含まないもの．
・15 cm 未満の単一の狭窄または閉塞で，三分子を含まないもの．
・遠位外科的バイパスへの流入を改善する脛骨動脈の持続的流出が認められない単一または多発性の病変．
C 型病変：選択可能な治療は血管内治療あるいは手術である．介入のリスク，利益，効果の持続性，治療目標を個々の患者について考慮する必要がある．
・著しく石灰化した CFA の狭窄．
・長さ 15 cm を超える著しく石灰化した狭窄または閉塞．
・再施行後の再狭窄または再閉塞．
D 型病変：治療は一般的に手術であるが，症例によって血管内修復術が考慮されることがある．ここでも治療のリスク，利益，耐久力，目標を考慮する．
・片側性または両側性における EIA の狭窄で，CFA に及ぶもの．
・CFA の完全閉塞．
・20 cm を超える浅大動脈（SFA）の完全閉塞．
・膝窩動脈および近位三分子の完全閉塞．

（文献 34 より引用改変）

Ⅱ，日本循環器学会の「末梢閉塞性動脈疾患の治療ガイドライン」[35] のクラス 1 で推奨されている．

　重症虚血肢以外の中等症以下の PAD の初期治療には，運動療法が第一選択である．間歇性跛行を呈する患者に対する運動療法は，監視下で導入するのがベストである．監視下でできない状況であれば非監視下歩行運動をなるべく早く開始し，万歩計による歩数チェックと運動日誌でフォローし，運動習慣を身につけてもらえるように支援する．また，血行再建術を行い歩けるようになった後でも，予後改善のための運動療法の指導をしっかりと行う．能率的に動脈硬化危険因子の管理を行い，運動習慣を定着させるためには，医師，看護師，理学療法士，管理栄養士，薬剤師，ソーシャルワーカーが連携した多職種による包括的心血管リハが有効である．

（浅田宏史，安　隆則）

5. 運動処方における医学管理（リスク，合併症）

　心リハは，心筋梗塞の二次予防のみならず，心不全，不整脈，その他の冠動脈危険因子のコントロールに有用であり，すべての冠疾患患者および心臓手術患者に適応される重要な治療法である[41]．同時に運動を施行手段として用いるため，運動による医原的障害，事故の予防には最大限の努力が必要である．この運動のリスクについては，現代医学では予測不可能な心血管系の事故，現象もありうるため，事前の十分なインフォームドコンセント（informed consent：IC）が必要である．また，心リハとは多要素包括的介入であり，運動以外の食事，禁煙などの患者教育，カウンセリング・指導等をすべて含むものであるが，運動以外の項目，および運動療法の一般的な IC や適応と禁忌などは従来の成書に譲り，本項では心リハを施行するにあたり，実際の現場で有用な安全性の管理手法についてより具体的に述べる．

1）心臓リハビリテーションにおける安全性の確保の基本

　一般的な心リハの適応と禁忌は，「2 章 4，心臓リハビリテーションの適応と禁忌」（30 頁）ならびに心リハガイドラインなどを参照されたい[42]．一般的に，心筋障害の急性期，炎症反応急性期，重篤，コントロール不能な不整脈出現時，その他の重篤な合併症を有する以外に禁忌事項は少ない．むしろ安全性の確保のために，さまざまなモニタリング，事前メディカルチェック，管理システムを構築し，その安全性を確保することが重要である．同時に，各施設での対応可能なレベルを客観的に評価し，その対応レベルを逸脱しない範囲で，積極的な心リハを施行することが肝要である．

2）実際の現場での安全性の評価法

　心リハ患者のエントリーにあたっては，運動負荷試験が最重要であるが，負荷試験以前に，安全性確保のための事前確認事項も多くある．

（1）運動処方作成でのリスク管理

①心機能評価

　壁運動異常の程度，左室拡大の評価は，心疾患そのものの予後，リスクを評価するうえでも重要である．特に積極的に心リ

ハでの運動療法を施行する場合，低心機能では運動時の心筋への負荷が非常に大きく，低強度の運動でも過剰な負担となるため，運動時間，強度については，通常のATレベル以下であったり，レジスタンストレーニングの開始を遅らせたりする配慮が必要である．

②残存狭窄の評価

冠動脈形成術（percutaneous coronary intervention：PCI）施行不可能や不成功に終わった例の心リハの場合，運動負荷試験による虚血出現閾値の確認は重要である．ただし，心筋虚血出現そのものが心リハ施行の妨げにはならないことも重要であり，的確な運動処方により積極的な心リハは可能となる．心リハ施行時の心筋虚血の確認のために，単誘導ではなく，通常の12誘導心電図を装着し運動療法を施行することも有用である．最近では無線式の12誘導心電図があり，歩行や野外での運動療

適度な運動とは

運動の定義は，余暇の時間に行う計画的・意図的な身体活動とされ，忙しい社会人にとってはややハードルの高い行動と考えられている．しかし最近の運動に関するガイドラインでは比較的高強度の運動が推奨される傾向にあり，さらに骨格筋が分泌臓器としてホルモンやサイトカインに関与することが証明され，またサルコペニアとして骨格筋の重要性も強調され，ますます運動の重要性は高まっている．

一方，肥満者と健常人の比較では，上記の運動時間や運動量が健常人で高いわけではなく，単純な立位も含めた非座位での活動時間が長いだけというデータから，この運動以外の身体活動の時間をNEAT（non-exercise activity thermogenesis）と称して，運動とは切り離して考えるようになってきている．その結果，最近の生活習慣病や健康系での生活指導は，むしろ運動やスポーツという文言は少なくなり，いかに日常生活での身体活動（時間）を上げるかが主となってきている．このことは，指導される側にとっては比較的敷居の低い，取り組みやすい目標となっている．最近では会社などのオフィスで仕事や会議を立って行うワークサイズ（Workcise®）という造語も発案され，いかに身体活動を維持・増加させるかが注目されている．

運動といえども，まだまだささまざまな研究，データが出てくる可能性があり，従来の運動のイメージに固執せず柔軟な対応が今後も重要と考える．

（木村　穣）

法時の確認にも利用されている.

③運動負荷試験

運動負荷試験による心電図 ST 変化, 不整脈の確認は安全確認の基本である. 運動負荷試験, 呼気ガス分析による評価については, 3 章 -1), 2) を参照されたい. 本項では実際の運動療法の運用上の問題について簡単に述べておく.

不整脈の場合, 短時間の漸増型運動負荷試験と, 実際の運動療法における定常強度での運動施行時では負荷動態が異なり, 実際の心リハ施行時での心電図モニターでの確認も重要である. 常時のモニター監視が最も確実であるが, 野外やモニター設備が十分でない場合, 運動中のモニターとして携帯型心電図記録装置も有用である.

運動時心電図と同様に, 運動時血圧も重要である. 心リハの場合, 安静時の降圧治療はほぼ完全に施行されているが, ときとして運動時の著明な昇圧反応が出現したり, 運動耐容能の改善により運動時の昇圧が著明になり, 降圧薬の追加が必要になることがあるため運動時の血圧評価も重要である[43].

④運動処方

運動時間, 回数においては, 一般的な心リハの基準を参照されたい. 運動の時刻としては, 心筋梗塞発症のリスク, 自律神経の面から, 早朝・午前の運動より午後からの運動が推奨されている. 運動種目としては, 全身性の有酸素運動が勧められているが, レジスタンス運動も積極的に推奨されている. 運動強度管理としては, 心拍数管理を用いることも多いが, 実際の運動時の心拍数は事前の運動負荷試験で求めた AT 強度などの心拍数と一致しないことがあり, このような例ではむしろ運動負荷試験で求めた運動負荷量で運動強度を管理したほうが確実であり, 心拍数は参照データとして管理する方法もある.

⑤総合的評価

心リハの高度リスクを**表 4-12** に示す[44]. なお, 心筋梗塞二次予防に関するガイドライン (2011 年改訂版)[42] では, 上記の運動負荷試験や心機能, 心不全症状の有無などにより, 心リハエントリー時のリスク分類を高度, 中等度, 低リスクの 3 段階に分類している. 実際の心リハ運用時の具体的リスク管理の指標として有用である[45].

1-運動処方

表4-12　心臓リハビリテーション高度リスク

- 運動負荷試験中および終了後に複雑な心室性不整脈出現.
- 5 METs 未満の強度の運動負荷もしくは終了後に狭心症状か他の明らかな症状（異常な息切れ，めまい，眩暈感）が出現する.
- 運動負荷試験中もしくは終了後に ST 低下が基線から 2 mm 以上の高度の無症候性心筋虚血の出現.
- 運動中の異常な循環動態出現（負荷中に生じる呼吸不全もしくは負荷強度が上がっても収縮期血圧の上昇が認められないか減少すること）または回復期での出現（重度の負荷終了後低血圧）.

負荷試験以外の所見
- 安静時の左室駆出率が 40％未満.
- 心停止もしくは意識消失の既往.
- 安静時の複雑な不整脈.
- うっ血性心不全の存在.
- イベント後または処置後に発生した虚血症状または徴候.
- 臨床的な抑うつ症状.

（文献 44 より改変）

（2）心臓リハビリテーション施行中のリスク管理

　実際の運動療法施行時のリスク管理として，自覚症状の確認は重要である．運動療法現場で注意すべき症状として，胸痛，腹痛，呼吸困難，めまい，嘔気，気分不良などがある[42)]．これらの症状は，胸痛などの循環器的症状のみならず，膝や腰痛などの運動器，整形外科的症状の有無についても運動中，運動後にも確認しておくことが重要である．特に心リハ患者の場合，もともと運動不足や運動習慣のない場合が多く，積極的な運動が無症候の変形性膝関節症（osteoarthritis：OA）や腰痛を悪化させる場合がある．これらの症状は運動時や運動直後ではなく，運動療法施行翌日など遅延性に出現することが多く，十分な経過観察が重要である[46)].

　緊急時の対応として，一般的な心肺蘇生法（cardiopulmonary resuscitation：CPR），一次救命処置（basic life support：BLS），二次救命処置（advanced cardiac life support：ACLS）は紙面の都合もあり割愛する．むしろ気分不良，呼吸困難，胸痛，軽度の意識障害などの軽い発作の対応が重要となってくる．基本的に，患者の誘導，バイタルデータの評価，硝酸薬の投与，除細動器（automated external defibrillator：AED）の準備，院内冠動脈疾患集中治療室（coronary care unit：CCU）搬送手順，看護師，スタッフなどの役割分担を明確にし，日頃からシミュ

表 4-13　心臓リハビリテーション指導項目

項目	内容
全般的なこと	・病態や心臓手術の結果について ・今後の治療やリハの目標について
運動療法について	・運動強度，頻度，種類，運動実施の時間，禁忌など ・運動前のバイタルサインや運動時の血圧管理について ・運動時の服装や靴，天候，水分補給について ・レジスタンストレーニング開始時期について ・運動量（日常生活活動量）を設定する
服薬の徹底	・正しく服用すること（残薬を確認） ・薬の目的や内容の理解について ・薬の管理者について ・副作用について ・薬効の減少する食べ物について
栄養，食事について	・塩分管理について ・脂質（カロリー）管理について ・水分管理について ・偏食の予防について ・自炊できない場合の各種サービス利用（コンビニを含む）について
バイタルサインの測定	・血圧・脈拍測定，体重測定を習慣化する ・運動時の自覚症状のモニタリングを覚える
生活全般	・手洗い，うがいの励行 ・口腔ケアをしっかりする ・入浴の具体的方法，温泉，サウナの入り方など ・家事，草むしりなど ・性生活について ・海外旅行について ・ゴルフ，ガーデニング，登山など ・変則勤務への対応など
創部の管理	・創部の管理（発赤，圧痛，浸出液がないかを確認する） ・軽い上肢動作は可（ぶら下がりは禁） ・体感の過度の伸展と回旋は避ける ・自動車の運転や 10〜15 ポンドのものを持つことを 6 週間避ける〔低侵襲心臓手術（minimally invasive cardiac surgery：MICS）の場合は制限はない〕
緊急時の対応	・異常反応についての知識 ・BLS について ・緊急連絡先について

（文献 4 より引用）

レーションを実施することが重要である[44].

(3) 心臓リハビリテーションにおける具体的管理項目および管理方法

心リハにおいては，二次予防の観点から，個々の患者の冠動脈リスクを評価し修正していくことは重要である．具体的な評価，指導項目の一覧を**表4-13**に示す[4]．問題はこれらのリスク管理をいかに行うかである．特に急性期の場合，入院中に患者指導として教育や指導をすることが多い．しかし多くの場合，この病棟での指導や評価が外来での維持期心リハでの患者管理に連携されていないことが多い．筆者らの施設では，入院時の患者評価をデータベース化し，その後の外来維持期にも連携させ，継続したリスク管理・指導システムを構築している．具体的には個々の患者において，リスクの理解度，修正度を評価記録し，その後定期的に確認していくシステムである[47]．したがって複数のスタッフによる評価が必要となり，評価基準の統一化が重要となる．また最近では心不全外来でもこれらのリスク管理の一元化を行っており，心リハのみならず，一般外来でのリスク評価，管理にも応用可能であると考えられる．

(4) 非監視型心臓リハビリテーション施行時の安全性の確保

心リハでは監視型運動療法を用いるが，心リハ初期を除き厳密な監視型運動療法は不要のことも多い．このような例では，近隣の健康増進施設やフィットネスクラブでの運動も有用である．ただし，フィットネスクラブでの過剰な運動が心負荷を増大させ心不全の悪化や逆効果を生じることがあり，非監視型については，患者自身の運動強度の管理と理解を確認したうえで施行することが重要である．筆者らは，フィットネスクラブと提携し医療機関で作成した運動処方を提供し，安全で効果的な運動療法を施行させ，かつ運動施設での運動内容をフィードバックさせることにより，安全性の確保とともに運動の継続性を高めることができるネットワークを構築している[48]．現在はWebサーバーシステムによる双方向情報共有システムを採用し，より効果的で安全な心リハの施行を試みている．

（木村　穣）

2―心臓リハビリテーションの実際の手法

1. 持久力トレーニング

1) 持久力トレーニングの目的

持久力トレーニングは，大きな筋群をリズミカルに動かす動的運動であり，心リハにおいて，運動療法の中心的な役割を担っている．持久力トレーニングの効果について**表 4-14** に示す．持久力トレーニングによって得られる効果は多く，心疾患の病態に関連するさまざまな要素を適正化し，心身機能ならびに QOL・生命予後改善に寄与することが知られている．

表4-14 持久力トレーニングの効果

1. 運動耐容能改善
2. 自覚症状軽減
3. 骨格筋機能改善
4. 換気機能改善
5. 自律神経機能改善
6. 冠危険因子是正
7. QOL 改善
8. 生命予後改善

2) 持久力トレーニングの方法

安全かつ最大限の運動療法の効果を発揮するためには，適切な運動頻度（frequency），運動強度（intensity），運動時間（time），ならびに運動の種類（type）を選択・設定し，運動処方に基づいて実施することが重要となる．

本項では，心リハの日常臨床で汎用されている自転車エルゴメータ，トレッドミル，エアロビクス，ウォーキングなどの持久力トレーニングや，長時間の歩行が困難な患者にも施行可能なチェアエクササイズなどの持久力トレーニングを提示し，それぞれの特徴ならびに注意点について述べたい．

(1) 自転車エルゴメータ（図4-18）

自転車エルゴメータとは，自転車こぎのように連続的に下肢でペダル駆動を行う機器である．通常の自転車とは異なり，機器は据え置き型のため，室内での実施が可能である．姿勢の違いによっていくつかの種類があり，症例の状態によって使い分

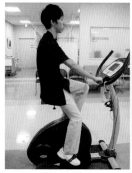
a．アップライト型

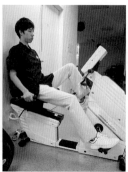
b．リカンベント型

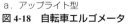
図4-18　自転車エルゴメータ

けることができる．

【特　徴】
・自転車エルゴメータの運動強度は，仕事率（watt）にて調整される．歩行に比べて運動強度が定量化しやすいことから，運動療法を開始する際の運動方法として推奨される．
・自転車エルゴメータには，通常の自転車のようなアップライト型と背もたれがついているリカンベント型がある（図4-18）．リカンベント型は，バランス能力が低下し，転倒のリスクのある高齢者でも使用しやすいなどの特徴があるが，同一の運動強度でも，姿勢の違いにより運動時の血行動態の応答が異なるため注意が必要である．
・アシスト機能がついているタイプの自転車エルゴメータでは，下肢筋力が極度に低下した症例でも，連続的な下肢運動が可能である．
・最近では，ベッドサイドやベッド上でも施行可能な携帯型自転車エルゴメータの登場により，集中治療領域での運動方法としても自転車エルゴメータが使用されている．

【注意点】
・座面の高さは，ペダルが最下部に位置する際に膝関節が軽度屈曲位となるように調整することが推奨されている．
・股，膝，足関節の可動域制限のある症例では，駆動時に関節痛が出現しないことを確認する．ペダルからペダルの回転軸

4：心臓リハビリテーションの実践

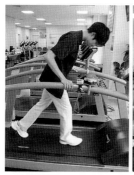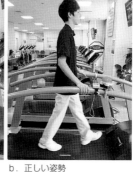

a. 不良姿勢　　　　　　b. 正しい姿勢

図4-19　トレッドミル歩行

までの長さ（クランク長）を調整できるタイプの自転車エルゴ
メータでは，クランク長を短くすることで各関節の屈曲角度
を小さくすることが可能であり，しばしばクランク長の調整
により関節痛を伴わずに運動が可能となる症例を経験する.
・自転車エルゴメータのハンドルを強く握ると等尺性収縮の影
　響により過度な血圧上昇をまねくため，軽く把持する程度に
　とどめるように指導する.
・自転車エルゴメータの駆動回転数は50～60回転/分となる
　よう調整する.

(2) トレッドミル（図4-19）

　トレッドミルとは，動くベルトの上を歩く機器である. 自転
車エルゴメータと同様，据え置き型のため，室内で実施するこ
とが可能である.

【特　徴】

・トレッドミルの運動強度は，歩行速度（km/hr）とトレッド
　ミルの傾斜（%）で決定される.
・自転車エルゴメータに比べて，運動に動員される筋群が多い
　のが特徴である.
・自転車エルゴメータと異なり，腕を振ることで運動に動員さ
　れる筋群がさらに増加するという特徴がある. これは同時
　に，自転車エルゴメータと異なり，運動強度を定量化できな
　いという欠点にもつながる.

2-心臓リハビリテーションの実際の手法

・歩行という日常的に行っている動作であるが，動くベルトの上を歩行するため，平地を歩くのに比べてバランスがとりにくい．そのため，バランス能力が低下し，歩行が不安定な症例では転倒の危険性があるため，トレッドミルの実施は控えるほうが好ましい．

【注意点】

・トレッドミル歩行中に物を拾う，後ろを振り返るなどの動作を行うと，バランスを崩して転倒する危険性があるため，何かあればそのままスタッフを呼ぶよう，予め伝えておく．

・ベルトの後方を歩くと転落する危険があるため，ベルトの中央を歩くように伝える．

・初めてトレッドミルを実施する際は，身体機能が保たれている患者でも，体幹が前傾し，歩幅が小さくなるなど，歩行時の姿勢が崩れることが多いため，姿勢が安定するまでは直接監視型で実施することが望ましい（図4-19a）．また，初めてトレッドミルを実施する際は，不安などの心理的なストレスにより心拍数が過剰に上昇しやすいため，心拍や血圧応答を確認しながら，徐々に目標とする歩行速度までスピードを上げていくことが望ましい．

・膝関節をはじめとする骨関節疾患を保有する患者や著しい肥満を呈する患者では，トレッドミルによるウォーキングにより関節痛が増悪もしくは発症するリスクがあるため，トレッドミルが適当な運動方法か否かの検討が必要となる．

(3) エアロビクス運動

【特　徴】

・音楽に合わせて，全身をリズミカルに持続的に動かす運動である．自転車エルゴメータやトレッドミルなどに比べて，集団で楽しみながら実施できる利点がある．

・運動強度は音楽のリズムの速さや身体の動かし方（下肢のステップ運動のみ，下肢のステップ運動に上肢運動を合わせるなど）によって変化するが，自転車エルゴメータやトレッドミルなどに比べて運動強度の定量化が難しいため，心拍数を目安に行うことが多い．

・基本的に道具は不要だが，昇降用の台を使用することで負荷量を増加することも可能である．前後左右へステップをする

必要があるため，バランス能力が低下した患者では転倒のリスクを考慮して控えることが望ましい．

【注意点】

・上述したように運動強度が定量化できないため，心予備力の乏しい心不全患者や，心筋虚血，致死的不整脈を有する患者では，適応の有無を検討する必要がある．

・下肢の関節傷害をまねく危険性があるため，高齢者ではジャンプの要素は実施しない．

・頭の急激な上げ下げを伴う運動は，めまいやふらつきを生じる可能性があるため，原則的に実施は控える．

(4) ウォーキング

【特　徴】

　道具を必要としないため，在宅運動療法において最も広く採用されている．トレッドミルと同様に，歩行速度に加えて傾斜や階段など地形の影響を受け，運動強度が変化する特徴を有する．また大股で歩く，腕を振るなど歩容を変化させることにより，動員される筋群が増加し，酸素消費量，血圧，心拍数が増加する．一方で，トレッドミル歩行に比べて，歩行速度を一定に保つことが困難なことに加えて，戸外では気温，風，地形などの影響を受けるため，運動強度の定量性を保つことが難しい．そのため，ウォーキング中の脈拍数や自覚的運動強度のセルフモニタリングを行い，患者自身で歩行速度を微調整する，休息を取り入れるなどの工夫が必要となる．

【注意点】

・車や自転車の交通量の少ないコースを選択する．ただし，緊急時に発見が遅れないよう，人通りのないルートは避けるなどの工夫も重要となる．

・心予備力の乏しい心不全症例や，心筋虚血，致死的不整脈を有する患者では，できるだけ平坦で起伏がなく，途中で腰かけて休息をとれるベンチなどを有するウォーキングコースを選択することが望ましい．

・残存虚血枝を有する患者では，狭心発作時に備え，ニトログリセリンを携帯する．

・インスリンを使用している糖尿病合併患者では，低血糖予防ならびに低血糖への対処法として，ブドウ糖や飴玉を携帯す

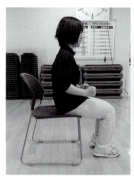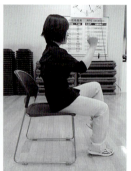

図 4-20　座位足踏み運動

ることが望ましい.

(5) 虚弱高齢心疾患患者における持久力トレーニング

　近年，心リハの日常臨床場面においても，虚弱高齢心疾患患者が増加しており，従来心リハで実施されるような自転車エルゴメータ，トレッドミル，エアロビクス，およびウォーキングなどの持久力トレーニングのモダリティでは実施が困難な症例も少なくない.そのため，本項ではこれら虚弱高齢心疾患患者に対する持久力トレーニングとして，椅子や車椅子に座った状態で実施する持久力トレーニングを提示する.

①座位足踏み運動（**図 4-20**）

【方　法】

　両側の足底を接地して椅子に腰かけ，交互に左右の脚の足踏み運動を行う.座位保持が安定している患者では，歩行と同様に腕を前後に振る動作も追加して行う.

【注意点】

　足関節の怪我の予防のためにも，床に足を接地する際は優しく行うように指導する.

②つま先の前方運動（**図 4-21 a**）

【方　法】

　膝の上に手を置いて，両側の足底を床に接地して椅子に腰かける.前方につま先を接地してトレーニング開始肢位まで戻す.反対側の下肢も同様に前方につま先を接地してトレーニング開始肢位まで戻す動作を左右で繰り返す.

4：心臓リハビリテーションの実践

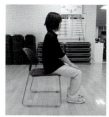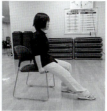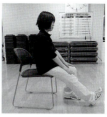

開始肢位 　　　　　　　　　　a 　　　　　　　　　　b

図 4-21　つま先の前方運動（a）と踵の前方運動（b）

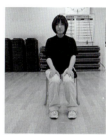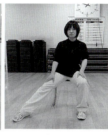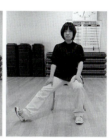

開始肢位 　　　　　　　　　　a 　　　　　　　　　　b

図 4-22　つま先の側方運動（a）と踵の側方運動（b）

【注意点】

　下肢をあまり前方に出そうと努力すると椅子自体が前方に倒れてしまう危険性もあるため，殿部の位置を変更することなく，自然に下肢を前方に振り出してつま先を接地するように指導する．

③踵の前方運動（図 4-21 b）

【方　法】

　膝の上に手を置いて，両側の足底を床に接地して椅子に腰かける．前方に踵を接地してトレーニング開始肢位まで戻す．反対側の下肢も同様に，前方に踵を接地してトレーニング開始肢位まで戻す動作を左右で繰り返す．

④つま先の側方運動（図 4-22 a）

【方　法】

　膝の上に手を置いて，両側の足底を床に接地して椅子に腰かける．側方につま先を接地してトレーニング開始肢位まで戻

2-心臓リハビリテーションの実際の手法

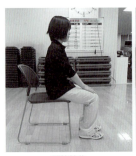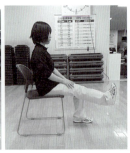

開始肢位

図4-23　下肢挙上運動

す. 反対側の下肢も同様に, 側方につま先を接地してトレーニング開始肢位まで戻す動作を左右で繰り返す.

⑤踵の側方運動（**図4-22 b**）

【方　法】

　膝の上に手を置いて, 両側の足底を床に接地して椅子に腰かける. 側方に踵を接地してトレーニング開始肢位まで戻す. 反対側の下肢も同様に, 側方に踵を接地してトレーニング開始肢位まで戻す動作を左右で繰り返す.

⑥下肢挙上運動（**図4-23**）

【方　法】

　椅子に腰かけて, 左右交互に膝関節伸展運動をゆっくりと行う.

【注意点】

　膝関節の運動時痛がある場合は, 疼痛が出現しない範囲で膝関節伸展運動を繰り返す.

3）持久力トレーニングの実際

（1）運動前のメディカルチェック

　運動開始前に問診や視診を行い, 安全に運動が実施できる状態かどうかを確認する. 必要があれば担当医師が診察し, 運動実施の可否や医学的処置の必要性について検討する. 下記に, チェックすべき項目について示す.

①病態増悪所見の有無

　前回の運動実施日と血圧, 心拍数, 体重などに乖離がないか

を確認する．さらに，虚血性心疾患では虚血所見（狭心症状の不安定化など），慢性心不全では心不全増悪所見（体重増加，倦怠感，息切れ，食欲不振，浮腫など）の有無を確認する．また，自宅での自己管理記録表の確認も行い，正しく生活管理が行われているかを確認する．

②食事・内服状況

　食事・内服薬を適切に摂取しているかを確認する．運動当日の内服薬の飲み忘れがあった場合，持参していれば速やかに摂取し，30分以上の休憩を入れてから運動を開始する．また，運動療法間の内服薬の処方変更の有無についても確認する．特に，心拍応答に影響するβ遮断薬・ジルチアゼム，ベラパミルなどのカルシウム拮抗薬などの薬物の開始や用量の変更がある場合，同一運動強度で実施しても目標心拍数まで上昇しない場合があるため，このようなときは運動処方の再調整を行う．

(2) 運動プログラムの構成

　持久力トレーニングは，図4-24[36)]に示すように低負荷から開始し，目標強度での運動を継続したのち，徐々に運動強度を下げて安静状態へ近づける．持久力トレーニング前後には，ウォームアップとクールダウンを実施する．

①ウォームアップ

　持久力トレーニング開始前のウォームアップとして，ストレッチ運動を行う．ウォームアップは，血管拡張を促進し，急激な交感神経活性を予防することで，運動開始時における過剰な心負荷を軽減する．筋骨格系においては，筋肉の伸張性を高め，関節可動域を拡大することで，運動中の整形外科的傷害を予防する．

②クールダウン

　運動を急に中止すると，運動筋からの静脈還流が減少する．また，急激な副交感神経活性を生じ，徐脈や血圧低下を生じる．これらの影響によるめまいや意識消失を予防するため，持久力トレーニングの終了時には急激に足を止めず，負荷量を低強度レベルまで下げ，1分間以上運動を持続してから足を止める．その後，別のスペースへ場所を移し，ストレッチ運動を実施する．これにより，疲労物質の排出が促進される．

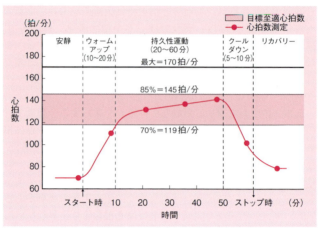

図 4-24　トレーニングの構成
ウォームアップ，持久力運動，クールダウンからなる運動セッションにおける時間と心拍の関係を示す

（文献 36 より引用）

③監視型持久力トレーニングの実際
【運動中の呼吸循環動態ならびに自覚症状のモニタリング】

　榊原記念病院では，**図 4-25** に示す運動記録表を使用し，経時的に呼吸循環動態のモニタリングを行っている．低リスクの患者では，基本的に運動処方の強度より開始し，5～10 分程度の間隔で血圧，心拍数（または）脈拍数，自覚的運動強度を評価する．一方，低左心機能（LVEF ＜ 40％）や心不全，心筋虚血，致死的不整脈を有する患者では，持久力トレーニング開始時に血圧や心拍数が適切に上昇しないことにより，病態が悪化する危険性がある．これらの患者では，運動処方よりもやや低い運動強度から運動を開始し，血圧，心拍数が適切に上昇していることを確認してから，目標とする運動強度まで漸増する．また，呼吸循環動態のモニタリングの間隔も低リスクの患者に比べてこまめに確認することが望ましい．

【運動時間，運動強度の調整方法】

　CPX による目標心拍数および運動強度が決定されていない患者では，身体機能および心疾患の重症度に準じて，低負荷の運動強度から開始する．運動耐容能が改善すると，同一運動強

	主運動 開始前	主運動 開始　分	主運動 開始 10 分	主運動 開始　分	主運動 終了時
血圧	／	／	／	／	／
脈拍					
RPE					
運動処方 強度	W ％× km/hr				処方変更印 W ％× km/hr
時間	分				分
種類	□アップライトエルゴ □トレッドミル □ダンス □リカンベントエルゴ □レジスタンストレーニング				
	□個別　□集団 □ストレッチなし	□ HIS 記録		理学療法士 看護師 印	医師印

図 4-25　運動記録表　　　　　　　　　　　　　　（榊原記念病院）

度に対する血圧，心拍数，自覚的運動強度が上昇しなくなる．そのため，血圧，心拍数が目標値以下で推移し，自覚的運動強度も Borg 指数 13 未満で経過するような場合は，運動時間または運動強度の漸増を検討する．

　高齢者や心不全患者などの低身体機能の症例では，運動強度の漸増に対する予備力が乏しいため，まず運動時間の延長，次に運動強度の増加のように運動量の漸増を図ることで，心臓や骨格筋に対する過度な負荷となりにくい．また，たとえ運動処方に基づく目標の運動強度でも，過度の血圧，心拍数上昇，強い疲労感が生じると，運動療法に対する意欲低下にもつながる可能性があるため，運動処方のとおりに運動療法を実施することも重要だが，運動療法を継続することに焦点を当てることも必要となる．そのため，運動療法が順調に進み，着実に運動療法の効果が表れていることを実感してもらい，身体活動に対するセルフエフィカシー（自己効力感）の向上を図ることも重要

である.

④非監視型持久力トレーニングの実際

【運動中の呼吸循環動態ならびに自覚症状のモニタリング】

　屋外歩行などの在宅運動療法においては，運動療法前後および運動療法中の呼吸循環動態ならびに自覚的運動強度のセルフモニタリングが重要となる．目標心拍数が決定している患者では，運動療法中に脈拍数を測定し，運動強度を確認することを指導する.

　脈拍数の測定は，橈骨動脈を触知し，腕時計やストップウォッチを確認しながら15秒間における脈拍数を測定し，4倍して脈拍数/分を算出する（心房細動の患者では，30秒間の脈拍数を測定し，2倍する）．運動療法中の脈拍数が目標心拍数に近接していれば運動強度は妥当と判断し，過不足があれば運動強度を調整する．橈骨動脈の触知が困難な患者では，上腕動脈や頸動脈を触知する．その他には，腕時計型，イヤーセンサー型などの脈拍計や，胸部に装着する心拍計を使用する方法もある．また，活動量計や万歩計を使用することで身体活動量を定量的に評価できることから，経時的な活動量の推移を確認することが可能である.

【非監視型運動療法実施中の注意点】

　非監視型運動療法における注意点としては，夏の炎天下，冬の早朝や夜間の屋外での運動は身体的な負担が大きいため，時間を調整して実施する．また，水分は運動前に予め摂取し，運動中や運動後にも補給する．特に高齢者では発汗が少なく，熱を発散しにくいことから，口渇感がなくても運動の経過時間に合わせて摂取する.

　屋外での胸部症状出現時に備え，氏名や緊急連絡先を記載したネームカードやリストバンドを携帯しておくとよい．症状出現時にはすみやかに運動を中止し，慌てずにニトログリセリンを舌下する．そのまま安静にし，5分経過しても改善がない，あるいは増悪する場合は，近くを通った人に依頼するか，ネームカードなどを見せて119番通報をしてもらう.

（安達裕一，齊藤正和）

2. レジスタンストレーニング

1) レジスタンストレーニングの目的と方法の選択

　近年では，急性期治療の領域においてもレジスタンストレーニングを実施することが考慮されるようになってきており[49]，個々の症例の病期（stage）や治療期（phase），そして身体機能に応じて，「何を目標／目的にトレーニングを実施するか」を考慮して，レジスタンストレーニング方法を選択する必要がある．レジスタンストレーニングは，トレーニングの目的により，正しいトレーニング方法を理解し，神経-筋の協調性を賦活するために行う「pre-training」，局所の有酸素運動能力の向上を目的に実施する「resistance/endurance training」，筋肥大を目的とする「strength training/muscle build-up training」に分類される[49]．

　心リハの日常臨床において，主に選択されるレジスタンストレーニングは，①トレーニングボールを用いたレジスタンストレーニング（ボールトレーニング），②トレーニングチューブを用いたレジスタンストレーニング（チューブトレーニング），③重錘負荷を用いたレジスタンストレーニング（重錘負荷トレーニング），④自重負荷を用いたレジスタンストレーニング（自重負荷トレーニング），⑤トレーニング機器を用いたレジスタンストレーニング（機器トレーニング）に分けられる．それぞれのトレーニング目標／目的に応じてトレーニング方法を選択し，原則，前述したレジスタンストレーニングの処方にもとづきながら実施する（**図 4-26**）．

2) レジスタンストレーニングを開始する前のチェックポイント

　レジスタンストレーニングは，持久力トレーニングに比べて関節や筋肉への負担が強いため，レジスタンストレーニングの適応基準の確認に加えて，トレーニングに関連する骨格筋の伸張性や疼痛の確認ならびに関節可動域や可動時痛の有無の評価を行うことが必須となる．また，レジスタンストレーニングに伴う骨格筋や関節の障害リスクを軽減する目的で，標的の骨格筋への血液量を増加し，骨格筋の筋温上昇作用がある準備体操やウォーミングアップを十分に実施することが重要である．

	pre-training	resistance/ endurance training	strength/ muscle build-up training
心疾患の病期（stage）	末期	◄─ ─ ─ ─ ─ ─►	早期
治療時期（phase）	急性期		回復期～維持期
身体機能 / 骨格筋力	身体機能障害 虚弱（フレイル）	◄─ ─ ─ ─ ─ ─►	身体機能低下・正常
ボール トレーニング	◎	○	△
チューブ トレーニング	◎	◎	○
重錘負荷 トレーニング	◎	○	△
自重負荷 トレーニング	◎	◎	○
ウエイトマシン トレーニング	◎	◎	◎

■ ◎：よい適応，　■ ○：適応あり，　■ △；不向き

図 4-26　レジスタンストレーニングの目的とトレーニング方法の選択

3）レジスタンストレーニングの実際

　本項では，日常臨床で汎用されている各種レジスタンストレーニングについて，その対象，方法，注意点などについて記述する．

（1）トレーニングボールを使用したレジスタンストレーニング（図 4-27）

　トレーニングボールを使用したレジスタンストレーニングは，閉鎖運動連鎖（closed kinetic chain：CKC）のレジスタンストレーニングに分類され，立ち上がりや階段昇降などで実際に使用される筋群と類似した筋活動と多関節運動による協調性を必要とする．そのため，集中治療管理中の患者や身体機能が低下している患者では，立ち上がりや歩行練習の準備（pre-standing/ pre-walking），もしくは下肢筋力低下や協調性低下の予防を目的として，ベッド上でのボールトレーニングが有用である．

【方　法】

　足下にトレーニングボールを設置し，トレーニング開始肢位が膝関節屈曲 45～60° 程度になるように患者の位置を調整す

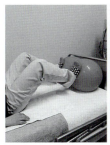
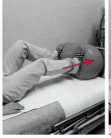
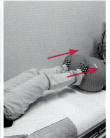

a．トレーニング開始肢位　　b．片脚トレーニング　　c．両脚トレーニング

図 4-27　ボールトレーニング

る．トレーニング肢位の保持のため，血行動態が安定していれ
ば，20〜30°程度ギャッチアップして実施する．呼気に合わせ
て，両脚もしくは片脚にて，1 回／秒程度のペースでレッグプ
レスを実施する．

【注意点】

　息こらえを避け，呼吸（呼気）に合わせてレッグプレスを実
施する．トレーニングの最終肢位は軽度膝関節屈曲位とし，完
全膝伸展位となることを避ける．持続点滴薬や人工呼吸器をは
じめ治療機器を装着している患者では，トレーニングに伴い点
滴のラインや治療機器のチューブなどが抜去されないように事
前に環境調整をすることが重要となる．

(2) トレーニングチューブを使用したレジスタンストレーニング

　トレーニングチューブを使用したレジスタンストレーニング
（チューブトレーニング）は，重錘を使用したトレーニングに
比べて，軽量で簡便に多種多様なトレーニングを実施できるこ
とが特徴である．一方，運動強度の調整では，選択するトレー
ニングチューブの厚みや太さに加えて，固定もしくは支点とな
る部位からのチューブの長さにより運動強度が変化するため，
運動強度の定量性に乏しいのが特徴である．そのため，できる
かぎり定量的な運動負荷のもとレジスタンストレーニングを施
行するためには，適切なトレーニングポジションおよび運動方
向の指導が重要となる．本項では，集中治療中の患者，重症心
疾患ならびに低身体機能例でも実施可能な，肘関節屈筋群およ

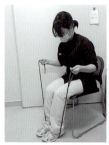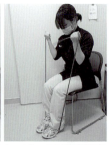

a．トレーニング開始肢位　b．トレーニング最終肢位

図4-28　上肢屈筋群のチューブトレーニング

び伸筋群のトレーニング，肩関節周囲筋群のトレーニング，膝
関節伸展筋群のトレーニングの4種類を紹介する．

①肘関節屈筋群のチューブトレーニング（図4-28）

【方　法】

　肘かけのない椅子に，背もたれに寄りかからずに腰かける．
トレーニングチューブを両側の足底で固定し，肘関節の屈曲伸
展運動を行う．肘関節を伸展する際も上肢の屈筋群の遠心性収
縮（eccentric contraction）を意識し，トレーニングチューブの
張力に抗しながらゆっくり肘関節を伸展する．

【注意点】

　肘関節を体幹に固定し肩関節の屈曲，外転運動が生じないよ
うに，肘関節の屈曲伸展運動のみ実施する．

②肘関節伸筋群のチューブトレーニング（図4-29）

【方　法】

　肘かけのない椅子に，背もたれに寄りかからずに腰かける．
トレーニングチューブを首の後ろに掛けて，両端を把持しなが
らトレーニングチューブの長さを調整し，肘関節の伸展運動を
行う．肘関節を屈曲する際も上肢の伸筋群の遠心性収縮を意識
し，トレーニングチューブの張力に抗しながらゆっくり肘関節
を屈曲する．

【注意点】

　腋を締めて肘関節を体幹に固定し，肩関節の外転や外旋運動
が生じないように，肘関節の伸展運動のみ施行する．

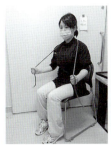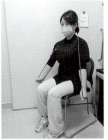

a．トレーニング開始肢位　　b．トレーニング最終肢位

図 4-29　上肢伸筋群のチューブトレーニング

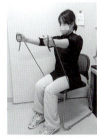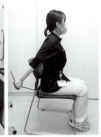

a．肩関節屈曲筋群の　　b．肩関節外転筋群の　　c．肩関節伸展筋群の
　チューブトレーニング　　　チューブトレーニング　　　チューブトレーニング

図 4-30　肩関節周囲筋群のチューブトレーニング

③肩関節周囲筋群のチューブトレーニング（図 4-30）

【方　法】

　肘かけのない椅子に，背もたれに寄りかからずに腰かける．トレーニングチューブを殿部〜大腿で固定し，肩関節の運動を行う．運動の方向は，①肩関節屈曲（前方への挙上），②肩関節外転（外側への挙上），および③肩関節伸展（背側への挙上）の 3 種類とする．すべての運動方向において肘関節は伸展位で実施する．

【注意点】

　肩関節外転運動（外側への挙上）を司る骨格筋は小筋群であり，肩最大筋力も低値となる．そのため，運動方向を変更する際にはトレーニングチューブの長さを再調整して，運動強度を

2-心臓リハビリテーションの実際の手法

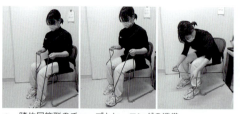

a．膝伸展筋群のチューブトレーニングの準備

図 4-31　膝伸展筋群のチューブトレーニング

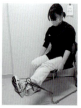

b．トレーニング最終肢位

変更する必要がある.

④膝関節伸展筋群のチューブトレーニング（図 4-31）

【方　法】

　椅子座位の肢位にてトレーニングチューブを片側の足底で踏み，下腿の前方で交差させる．交差させたトレーニングチューブを後方に引き，椅子の前脚に固定する．再度，下腿前面までトレーニングチューブを引き寄せてトレーニングチューブを固定し，片脚ずつ膝関節伸展運動を行う．膝関節を屈曲する際も膝関節伸展筋群の遠心性収縮を意識し，トレーニングチューブの張力に抗しながらゆっくり膝関節を屈曲する.

【注意点】

　開放運動連鎖（open kinetic chain：OKC）である本トレーニングでは，膝関節伸展運動の最後の 30° で特に剪断力（share force）が上昇することが知られている[50]．そのため，骨粗鬆症や変形性膝関節症などで膝関節の運動時痛がある患者では，膝関節伸展 −30° 程度までの関節運動にとどめることが勧められる.

(3) 重錘負荷を使用したレジスタンストレーニング

　重錘負荷トレーニングは，前述したチューブトレーニングと同様に OKC によるレジスタンストレーニングに分類され，非荷重位での単関節運動が中心となる．そのため，CKC による多関節にわたるトレーニングと異なり，標的の骨格筋を特異的にトレーニングすることができるのが特徴である.

　重錘トレーニングは，重錘の重さを調整して簡便に運動強度を変更することが可能であるが，同一の重量でも支点となる関節からの距離により骨格筋や関節にかかる運動負荷が異なるこ

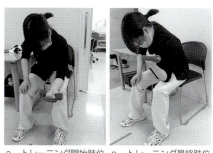

a. トレーニング開始肢位　a. トレーニング最終肢位

図4-32　肘関節屈筋群の重錘トレーニング

とに注意が必要である.

　本項では,チューブトレーニング同様に集中治療中の患者,重症心疾患ならびに低身体機能例でも実施可能な,椅子座位での肘関節屈筋群および伸筋群のトレーニング,肩関節周囲筋群のトレーニング,膝関節伸展筋群のチューブトレーニング4種類を提示する.

①肘関節屈筋群の重錘トレーニング（図4-32）

【方　法】

　椅子座位の肢位にて重錘を把持し,肘関節を大腿に固定する.肘を支点として肘関節の屈曲伸展運動を行う.肘関節を伸展する際も上肢の屈筋群の遠心性収縮を意識して,ゆっくり肘関節を伸展する.

【注意点】

　肘関節の屈曲伸展運動の際には,手関節は常に掌屈位で実施する.

②肘関節伸筋群の重錘トレーニング（図4-33）

【方法】

　椅子座位の肢位にて重錘を把持し,肘関節屈曲位で上肢を挙上する.反対側の上肢で上腕部を固定し,上方に向かい肘関節の伸展屈曲運動を行う.肘関節を屈曲する際も肘関節伸筋群の遠心性収縮を意識して,ゆっくり肘関節を屈曲する.

【注意点】

　肩関節の可動域制限や疼痛を有する患者では,体幹を前傾させて,**図4-33 c, d**のように,肩関節挙上を伴わない方法で行

〈肩関節の可動域制限や疼痛がない患者〉

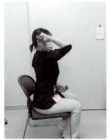 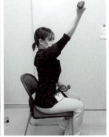

a．トレーニング開始肢位　b．トレーニング最終肢位

〈肩関節の可動域制限や疼痛がある患者〉

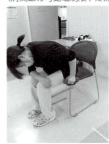 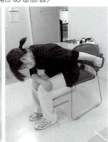

c．トレーニング開始肢位　d．トレーニング最終肢位

図 4-33　肘関節伸筋群の重錘トレーニング

うことを勧める．

③肩関節周囲筋群の重錘トレーニング（図 4-34）

【方　法】

　肘かけのない椅子に，背もたれに寄りかからずに腰かける．運動の方向は，①肩関節屈曲（前方への挙上），②肩関節外転（外側への挙上），および③肩関節伸展（背側への挙上）の 3 種類とする．すべての運動方向において肘関節は伸展位で実施し，トレーニング開始肢位に戻る際には，遠心性収縮を意識してゆっくり腕を下ろす．

【注意点】

　肩関節周囲筋群の重錘トレーニングでは，体幹を前後，左右に傾けることにより，見かけ上，肩関節の運動が行われているような代償動作が生じやすい．そのため，肩関節周囲筋群のト

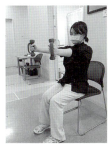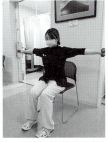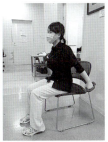

a．肩関節屈曲筋群の重錘　　b．肩関節外転筋群の重錘　　c．肩関節伸展筋群の重錘
　　トレーニング　　　　　　　　トレーニング　　　　　　　　トレーニング

図 4-34　肩関節周囲筋群の重錘トレーニング

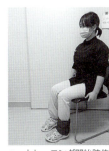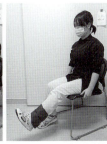

a．トレーニング開始肢位　　b．トレーニング最終肢位

図 4-35　膝関節伸展筋群の重錘トレーニング

レーニングでは，体幹は正中位を保持することを意識するように指導する．

④膝関節伸展筋群の重錘トレーニング（図 4-35）

【方　法】

　椅子座位の肢位にて下腿に重錘バンドを巻き，片側ずつ膝伸展運動を行う．膝関節を屈曲する際も大腿四頭筋の遠心性の筋収縮を意識しながらゆっくりと重錘を降ろすように膝関節を屈曲する．

【注意点】

　OKC である本トレーニングは，膝関節伸展筋群のチューブトレーニングでも前述した理由により[50]，骨粗鬆症や変形性膝関節症などで膝関節の運動時痛がある患者では，膝関節伸展

−30°程度までの関節運動にとどめることが勧められる.

(4) 自重負荷を使用したレジスタンストレーニング

自重負荷トレーニングの特徴は，トレーニングボールやトレーニングチューブ，重錘，そしてウエイトマシンとは異なり，トレーニングの際に特別な道具や機器が必要なく，いつでもどこでも実施可能であることが特徴である．一方で，自重負荷トレーニングはトレーニング開始肢位や運動方向により運動強度が容易に変化するため，適切な方法で施行できているか否かを頻繁に確認する必要がある．本項では，病棟から自宅まで汎用されている自重負荷トレーニングである，ハーフスクワットとカフレイズの2種類を提示する．

①ハーフスクワット（図4-36）

【方　法】

下肢筋力低下やバランス機能低下などが著明な患者では，**図4-36 a, b** に示すように，バランスが保持できるように上肢で支持が得られる方法を選択することが推奨される．一方，トレーニング開始肢位や運動強度の定量化のためには，**図4-36 c, d** に示すように壁に背中を接地して行う方法が推奨される．この方法で実施する際には，個々の患者の下肢筋力に応じて，足の位置や膝関節の屈曲角度を調整する．

【注意点】

CKC である本トレーニングでは，膝関節屈曲90°付近で，特に膝蓋大腿関節の圧迫力（compression force）が上昇することが知られている[50]．そのため，骨粗鬆症や変形性膝関節症などで膝関節の荷重時痛や運動時痛がある患者では，膝関節屈曲90°以上の深い膝関節屈曲を避けることが勧められる．

②カフレイズ（図4-37）

【方　法】

壁に手をついてバランスを保持しながら，**図4-37 a, b** に示すように踵の上げ下ろしを繰り返し実施する．踵を下ろす際も下腿三頭筋の遠心性収縮を意識しながらゆっくり行うように指導する．

【注意点】

効果的にカフレイズを施行するためには，踵を挙上して身体を上方に持ち上げる必要がある．一方，**図4-37 c** のように肘

〈上肢の支持が必要な患者のハーフスクワット〉

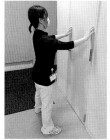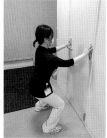

　a．トレーニング開始肢位　b．トレーニング最終肢位

〈上肢の支持が必要な患者のハーフスクワット〉

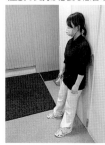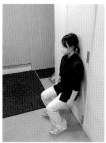

　c．トレーニング開始肢位　d．トレーニング最終肢位

図 4-36　自重負荷トレーニング（ハーフスクワット）

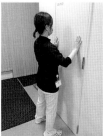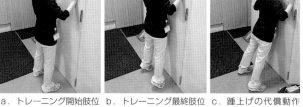

　a．トレーニング開始肢位　b．トレーニング最終肢位　c．踵上げの代償動作
図 4-37　自重負荷トレーニング（カフレイズ）　　　　　　　　（効果的なトレーニングにならない）

2-心臓リハビリテーションの実際の手法

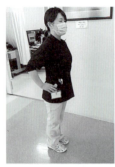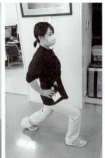

　a．トレーニング開始肢位　　b．トレーニング最終肢位
図 4-38　フロントレンジ

関節を屈曲して，重心を前方に移動すると，見かけ上踵が挙上する代償動作が生じてしまう．そのため，効果的にトレーニングをするためには，適切なトレーニングポジションおよび運動方向で実施できているかを確認することが重要となる．

③フロントレンジ（図 4-38）

【方　法】

　肩幅に両脚を開き，片脚を前に踏み出した肢位から，背筋を伸ばしながら身体を垂直に沈める．その際，踏み出した脚の方向は膝関節の方法と向きを揃え，後ろに残した脚は踵を上げてつま先立ちにする．そして，前に踏み出した前脚で床を押し戻し，トレーニング開始肢位に戻る．

【注意点】

　前方に踏み出す距離が短くても，身体を下ろした際に前方に踏み出したほうの膝が前方に出すぎてしまい膝の負担が増加するため，個々の患者の下肢筋力や体格に応じて前方に踏み出す距離を事前に調整して実施することが望ましい．前に踏み出した脚をトレーニング開始肢位に戻す際にも，体幹を前後に傾けないように背筋を伸ばしたまま実施するように指導する．

(5) ウエイトマシンを使用したレジスタンストレーニング（図 4-39）

　ウエイトマシンを利用したレジスタンストレーニングは，運動方法や関節運動の範囲，そして運動強度の再現性ならびに定量性が保たれているのが他のレジスタンストレーニングにない

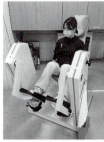 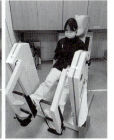

レッグプレス

a．トレーニング開始肢位　　b．トレーニング最終肢位

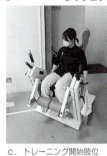 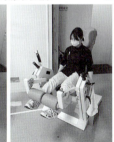

レッグエクステンション

c．トレーニング開始肢位　　d．トレーニング最終肢位

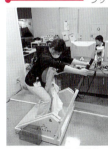 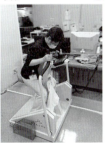

ラットプル

e．トレーニング開始肢位　　f．トレーニング最終肢位

図 4-39　ウエイトマシントレーニング

（つづく）

2–心臓リハビリテーションの実際の手法

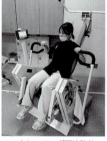 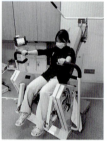

g．トレーニング開始肢位　　h．トレーニング最終肢位

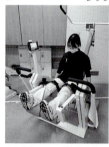 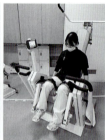

i．トレーニング開始肢位　　j．トレーニング最終肢位

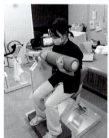 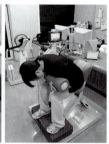

k．トレーニング開始肢位　　l．トレーニング最終肢位

●図 4-39　つづき

特徴である．また，ウエイトマシンを離床したレジスタンストレーニングでは，選択的に特定の関節運動や骨格筋力を強化するレジスタンストレーニング方法，各種マシンを順番に回りながら全身の骨格筋を強化するサーキットトレーニングが行われる．

本項では，筆者らが使用しているウエイトマシンのうち，主要な骨格筋群を強化するためのレジスタンストレーニング6種類を提示する．

【方　法】

ウエイトマシンは，適切な肢位以外でのトレーニングでは骨関節や骨格筋に障害を呈するリスクがあるため，それぞれのウエイトマシンごとにトレーニングポジションの設定が必要となる．運動強度の設定の前に，座面の位置や各アーム長の調整など，個々の身体特性に応じてトレーニングポジションを調整する．また，運動強度の設定も同様にそれぞれのウエイトマシンで設定する必要がある．レジスタンストレーニングの運動強度の設定（運動処方）については，前述した「4章1-2. レジスタンストレーニングの処方」（134頁）を参考にしていただきたい．運動強度の設定には，1 RMを測定し，その相対的負荷

氏名：　　　　　　上肢開始予定日　月　日

マシン		処方日 20　/　/						/		/		/		/		/	
		開始時：血圧・心拍						血圧：　/		血圧：　/		血圧：　/		血圧：　/		血圧：　/	
								心拍：		心拍：		心拍：		心拍：		心拍：	
		設定				重さ	回数	セット数	きつさ	セット数	きつさ	セット数	きつさ	セット数	きつさ	セット数	きつさ
①	レッグプレス	背もたれ						1		1		1		1		1	
								2		2		2		2		2	
②	シュラッグ（右上）	上レバー	下レバー					1		1		1		1		1	
								2		2		2		2		2	
	ディップ（左下）							1		1		1		1		1	
								2		2		2		2		2	
③	レッグカール（左下）	背もたれ自己調整	足パッド					1		1		1		1		1	
							15	2		2		2		2		2	
	チェストプレス（右上）							1		1		1		1		1	
								2		2		2		2		2	
④	レッグエクステンション	背もたれ自己調整	足パッド					1		1		1		1		1	
								2		2		2		2		2	
⑤	ラットプル	いす高さ						1		1		1		1		1	
								2		2		2		2		2	
⑥	アブドメン	いす前後	いす高さ	胸パッド	下レバー			1		1		1		1		1	
								2		2		2		2		2	
備考		終了時：血圧・心拍						血圧：　/		血圧：　/		血圧：　/		血圧：　/		血圧：　/	
								心拍：		心拍：		心拍：		心拍：		心拍：	
		確認印					PT	印		印		印		印		印	
							Dr.	印		印		印		印		印	

図4-40　レジスタンストレーニング実施記録用紙　（榊原記念病院）

量で運動処方が行われるが，特に高齢者や重症心不全患者では，1 RM の測定自体が困難な患者も少なくないのが現状である．そのため，レジスタンストレーニングの目的やリスク分類に応じて反復回数を決定し，自覚的な運動強度（Borg 指数 12〜13）を目安に運動強度を設定することも日常臨床では採用されている実施方法である．

【注意点】

適切なトレーニングポジションならびに運動強度で実施することが安全に施行するうえで最も重要なポイントであり，運動強度やトレーニングポジションの確認，そしてトレーニングに伴う自覚的運動強度の評価が可能なレジスタンストレーニング管理表（**図 4-40**）などを使用することが推奨される．胸骨正中切開を伴う心臓血管外科手術後患者では，胸骨へのシェアリングストレスの配慮から，術後 8 週間程度は上肢のレジスタンストレーニングを避けることが望ましい[50]．

（齊藤正和，安達裕一）

3. 冠危険因子の管理

1）冠危険因子

虚血性心疾患の一次予防ガイドライン 2012 年改訂版[51]にもとづいた冠危険因子を**表 4-15** に示す．

2）血圧管理

(1) 血圧測定・評価法

高血圧治療ガイドライン 2014[52]にもとづいて以下に述べる．まずは血圧とその測定法について，**表 4-16** にまとめた．

(2) 高血圧症，白衣高血圧症，仮面高血圧症（図 4-41）

わが国を含めた世界のガイドラインのいずれにおいても，140/90 mmHg 以上を高血圧症とすることは共通である．

高血圧基準値は診察室血圧，家庭血圧，24 時間自由行動下血圧（ambulatory blood pressure monitoring：ABPM）で異なる．診察室血圧値は 140/90 mmHg 以上，家庭血圧値は 135/85 mmHg 以上，ABPM は 130/80 mmHg 以上の場合に高血圧として対処する．診察室血圧と家庭血圧の間に診断の差がある場合には，家庭血圧による診断を優先させる．

白衣高血圧，仮面高血圧は，未治療者および高血圧治療中患

表 4-15　冠危険因子

1. 加齢（男性≧ 45 歳，女性≧ 55 歳）
2. 冠動脈疾患の家族歴（両親，祖父母および兄弟・姉妹における突然死や若年発の虚血性心疾患の既往と定義する）
3. 喫煙
4. 肥満（日本肥満学会の定義に従い，以下のいずれかを認める）
    ① BMI：body mass index ≧ 25
    ②ウエスト周囲径：男性≧ 85 cm，女性≧ 90 cm
5. メタボリックシンドローム（metabolic syndrome：MS）（診断基準検討委員会に従う）
6. 高血圧症（日本高血圧学会の定義に従う）
    収縮期血圧≧ 140 mmHg または拡張期血圧≧ 90 mmHg
7. 耐糖能異常（日本糖尿病学会の定義に従う）
    糖尿病型：以下のいずれかを認める.
    ①早朝空腹時血糖値≧ 126 mg/dL
    ② 75 g 糖負荷試験（oral glucose tolerance test：OGTT）2 時間値≧ 200 mg/dL
    ③ 随時血糖値≧ 200 mg/dL
    ④ HbA1 c ≧ NGSP 値 6.5%
    境界型：以下のいずれかを認める.
    ①空腹時血糖値≧ 110 mg/dL
    ② OGTT 2 時間値≧ 140 mg/dL
8. 脂質異常症（日本動脈硬化学会の定義に従い，以下のいずれかを認める）
    ①高 LDL コレステロール（LDL-C）血症（≧ 140 mg/dL）
    ②高トリグリセライド（triglyceride：TG）血症（≧ 150 mg/dL）
    ③低 HDL コレステロール（HDL-C）血症（< 40 mg/dL）
9. 慢性腎臓病（chronic kidney disease：CKD）（日本腎臓学会の定義に従い，以下のいずれかまたは両方が 3 カ月以上持続する）
    ①尿異常（特に蛋白尿の存在）
    ②糸球体濾過量（glomeruiar filtration rate：GFR）< 60 mL/min/1.73 m^2
10. 精神的，肉体的ストレス

*MS の診断基準
　内臓肥満蓄積（ウエスト周囲長：男性≧ 85 cm，女性≧ 90 cm，内臓脂肪≧ 100 cm^2 に相当）を必須にして，以下のうち 2 項目以上該当する.
　① TG ≧ 150 mg/dL かつまたは HDL-C < 40 mg/dL
　②収縮期血圧≧ 130 mmHg かつまたは拡張期血圧≧ 85 mmHg
　③空腹時血糖値≧ 110 mg/dL 以上

者の両方を対象とし，治療中高血圧患者の白衣高血圧状態は治療中白衣高血圧，仮面高血圧状態は治療中仮面高血圧と記載する.

　白衣高血圧は，高血圧患者の 15〜30％ に見られ，高齢者でその頻度が増加し，将来，高血圧と糖尿病に移行するリスクが高い.

　仮面高血圧は，正常域血圧の一般住民の 10〜15 ％，

表 4-16 血圧測定と評価法

測定法	・椅子に座って測定する. ・カフ位置は,心臓の高さに維持する. ・厚手のシャツ,上着の上からカフを巻いたり,厚地のシャツをたくし上げて上腕を圧迫した状態で血圧を測定しない. ・測定前に喫煙,飲酒,カフェインの摂取を行わない. <家庭内> ・朝:起床後1時間以内,排尿後,朝の服薬前,朝食前,座位1〜2分安静後. ・晩(就床):座位1〜2分安静後.
測定 回数	<診察室> ・安定した値(測定値の差が5 mmHg 未満)を示した2回の平均値を用いる. <家庭内> ・2回測定し平均値を用いるが,すべての測定値を記録する. ・1回のみ測定した場合,その血圧値を用いる. ・自発的に3回測定した場合,3回の測定値の平均とすることも可.
測定 装置	・上腕にカフ(腕帯)を巻いて測るタイプ(上腕型),手首で測るタイプ(手首型),指にはめて測るタイプ(指型)があるが,これらのうち,手首で測るタイプや指にはめて測るタイプの血圧計は測り方によって誤差が大きいため,上腕型が望ましい.
判定	・高血圧の診断は少なくとも2回以上の異なる機会における血圧値に基づく. ・高血圧,正常血圧,降圧薬効果判定には,週5〜7日の平均値を用いる.

＊初診時には,上腕の血圧左右差を確認する.
＊糖尿病や高齢者患者では,立位1分および3分の血圧測定を行い,起立性低血圧の有無を確認する.
＊不整脈(期外収縮)患者では,聴診法による血圧測定は収縮期血圧で過大評価,拡張期血圧で過小評価をもたらすため,3回以上の繰り返しの測定により不整脈の影響を除外する必要がある.
＊心房細動においては,徐脈傾向がなければ比較的平均的な測定値が得られるが,3回以上の繰り返しの測定が必要である.
＊自動巻き付け式血圧計を待合室などで使用する場合,カフが肘関節にかからないこと,カフの位置と心臓の位置が一致することなど,十分な指導と管理のもとで測定されなければ大きな誤差が生じる.
＊測定値に一喜一憂せず,勝手に降圧薬の中止や降圧薬の増減をしてはならない旨を指導する.

140/90 mmHg 未満にコントロールされている降圧治療中の高血圧患者の約 30％に見られる.未治療仮面高血圧患者の心血管リスクは持続性高血圧と同程度であり,高血圧と考える.

家庭血圧	ABPM	診察室血圧	
		140/90 mmHg 未満	**140/90 mmHg 以上**
135/85 mmHg 以上	130/80 mmHg 以上	仮面高血圧 治療中仮面高血圧 ＊早朝高血圧 （早朝血圧≧135/85 mmHg） ＊昼間高血圧 （昼間血圧≧135/85 mmHg） ＊夜間高血圧 （夜間血圧≧120/70 mmHg）	高血圧 ＊Ⅲ度高血圧 （180/110 mmHg 以上） ＊Ⅱ度高血圧 （160〜179/100〜109 mmHg） ＊Ⅰ度高血圧 （140-159/90〜99 mmHg）
135/85 mmHg 未満	130/80 mmHg 未満	正常域血圧 ＊正常高値血圧 （130〜139/85〜89 mmHg） ＊正常血圧 （120〜129/80〜84 mmHg） ＊至適血圧 （120/80 mmHg 未満）	白衣高血圧 治療中白衣高血圧

図 4-41 高血圧基準値

表 4-17 血圧管理目標

	診察室血圧	家庭血圧
75 歳以上	150/90 mmHg 未満 （忍容性があれば 140/90 mmHg 未満）	145/85 mmHg 未満 （忍容性があれば 135/85 mmHg 未満）
74 歳以下	140/90 mmHg 未満	135/85 mmHg 未満
糖尿病	130/80 mmHg 未満	125/75 mmHg 未満
慢性腎臓病	130/80 mmHg 未満	125/75 mmHg 未満
脳血管疾患 冠動脈疾患	140/90 mmHg 未満	135/85 mmHg 未満
急性大動脈解離	収縮期血圧 100〜120 mmHg	
慢性期大動脈解離	収縮期血圧 130〜135 mmHg 未満	
胸部大動脈瘤	収縮期血圧 105〜120 mmHg に維持	

（3）心疾患を合併する高血圧の治療

収縮期および拡張期の圧負荷の増大により，リモデリング（心室拡張，心筋肥大，心筋間質線維化）や冠動脈内皮障害が生じる．冠動脈硬化や心筋リモデリングの進展により，冠動脈疾患，心不全，不整脈，突然死が生じる．心疾患合併高血圧症においては血圧を十分に降圧することが重要である．

血圧の管理目標を**表 4-17**に，心血管疾患を合併する高血圧薬物治療を**表 4-18**に記述する．

2-心臓リハビリテーションの実際の手法

表 4-18　心血管疾患を合併する高血圧薬物治療

冠動脈疾患	a. 器質的冠動脈狭窄による労作性狭心症：抗狭心症作用をもつカルシウム拮抗薬（長時間作用型ジヒドロジピン系カルシウム拮抗薬，ジルチアゼム徐放剤）や内因性交感神経活性のないβ遮断薬（β_1選択薬と非選択薬に大きな差異はない）. b. 冠攣縮性狭心症：カルシウム拮抗薬. c. 発症 3 年以内の心筋梗塞／急性冠症候群，高度冠動脈狭窄を有する陳旧性心筋梗塞：内因性交感神経活性のないβ遮断薬. d. 低左心機能を有する心筋梗塞：レニン・アンジオテンシン（renin-angiotensin：RA）系阻害薬（ACE 阻害薬，アンジオテンシン II 受容体拮抗薬により左室リモデリングが抑制される.
心不全（収縮機能不全：EF 40% 以下）	a. 標準治療（RA 系阻害薬＋β遮断薬＋利尿剤）. ・RA 系阻害薬：心不全では RA 系が活性化されているため RA 系阻害薬による降圧効果が効果が大きいため，少量（各剤形の 1/4 ～1/2 錠）から開始漸増. ・β遮断薬：RA 系阻害薬使用の上で，少量（1/8～1/4 用量）より開始漸増. b. アルドステロン拮抗薬の追加により重症心不全の予後改善が期待できる. c. 十分な降圧が得られない場合は長時間作用型ジヒロトピリジン系カルシウム拮抗薬を追加（心不全患者の予後を増悪させない）.
心肥大	a. 心肥大の退縮には持続的かつ十分な降圧（130/75 ～ 79 mmHg 未満）が重要であり，現在，第一選択薬として用いられているどの降圧薬でもよい.
血管疾患	a. 急性大動脈解離では，すみやかな降圧作用のあるカルシウム拮抗薬（ニカルジピン，ジルチアゼム），ニトログリセリン，ニトロプルシドとβ遮断薬を組み合わせて持続注入し，迅速な降圧と鎮痛を必要とする b. 慢性期大動脈解離では，降圧目標値および降圧薬の選択について，確立されたエビデンスは少ないものの，β遮断薬が入院などの解離関連事故を減らすとの報告あり c. 胸部大動脈瘤では，厳格な降圧治療は重要であり，Marfan 症候群患者に対するβ遮断薬の投与が瘤径拡大抑制に有効であったとの報告あり d. 腹部大動脈瘤では，厳格な降圧治療およびβ遮断薬の効果についての確立されたエビデンスはないが，ACE 阻害薬が瘤の破裂を予防するとの報告あり

3）糖尿病管理

糖尿病の管理について，科学的根拠に基づく糖尿病診療ガイドライン 2013[53] の内容をまとめた.

(1) 糖尿病の臨床診断

糖尿病の臨床診断フローチャートを**図 4-42** に示す[54].

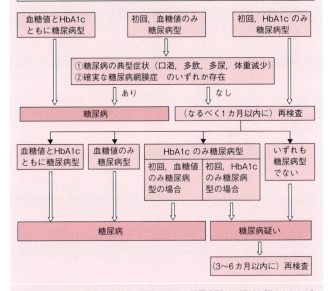

糖尿病型：空腹時血糖値≧126 mg/dL，OGTT 2 時間値または随時血糖値 ≧200 mg/dL，HbA1c（NGSP）≧6.5%のいずれかを満たす．
正常型：空腹時血糖値＜110 mg/dL かつ OGTT 2 時間値＜140 mg/dL
境界型：正常型にも糖尿病型にも属さないもの

| 血糖値とHbA1c ともに糖尿病型 | 初回，血糖値のみ 糖尿病型 | 初回，HbA1c のみ 糖尿病型 |

①糖尿病の典型症状（口渇，多飲，多尿，体重減少）
②確実な糖尿病網膜症　のいずれか存在

あり　　　　　なし

糖尿病　　　　　（なるべく1カ月以内に）再検査

| 血糖値とHbA1c ともに糖尿病型 | 血糖値のみ 糖尿病型 | HbA1c のみ糖尿病型 | | いずれも 糖尿病型 でない |

HbA1c のみ糖尿病型
| 初回，血糖値 のみ糖尿病 型の場合 | 初回，HbA1c のみ糖尿病 型の場合 |

糖尿病　　　　　　　糖尿病疑い

（3〜6カ月以内に）再検査

・別の日に行った検査で血糖値の基準を満たす糖尿病型が 2 回以上認められれば，糖尿病と診断できる．
・HbA1c のみの反復検査による診断は不可．
・血糖値とHbA1c が同一採血で糖尿病型であれば糖尿病と診断できる．
・正常型であっても 1 時間値≧180 mg/dLの場合には糖尿病型に悪化するリスクが高いので，境界型に準じた取り扱い（経過観察）などが必要である．

図 4-42　糖尿病の臨床診断のフローチャート

（文献 54 より引用）

（2）糖尿病治療の基本

　食事療法と運動療法，生活習慣改善を励行し，血糖値をコントロールする．
・目標：「HbA1c（NGSP）＜7.0％」（対応するおおよその血糖値は，空腹時血糖値＜130 mg/dL，食後 2 時間値＜180 mg/dL）．
・「HbA1c（NGSP）＜6.0％」は血糖値正常化の目標値であり，

低血糖などの副作用がなく、この値を達成できれば理想的な血糖コントロールである。青壮年者では、できるだけ、HbA1c（NGSP）＜6.0％を目標とすべきである。

・「HbA1c（NGSP）＜8.0％」は年齢、心血管合併症の既往や低血糖などの理由で治療の強化が難しい場合においても、最低限達成が望ましい目標値である。

・新ガイドラインから、従来の「優」「良」「可」「不可」の評価は削除された。

十分な食事療法、運動療法を2〜3カ月間行っても血糖コントロールが得られない場合には、経口血糖降下薬、グルカゴン様ペプチド（glucagon-like peptide-1：GLP-1）受容体作動薬療法やインスリン療法を行う。

・代謝障害が高度（随時血糖値 250〜300 mg/dL 以上）であれば、最初から薬物療法を考慮する。

・1型糖尿病、糖尿病合併妊娠、糖尿病昏睡、重篤な感染症、全身管理が必要な外科手術時はインスリン治療が絶対適応となる。

・HbA1c を指標にした血糖改善効果は、欧米においてはスルホニル尿素薬（sulfonylrea：SU 薬）、チアゾリジン薬、ビグアナイド薬などがほぼ同等であり、ナテグリニド（速効型分泌促進薬）、αグルコシダーゼ阻害薬はやや弱い。

・空腹時に比べ食後高血糖の改善作用が強い血糖降下薬は、速効型分泌促進薬、αグルコシダーゼ阻害薬、GLP-1 受容体作動薬、ジペプチジルペプチダーゼ -4（dipeptidyl peptidase-4：DPP-4）阻害薬である。

肥満を解消し（目標：BMI 22）、血圧や脂質管理を行う。また、禁煙を守る。

・減量前体重の約5％前後の減量を目安としつつ徐々に行う。たとえ目標を達成できなくとも、1 kg でも 2 kg でも減量すると糖尿病に関与する代謝の改善を認めることが多い。

・2型糖尿病患者で BMI ≧ 23 のものは蛋白尿が出現しやすい。

治療の目標は、急性・慢性の合併症の予防、合併症の治療とその進展抑制である。

4：心臓リハビリテーションの実践

4）脂質異常症の管理

脂質異常症の管理について，動脈硬化性疾患予防のための脂質異常症治療ガイド 2013 年版[55] の内容をまとめた．

（1）血清脂質の測定

空腹時採血（10〜12 時間以上の絶食後，水やお茶などカロリーのない水分摂取は許可，高齢者では脱水症状に注意）を行う．採血前日の飲酒は禁止する．

総コレステロール（total cholesterol：TC），TG，HDL-C，Fiedewald の式で LDL-C を算出（Fiedewald の式：LDL-C ＝ TG − HDL-C − TG/5）．

- 空腹時採血が必須条件であり，TG ＜ 400 mg/dL でしか適応できない．
- 食後採血や TG ≧ 400 mg/dL の場合には non HDL-C（TG − HDL-C）を使用し，その基準は LDL-C ＋ 30 mg/dL とする．

動脈硬化疾患予防ガイドライン 2012 年版では，LDL-C は Fiedewald の式で求めることが推奨されている．LDL-C 直接法は，TG が高いと真値とのズレが生じること，キット間のばらつきが大きいことから推奨されていない．

（2）絶対リスクによるカテゴリー分類と管理目標値の設定

絶対リスクにより，カテゴリー分類（**図 4-43**）を行い，これにもとづいた管理目標値の設定を行う（**表 4-19**）．

（3）脂質異常症の治療

- 生活習慣の改善（食事療法，運動療法，禁煙など）を十分に行っても，リスクに応じた脂質管理目標値が達成できない場合に，薬物療法を初めて考慮する．
- 冠動脈疾患患者や家族性高コレステロール血症（familial hypercholes terolemia：FH）の場合には，基本的に薬物療法が必要で，生活習慣の改善とともに薬物療法を考慮する．
- 高リスク群（カテゴリーⅢ）患者では，早期の薬物療法を考慮する．低リスク群（カテゴリーⅠ）であっても LDL-C ≧ 180 mg/dL が持続する場合には薬物療法を考慮する．
- TG ≧ 500 mg/dL の場合には，急性膵炎の発症リスクが高

	追加リスクの有無	
	追加リスクなし	以下のいずれかあり 1）低 HDL-C 血症（HDL-C < 40 mg/dL） 2）早発性冠動脈疾患家族歴（第 1 度近親者かつ男性＜ 55 歳，女性＜ 65 歳） 3）耐糖能異常
女性		
59 歳以下	カテゴリー I	カテゴリー II
60〜74 歳	カテゴリー II	カテゴリー III
男性		
0.5 未満	カテゴリー I	カテゴリー II
0.5 以上 2.0% 未満	カテゴリー II	カテゴリー III
2.0% 以上	カテゴリー III	カテゴリー III

* 75 歳以上は適用できない.
* 家族性高コレステロール血症（FH）は適用できない.

冠動脈疾患絶対リスク評価（男性）													
		非喫煙 男性							喫煙 男性				
		血清コレステロール（mg/dL）											
		179 以下	180 〜199	200 〜219	220 〜239	240 〜259	260 以上		179 以下	180 〜199	200 〜219	220 〜239	240 〜259	260 以上
収縮期血圧	(mmHg)													
	188 以上							60〜74歳						
	160〜179													
	140〜159													
	120〜139													
	119 以下													
	180 以上							50〜59歳						
	160〜179													
	140〜159													
	120〜139													
	119 以下													
	188 以上							40〜49歳						
	160〜179													
	140〜159													
	120〜139													
	119 以下													

10 年間の冠動脈疾患死亡率（NIPPON DATA 80 に基づく）	
	2% 以上
	0.5 以上 2% 未満
	0.5%未満

図 4-43　絶対リスクによる脂質異常症のカテゴリー分類

表 4-19 脂質異常症のカテゴリー分類にもとづく管理目標値

管理区分	脂質管理目標値（mg/dL）			
	LDL-C	HDL-C	TG	non HDL-C
カテゴリー I	< 160	≧ 40	<150	< 190
カテゴリー II	< 140			< 170
カテゴリー III	< 120			< 150
糖尿病	< 120			< 150
慢性腎臓病（CKD）				
心原性脳梗塞				
末梢動脈疾患（PAD）				
冠動脈疾患の既往	< 100			< 130

- 食後採血や TG ≧ 400 mg/dL の場合には non HDL-C（TG － HDL-C）を用いる.
- non HDL-C の管理目標は，高 TG 血症の場合には LDL-C の管理目標を達成したのちの二次目標である.

いため，食事指導とともに薬物治療を考慮する.

脂質異常症薬物療法の実際

【LDL-C が高い場合】

a．スタチン：HMG-CoA 還元酵素阻害薬 → 第一選択

b．小腸コレステロールトランスポーター阻害薬（エゼチミブ）

c．レジン：陰イオン交換樹脂（コレスチラミン，コレスチミド）

d．ニコチン酸誘導体（トコフェロールニコチン酸エステル，ニセリトロール，ニコモール）

e．プロブコール（プロブコール）

- 高 LDL-C 血症に対する第一選択薬はスタチンである.
- スタチンは催奇形性の可能性が報告されており，妊娠中あるいは妊娠の可能性がある女性においては，レジンが第一選択薬となる.
- 単剤で開始し，効果不十分であれば，増量または併用を考慮する．特にスタチン＋レジンまたはエゼミチブの併用は有効である.
- 高リスクの高 LDL-C 血症において，スタチンとイコサペント酸エチル（eicosapentaenoic acid：EPA 製剤）の併用療法による冠動脈疾患，非心原性脳梗塞の予防効果が日本人

で認められている.

【LDL-C と TG が高い場合】

a．スタチン，エゼチミブあるいはフィブラート系薬
  ・各種薬剤単独で効果不十分な場合には併用療法を考慮する.
  ・フィブラート系薬剤は，血清 Cr $\geqq$ 1.5 mg/dL では少量投与または投与間隔を延長し，血清 Cr $\geqq$ 2.0 mg/dL では投与禁忌である.

b．スタチンとフィブラート系薬の併用
  ・腎機能障害者では併用禁忌，横紋筋融解症には要注意である.

c．スタチンとニコチン酸誘導体の併用
  ・肝障害には要注意である.

【TG が高い場合】

a．フィブラート系薬
b．ニコチン酸誘導体
c．イコサペント酸エチル（EPA 製剤）
d．ω-3 脂肪酸エチル
  ・低 HDL-C 血症を伴わない高 TG 血症に対する薬物療法の心血管イベント抑制効果は，明らかでない.

（及川惠子）

4. 肥満への対応

1）肥満の成因，治療概念

　肥満の成因として，過剰なエネルギー摂取とエネルギー消費量の低下による単純性肥満と，内分泌ホルモンやステロイドなどの薬剤による症候性肥満があげられる．特に疾患者ではさまざまな肥満の要因があり，まず症候性肥満の鑑別として，内分泌性や薬剤性などの基礎疾患を除外しておく必要がある．本項では，主に単純性肥満への対応について述べる．

　心疾患に合併する肥満は，内臓脂肪を中心とするメタボリックシンドローム（metabolic syndrome：MS）の基本病態であり，インスリン抵抗性に起因する高インスリン血症をまねき，同時に脂肪細胞からのサイトカインなどによる炎症作用などにより動脈硬化は促進される．したがって心リハにおける肥満治療は

最も基本的で重要な対応となる[56].

　一方，肥満治療において治療側は治療効率を求めるあまり，過剰な目標設定や叱咤激励をすることがあり，そのことがかえって患者の治療意欲を下げたり，一時的な減量によるリバウンドにつながることになるため，行動医学的アプローチが重要となる[57]．この行動医学的手法として認知行動療法は有用であり，紙面の都合上十分な解説は困難であるが，一部紹介する．

2）肥満治療の手法

（1）ステージ分類

　肥満介入において重要なことは，肥満患者の減量に対する認識の把握であり，これはステージ分類として評価される．このステージ分類は，肥満治療において基本的でかつ最初に行うべき評価であり，その利用価値は大きい（**図 4-44**）．すなわち，肥満患者の減量に関する認識を確認し，その認識の程度によりその後の治療方針を機械的に選択できるため，治療側にとっても有用な手法である（**表 4-20**）．唯一の弱点は，無関心期への介入であり，情報提供のみとなるため，その効果は他のステージに比べてやや見劣りする．しかし，心リハ現場では定期的に肥満患者とコミュニケーションをとることが可能であり，定期的な情報提供や経過において関心期に移行する可能性は十分にあり，常に患者のステージ分類を確認し，関心期への移行を見逃さないことが重要である[58].

【目標設定】

　関心期以上のステージでは，生活習慣の問題点の抽出および，その問題点から修正すべき改善ポイントを抽出し，行動目

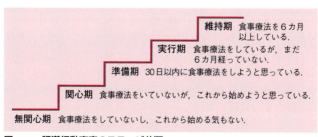

図 4-44　肥満行動変容のステージ分類

表 4-20　ステージに即した具体的指導法

維持期	継続できていることを確認 ・運動のセルフモニタリング ・より高度なテクニックの紹介
実行期	継続できるようにフォローする ・できていることを賞賛する ・頻度や強度のステップアップ
準備期	達成可能な行動目標を検討する ・できそうなことを計画し，実行してみる ・問題点の修正
関心期	行動変容に対する自信をもってもらう ・運動することを阻害する因子 ・日常活動量を上げるような行動の紹介
無関心期	行動変容の必要性を伝える

・「少しはできそうだな」と患者が思える目標
・「やってみたい」と患者が思える目標
・自己効力感（self efficacy）を高められる目標設定
・効果にこだわらない（スモールステップ）

個人行動変容ステージ，主体性に合致した
行動目標の設定

図 4-45　行動目標の設定

標として設定することがプロセスとしてあげられる．この行動
目標の設定において，行動医学的アプローチをスタッフが理解
しておく必要がある．すなわち，肥満治療においてスタッフ
は，減量に結び付く直接的，効果的な行動目標を選びがちであ
るが，この行動目標の設定においては，肥満者の主体性を最優
先することが重要である．言い換えれば，たとえ減量には効果
的と思われても，肥満者が実際にできそう，やってみたい，と
思わないかぎりその目標はただの絵物語になってしまう可能性
が大である．したがって，治療スタッフが目標を与えるのでは
なく，あくまでも肥満者自身ができそう，やってみたい，と思
う目標を選択させることが重要である（図 4-45）．たとえ，減
量効果が他の目標に比べて不十分な目標であっても，まず目標
を達成し肥満者の自己効力感を向上させることを第一として目
標を設定することが大切なのである．

表 4-21　食行動質問表

〈食べ方〉
・早食いである＝よく噛まない
・朝食をとらない
・夕食をとるのが遅い
・夜食をとることが多い

〈食べる習慣〉
・外食や出前が多い
・菓子パンをよく食べる
・スナック菓子をよく食べる
・料理が余るともったいないので食べてしまう

〈食べる環境〉
・身の回りにいつも食べ物を置いている
・外食や出前をとるときは多めに注文してしまう
・食料品を買うときには，必要量よりも多めに買う
・空腹や満腹感がわからない

（文献 59 より一部抜粋）

逆に初期の目標設定で患者のモチベーションが必要以上に高い場合，行動目標の設定に関しても高い目標を選択しがちである．その結果，1日1万歩や，毎日フィットネスクラブに通うなどの高い目標を設定してしまうので，指導者としては過剰な目標設定にならないよう注意する必要がある．この過剰・高度な目標は，結局目標倒れに終わることが多く，その結果，肥満者の自己効力感は低下し，行動変容の妨げや認知の歪みの一因となる可能性があり注意が必要である．

また関心期以上のステージで，最も簡単でかつ一定の効果が期待できる介入法として，食行動への介入があげられる．この食行動は，食品別のカロリー計算や食事内容の分析などを必要とせず，比較的簡単に食事摂取カロリーの軽減が得られるため，栄養士が常時現場に介入できる状況が少ない心リハの現場では非常に有用な手法となる．具体的には，**表 4-20** に上げる食行動質問表により食行動パターンを把握し，食行動を修正することで一定の摂取カロリーの低下が得られ，減量が可能となる[59]．

3）セルフモニタリングによる自己効力感の確認

前述の主体性のある，かつ自己効力感の得られる目標設定

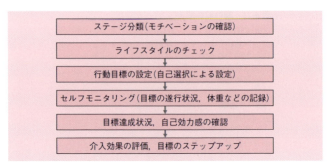

図 4-46　認知行動療法による肥満治療ストラテジー

で，初期には一定の減量は可能であるが，減量を継続させるためには，さらなる手法が必要である．それがセルフモニタリングという自己記録法である．具体的には個人の歩数，体重，食事記録などが重要なセルフモニタリング項目となる．多くの場合，紙媒体に歩数や体重を記録することとなるが，筆者らは在宅無線 LAN による自動体重測定や歩数記録システムも開発している[60]．これらの記録は，指導者のみならず記録者自身が自分で確認し，経過を評価する基本データとなる．

　このセルフモニタリングの記録ができ，自分の行動とその行動による変化（体重や血糖）がリンクすることで，自身の行動とその体重の変化が具体的結果として認識されることになる．この認識（気づき）が，さらなる行動変容を起こさせる動機となる．すなわちここで初めて自身の行動と結果が達成感（自己効力感）として認識され，認知行動療法の形式が成立することになる（図 4-46）．

　ここで重要なことは，個人で記録し評価する場合，日常行動と体重などの結果を客観的にリンクして評価することに気づかなかったり，また記録以外の行動（たとえば宴会やその他の日常的なイベント，ストレス）が隠れていることが多く，これらのイベントなどとのリンクに気づきにくいことである．そのため，個人の記録と行動目標の遂行状況との見直しや評価を第三者として客観的に評価し，本人に確認，フィードバックすることが有用となる．

　繰り返しになるが，ここで最も重要なことは，このセルフモ

ニタリングの記録や行動目標の遂行状況を確認し，本人にフィードバックする指導者がこの認知行動療法を理解しているか否かである．すなわち，決して記録や行動ができていないことを指摘するのが目的ではないということである．ここで単なる記録の不備や達成状況の指摘，判定のみで終わると，この認知行動療法は成立しないことをすべてのスタッフが十分に理解しておく必要がある．

4) 介入効果の評価，目標のステップアップ

　行動変容が生じ，減量効果が得られても，1つの行動目標で得られる結果には限界がある．同時に初期の行動目標がある程度達成されてくると，その行動目標の維持と同時にさらなる効果を期待できる次の行動目標が必要になってくる．特に介入初期の自己効力感が低い場合，あえて（得られる効果の）低い（しかし実行はしやすい）行動目標を設定していることがあり，その効果には限界がある．したがって，ある程度の行動目標が達成できた段階で，次の行動目標を設定していくことも重要である．この作業は自分では気がつきにくく，第三者として積極的にアドバイス，フィードバックする必要がある．同時に初期の行動目標が継続して実行され，確実に生活習慣の一部として習性化できるように工夫する必要がある．具体的には行動目標が恒常的に施行できるよう定期的なチェック，セルフモニタリングも重要となる．そのうえで，次の行動目標を設定＝ステップアップしていくことが重要である（**図 4-46**）．

　以上，心リハにおける行動医学（認知行動療法）に基づいた肥満の対応法について述べた．より詳細な目標設定の内容，認知行動療法，肥満チーム医療については筆者らの文献を参照いただければ幸いである[61, 62]．

（木村　穣）

5. 栄養・食事指導

　心リハの対象となる心血管疾患の栄養療法・食事指導を考えるとき，動脈硬化を基盤とするものと心不全に伴うものに分けることができる．前者は生活習慣病に起因し，メタボリックシンドローム（MS）に代表される過栄養が問題となる．後者で

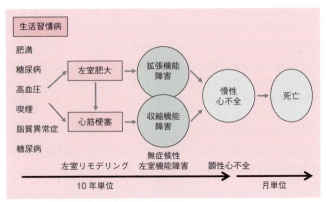

図 4-47　生活習慣病と心血管病との関係

（文献 64 より引用改変）

はナトリウム制限・水分管理とサルコペニア（sarcopenia）に代表される低栄養について考える必要がある.

1）生活習慣病と心不全 [63]

　ACC/AHA ガイドラインによると，生活習慣病は心不全の高リスク群の Stage A に分類され，高血圧，脂質異常症，糖尿病の治療と生活習慣の是正（禁酒，禁煙，運動，減塩食）が推奨されている.　Vasan らは生活習慣病と心血管病の関係を時間軸で提示した（**図 4-47**）[64].　心不全患者では，一般住民より MS の割合が男性で約 4 割，女性で約 2 割と 2 倍多く，代謝異常症の関与が高く，生活習慣病管理は心不全においても重要である.　高齢者は心臓拡張能が低下し，拡張不全による急性心不全を呈することがあるが，若年者より高齢者で心筋の中性脂肪の蓄積が多く，カロリー制限で拡張能が改善するとの報告があり，MS の改善は心不全発症を防止する可能性がある.

2）動脈硬化に対する栄養療法・食事指導 [65]

　動脈硬化に対する食事指導の推奨項目を**表 4-22** に示す.

（1）エネルギー必要量の算出

　基礎代謝量に身体活動レベルを加味し，算出する.　身体活動レベルは（Ⅰ）低い（1.5），（Ⅱ）ふつう（1.75），（Ⅲ）高い（2）に分ける.　一般的に標準体重に 25〜30 kcal/kg で算出し，肥満の場合は 20 kcal/kg，重労働者では 35 kcal/kg 以上とする.

表 4-22　動脈硬化に対する食事指導の推奨項目

成分	動脈硬化性疾患予防ガイドライン 2012 年版 （日本動脈硬化学会）
エネルギー	標準体重を維持するエネルギー量（身体活動量も考慮） （肥満者：総エネルギー摂取量を減らす．特に糖質と飽和脂肪酸を控える）
炭水化物	摂取エネルギーの 50～60％
食物繊維	摂取を増やす
脂 質	総エネルギーの 20～25％
コレステロール	200 mg/ 日以下
飽和脂肪酸	総エネルギー比 4.5％以上 7％未満
n-3 系 多価不飽和脂肪酸	積極的な摂取
トランス脂肪酸	摂取を避ける
塩分相当量	6 g/日未満を目標
アルコール	25 g/日以下

Weir の式〔エネルギー消費量（kcal）＝3.9×酸素摂取量＋ 1.1×二酸化炭素排泄量〕を用いて呼気ガス分析で推定できる．

(2) 脂　質

　総エネルギーの 20～25％とされ，20％以下になると糖質摂取が増え，中性脂肪が増加する．固形の肉の脂身やバターの飽和脂肪酸と，液体の魚や植物油の不飽和脂肪酸に分けられ，飽和脂肪酸は LDL-C を上昇させ，HDL-C を低下させて冠動脈疾患を増加させる．不飽和脂肪酸は n-6 系の植物油のリノール酸と n-3 系の植物油のαリノレン酸，魚油の EPA，ドコサヘキサエン酸（docosahexaenoic acide：DHA）であり，生体内で合成できない必須脂肪酸である．EPA（eicosapentaenoic acid，エイコサペンタエン酸）は冠動脈疾患患者で心血管イベントを減少させる．ハードマーガリン，ショートニングに含まれるトランス脂肪酸は冠動脈疾患のリスクを高めるので摂取を避ける．

(3) 塩　分

　高血圧患者では塩分排泄の血圧閾値が高く，過剰摂取は早朝高血圧をきたし，心血管疾患の発症に関与する．塩分制限は 6 g 未満が推奨されるが，カリウムの摂取で排泄が助長され，

表4-23　減塩のポイント

①新鮮な材料を選ぶ	新鮮な食品は旨みがあり，薄味でもおいしく食べられる．
②香辛料・香味野菜を利用する	こしょう，唐辛子，カレー粉，わさびなどの香辛料やねぎ，しそ，にんにく，しょうがの香味野菜で味にメリハリをつける．
③酸味を利用する	酢，レモンなどの柑橘類は素材のもつ塩気を引き立てる．
④味つけは重点的につける	すべてのおかずを薄味にすると味がぼやけるので，味に濃淡をつける．
⑤表面に味をつける	塩味は舌に触れたときに感じるので，味を中までしみ込ませず表面にからめるように調理する．
⑥食卓に調味料を置かない	手近なところに調味料があると，ついつい使うので手近なところに置かないようにする．
⑦めん類の汁は残す	汁の中には塩分が多く含まれるので，できるだけ残す．
⑧加工食品は控える	漬物，佃煮，干物，ハムなどの加工食品は塩分を多く含むので，新鮮な食材に替える．
⑨外食は1日1回にする	1日2回の外食は，塩分のとり過ぎになり，また栄養素のバランスも偏る．

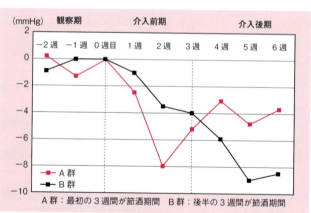

図4-48　節酒による降圧効果の検討

（文献66より引用）

味噌の摂取が塩分排泄量を増加したとの報告がある．減塩のポイントを表4-23に示す．

（4）アルコール

　過度のアルコール摂取は血圧を上昇させる．上島は節酒の降圧効果を報告している（図4-48）[66]．心筋梗塞患者の大量飲酒

者は，退院後飲酒量が増加し，さらに塩分摂取も増加するとの報告がある．

3）心不全の栄養療法，食事指導 [67, 68]

（1）ナトリウム制限・水分管理

　全細胞外液量は体内ナトリウム量で規定されるため（食塩1gで200〜300 mL体液が増加），重症では1日の食塩量3g以下の厳格な塩分制限が必要である（1日3g減塩で心事故発生を10〜15％減少する）．軽症では厳格な制限は不要であり，1日およそ7g以下程度とし，高齢者では過度のナトリウム制限が食欲を低下させ栄養不良となるため，適宜調節が必要である．軽症では自由水の排泄は損なわれず水分制限は不要で，重症で希釈性低ナトリウム血症をきたした場合に水分制限が必要となる．

（2）急性期栄養管理

　血行動態や利尿が安定するまで，栄養摂取を目的とした経口摂取は控えることがガイドラインで推奨されている．カテコラミン投与中でも循環動態が安定していれば経管栄養は可能であるが，腸管蠕動低下症状（腹部膨満，胃液逆流，便秘）に注意する．腸管の免疫機能を保ち，bacterial translocation を防止し，感染症のリスクを低下させるため早期経腸栄養が推奨される．長期の循環管理の場合，日常のリズムと精神の安定を目的として少量の経口摂取は早期から開始し，動脈血の酸素化が良好なら経口摂取の開始は可能である．腸管浮腫で食欲が低下し，経口摂取が困難なら中心静脈栄養を行い，誤嚥のリスクが高いときは経鼻経管栄養を考慮する．1日の摂取エネルギー量は体重あたり20〜25 kcal を目標とし，中心静脈栄養では急激な投与エネルギー増加は肝機能障害を惹起するので，徐々に目標エネルギーに近づける．高齢者に急速にエネルギー投与すると低リン血症のため，意識障害，心不全，呼吸不全を呈する refeeding syndrome を起こすので，血清リン値の監視が必要である．

　低アルブミン血症（血清アルブミン値 2.5 g/dL 未満）では血管内脱水となり，利尿薬の効果を減弱させる．蛋白合成には十分なエネルギー投与が必要で，少なくとも1日100gのグルコースを投与し，蛋白の異化を防ぐ．内臓脂肪の過剰蓄積は心機能を低下させるので BMI が30以上では減量が必要で，減量

を意図せず6カ月間で6％以上体重が減少する場合，低栄養（心臓悪液質：cardiac cachexia）を疑い，積極的な栄養補給を行う．

ビタミン，微量元素の不足は心不全の原因となるのでモニタリングと補充が必要である．ビタミン B_1 不足により，乳酸やピルビン酸が蓄積して心機能が低下し，利尿薬の使用などで助長される．ビタミンCは抗酸化作用があり，心不全時で低下し血管内皮機能低下を防ぐ．カルシウム，マグネシウム不足は不整脈の原因となるため，定期的に測定する．セレン欠乏は長期中心静脈栄養患者で見られ，心機能を低下させ，心不全や重症不整脈が出現するが，早期介入しないと不可逆性の障害となる．他に筋肉痛，爪床の白色化，免疫力低下を呈し，注射薬がないため院内製剤で調整するか含有の多い栄養剤を使用する．脂肪乳剤（必須脂肪酸の補給となる）は水分制限が必要なときエネルギー補充のため使用するが，敗血症では禁忌であり，脂肪酸は心機能を低下することがあるので投与スピードの管理や中性脂肪，コレステロール，肝機能のモニタリングが必要である．

(3) 遵守のための方法[65]

食行動質問紙（表4-24）は，認知行動療法として患者自身に現在の状況に気づいてもらい，見える化で食行動の改善を促す効果がある．塩分に関しては尿中ナトリウムを測定することで塩分摂取量を把握したり，塩分味覚閾値を評価したり数値化することで具体的な指導ができる体制を整える．

(4) 心不全と栄養指標

心疾患患者や心不全患者の栄養指標と予後の検討から，最近，CONUT score（血清アルブミン値，TC値，総リンパ球数から算定）が高い低栄養心疾患患者の予後が悪いと報告された[69]．また，心機能が保たれた心不全患者でGNRI（Geriatric Nutritional Index；血清アルブミン値，BMIから算出）が低い低栄養患者は退院時Barthel指数が低く，生存率も低下した[70]．ただし，急性期で炎症が強い場合は前述の栄養指標は指標として不適で，APACHEスコアやSOFAスケールなど呼吸循環動態や肝腎機能，意識レベルなどの指標が栄養管理の参考となる．

栄養指標

CONUT（Controlling Nutritional Status）score は表①から算定される．また，GRNI は「14.89 × 血清アルブミン値（g/dL）＋ body mass index（BMI）/22」で算定される．この二つの指標は慢性期の栄養評価に主に用いられる．

一方，APACHE（Acute Physiology and Chronic Failure Evaluation）スコアや SOFA（Squential Organ Failure Assement）スケールは，集中治療管理で用いられる．APACHE は total acute physiology score（体温，血圧，心拍数，呼吸数などの 12 の生理学的変数）＋age profile（44 歳以下を 0 点，それ以上を 10 歳ごとに点数配分）＋chronic failure scale（慢性併存疾患の有無，手術の緊急性で算定）で求められる．SOFA（表②）も血行動態や臓器障害で評価するものであり，二つの指標は急性期重症患者の栄養管理を考慮する場合に参考になる．

表① CONUT score の算定方法

血清アルブミン値（g/dL）①	≧ 3.5	3.0 ～ 3.49	2.5 ～ 2.99	＜ 2.5
スコア①	0	2	4	6
総リンパ球数（/μL）	≧ 1600	1200～1599	800～1199	＜ 800
スコア②	0	1	2	3
総コレステロール値（mg/dL）	≧ 180	140～179	100～139	＜ 100
スコア③	0	1	2	3
栄養レベル	正常	軽度異常	中等度異常	高度異常
CONUT score（①＋②＋③）	0～1	2～4	5～8	9～12

表② SOFA スケールの算定方法

スコア	0	1	2	3	4
			臓器障害	臓器不全	
呼吸 PaO_2/FiO_2	＞ 400	≦ 400	≦ 300	≦ 200	≦ 100
腎 Cr(mg/dL) or 尿量	＜ 1.2	1.2～1.9	2.0～3.4	3.5 ～ 4.9 or ＜ 500 mL/day	≧ 5.0 or ＜ 200 mL/day
肝 総ビリルビン値（mg/dL）	＜ 1.2	1.2～1.9	2.0～5.9	6.1 ～ 11.9	≧ 12.0
心血管 低血圧	低血圧なし	平均動脈圧 ＜ 70 mmHg	ドパミン ＞ 5 μg/kg/h or ドブタミン 使用	ドパミン ＞ 5 μg/kg/h エピネフリン ≦ 0.1 μg/kg/h ノルエピネフリン ≦ 0.1 μg/kg/h	ドパミン ＞ 15 μg/kg/h エピネフリン ＞ 0.1 μg/kg/h ノルエピネフリン ＞ 0.1 μg/kg/h
凝固系 血小板数（/μL）	＞ 15 万	≦ 15 万	≦ 10 万	≦ 5 万	≦ 2 万
中枢神経 Glasgow Coma Scale	15	13～14	10～12	6～9	＜6

（折口秀樹）

表 4-24　食行動質問紙

		できない	かなり難しい	何とかなりそう	できる，すでにできている
1	ご飯の量を茶碗 1 杯にしている	1	2	3	4
2	よく噛んで食べている	1	2	3	4
3	栄養のバランスを考えて食事している	1	2	3	4
4	野菜は 1 日 5 皿（1 皿 70 g で合計 350 g）で食べている	1	2	3	4
5	夕食の主菜（メイン料理）は手のひら 2 つぶんの量である	1	2	3	4
6	間食は 1 日 100 kcal 以内にしている	1	2	3	4
7	食べること以外にストレス発散方法をもっている	1	2	3	4
8	清涼飲料水（ジュース，缶コーヒー，スポーツドリンク）は飲まない	1	2	3	4
9	宴会や寄り合い，盆や正月など，人が集まるときでも食べる量は調整している	1	2	3	4
10	もう少し食べたいな，と思うところで食事をストップしている	1	2	3	4

（文献 65 より引用）

（5）ビタミン D と心血管疾患

　サルコペニア高齢者ではビタミン D の摂取量が少ないとされている．インスリン様増殖因子-1（insulin-like growth factor-1：IGF-1）やテストステロンは筋肉のサテライト細胞に働き蛋白合成を促進するが，ビタミン D は筋肉のレセプターに結合し蛋白合成を亢進し，サルコペニアの改善が期待される．高齢者の運動療法による筋肉量の増加効果がビタミン D 付加により促進されるとの報告があり，心不全患者での検討が望まれる．ビタミン D は炎症，レニン・アンジオテンシン・アルドステロン系や心筋リモデリングを抑制し，心不全を予防する効果があり，血管内皮での酸化ストレスの減少，血管平滑筋増生を抑制し，心血管疾患を予防することが期待される．

（折口秀樹）

6. 生活指導

1) 心臓リハビリテーションにおける生活指導とは

心血管疾患は生涯にわたり，つきあっていかなくはならない慢性疾患であり，再発予防のため多くの場合，生活習慣の修正（再編成）が必要である．

患者およびその家族は，患者自身が自分の病気を日常生活のなかで管理していくために，自分の病気や治療について理解し，必要な知識と技術を身につけていく，すなわち自己管理すること（セルフマネジメント）が求められる．医療者は患者の自己管理をサポートするために，患者とともに考え，患者の生活に必要な知識・技術について多職種で協働して支援・指導していく．

2) 生活指導のプロセス

生活指導は，患者の心機能を中心とした身体的，心理社会的アセスメントから学習状態に関するアセスメント，指導計画，指導の実際，評価という一連のプロセスをたどる[71]．

(1) アセスメント

生活指導にあたり，心身ともに，医療者の説明・指導を理解できる状態であるか，まず患者の学習に関する準備状態についてアセスメントする．

①学習の準備状態のアセスメント

- **身体状況について**：特に急性期では，症状から生じるさまざまな苦痛，処置や治療に伴う疼痛，低酸素状態，電解質の異常など，睡眠障害など身体的ストレスがかかっている．
- **心理・社会的状況について**：突然の発症に伴う心理的ストレス，家庭や仕事など社会における役割変化，経済的負担などの社会的ストレスも予測される．
- **自分の疾患・治療について**：主治医から病気や治療について説明され，理解しているか，確認する．

これらをふまえ，心機能ならびに冠危険因子の評価を加え，生活習慣の修正（再編成），自己管理（セルフマネジメント）に必要な学習，生活指導を受けるための準備状態が整っているかアセスメントする．

またキーパーソンの確認，家族などソーシャルサポートの状

況をアセスメントし，必要時協力を得る．インフォームドコンセント，生活指導の場には患者に確認のうえ，同席を依頼する．

②学習意欲のアセスメント

健康に関する考え方，自分の病気・治療について，生活習慣の再編成についてなど，生活指導を受けるにあたり，その学習意欲についてアセスメントする．

③学習能力のアセスメント

医療者の説明・指導を理解できるか，読み書き能力，聴力，視力，認知機能についてもアセスメントし，生活指導にあたっては，パンフレット（文字の大きさや色を考慮，図・イラストの活用），DVD など視聴覚教材を活用する．

(2) 指導の実際[71]

生活指導を行うにあたっては，急性期は特にパンフレット，クリティカルパス，チェックリストなどを用いて，計画的に行う．病院内であれば医師，看護師，理学療法士，栄養士，薬剤師，臨床心理士らが協働して行う．指導は個別指導と集団指導に分けることができるが，ここでは個別指導の場合を中心に説明する．また指導にあたっては，よい人間関係ができていること，そのために日頃から患者との良好なコミュニケーションを心がける．また指導するものは，患者を支援する立場にあることを事前に話し，具体的な生活指導を開始する．また維持期リハの場面においては，運動プログラム参加時を活用することも大切である．

・**傾聴する**：話をさえぎらず，最後まで聞く，うなずく・相づ

家族への指導のポイント

1. 患者の病気（病状），治療内容を一緒に理解する：患者の了解のもと，主治医からのインフォームドコンセント，栄養指導，食事指導に同席する．受診医療機関・診療科・主治医（夜間・休日の連絡先を含む），内服薬の保管場所を把握しておく．
2. 生活をともにする：生活習慣の修正は生涯にわたり，容易なことではない．減塩，禁煙も含めて家族一同で取り組む．
3. 患者のがんばりを温かく見守る．
4. 特に高齢者の場合は，受診時に付き添う，内服薬の確認を行う．
5. 急変時に備え，発作時の対応，心肺蘇生の知識・技術を習得する．

（池亀俊美）

ちをうつ，相手の感覚を大切にし，受容する，話のキーワードを繰り返す，相手の話を要約して確認する，相手に共感する．

・**質問する**：情報収集に加え，患者自身の気づきや思考の整理を促す．

・**承認する**：常に相手を肯定的に受け止め，そのことを言葉に出して相手に伝える．よい面やできている部分を見つけてフィードバックする．また日常的な挨拶も相手の存在を気にかけていることとなり，大切である．

・**提案する**：患者が自分の生活を変えていくための方法を見つけにくいときは，患者の生活にもとづいて，生活習慣の修正（再編成）の方法を提案する．提案にあたっては，提案してもよいか相手の了承をえること，提案は具体的・実践的内容とする．

・**環境を整える**：面談にふさわしい落ち着ける場所，時間，患者と指導する者との距離，プライバシーなどを考慮する．

・**医療者間で指導内容を統一する**：患者が混乱しないよう，診療ガイドラインなどを参考に，医療者間の指導内容，用語の用い方を統一させておく．このような点からも，施設内で多職種が心リハ指導士の資格を取得することは，心リハ全般に関する知識・技術が担保されているといえる．

(3) 評 価

その患者にどのような病状説明，生活指導が行われているのか，患者の理解の状況，どのように生活習慣の改善に取り組んでいるのかをチェックリストなどを用いて，「理解している」「再度説明が必要」などを定期的に評価し，医療チームのなかで共有する．またその評価は，医療者の生活指導の有効性を確認することにつながる．

3) 心臓リハビリテーションの実践の場における生活指導（項目）

生活指導は心大血管リハのステージにおいて，多職種によりそれぞれ行われ，繰り返される（**表4-25**）[72]．

生活指導のポイントは，以下の3点である[73]

①発病および残存心機能や他の合併症の状態と生活の変化（生活習慣の再編成・修正）を受容できるように支援すること．

表 4-25　心臓リハビリテーションにおける生活指導項目

1. 一般事項	自身の心血管疾患の病態・冠危険因子について
2. 症状のモニタリングと管理	胸痛発作や心不全症状増悪時の症状について セルフモニタリング（血圧，体重，症状など） 胸部症状，発作時，症状増悪時の対応について 心リハ連絡ノートの活用
3. 定期受診	
4. 薬物療法	確実な内服 作用・副作用 飲み忘れ・服薬アドヒアランスのための工夫 お薬手帳の活用
5. 食事療法	カロリー・塩分制限 必要時水分制限
6. 活動と運動，休息	運動療法 外出時について 入浴について ダブル負荷（二重負荷）について 車の運転について 旅行について 性生活について
7. 禁煙について	
8. 冠危険因子の是正について	
9. 感染予防について	うがい・手洗いの励行 インフルエンザなどの予防接種について
10. 心臓を守る毎日の過ごし方について	
11. 他科受診時の注意事項について（特に消化器内視鏡検査，手術，歯科治療など）	
12. 心臓・大血管術後の場合	創痛コントロール，創部の管理

（文献 72 より引用）

②残存心機能も含めた患者の状況に合わせて日常生活が自立
できるように，家族も含めた適切なソーシャルサポートが
得られるように支援すること．

③再発予防，QOL の維持・向上のための生活習慣の獲得が
できるように支援すること．

心リハ生活指導における患者の目標を**表 4-26** に示す．すべ
てを一度に達成するのではなく，患者の状況に応じて優先度を
決め，患者とゴールを共有し，取り組んでいく．

これらの項目は外来受診時，または心リハプログラム参加時
などを活用して確認すること，必要時個別に時間を設け，うま
くいっている部分，課題となっている部分を抽出し，患者・家

4：心臓リハビリテーションの実践

表 4-26　心臓リハビリテーション生活指導における患者の目標

1. 自分の病気を理解することができる.
2. 症状のモニタリングと管理ができる.
   ①胸痛発作や心不全症状増悪時の症状について理解し,適切に対処できる.
   ②セルフモニタリングできる(血圧,体重,症状).
   ③胸部症状,発作時,症状増悪時に家族も含めて,適切に対処できる.
3. 定期的に受診することができる.
4. 指示された薬剤を確実に内服することができる.
5. 望ましい食生活を実践できる(カロリー,塩分制限,必要時塩分制限).
6. 自分の心機能に見合った日常生活活動と運動を実践できる.
7. 禁煙できる.
8. 自分の冠危険因子を理解し,是正のための行動をとることができる.
9. 感染予防を実践できる.
10. 上記1〜9について,心の余裕をもって,規則正しい生活を送ることができる.

族とともに,対応策を考えることが大切である.

(1) 一般的事項について

　主治医から,心血管疾患の病態,それに伴う身体的変化,徴候,精神的変化,予後についてどのような説明を受け,理解しているかを確認する.不明部分は急性期の場合は,再度主治医からの説明を受ける機会を設ける.

(2) 症状のモニタリングと管理

①胸痛発作や心不全症状増悪時の症状について説明する

　虚血の場合は,胸痛のほか,背部痛,肩の痛み,慢性心不全症状の場合,息切れ,いつもできた労作ができない,または休息が必要となる,下肢のむくみ,体重増加(3日で2 kg以上)など,患者の病態(残存心機能)に応じて説明する.

②セルフモニタリング

　体重の自己測定(毎日同じ条件で測定する),血圧測定(毎日,必要時,朝,晩)を実施,記録することを説明する.また記録したものを外来受診時に持参し,医師に見せることで経過がわかり,治療方針を立てることに役立つ.心不全患者の場合は,症状もチェックすることを勧める.体重,血圧,症状などを日々のセルフモニタリングとその記録の蓄積,セルフケア度をチェックすることは,患者自身が自分の体調の変化に気づき,病気の増悪の早期発見,適切な受診行動につながる.また患者−医療者のコミュニケーションツールとなる(**図4-49,図4-50**)[74].

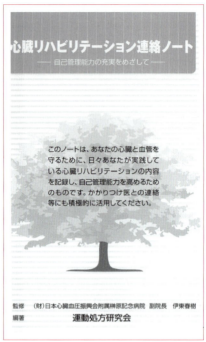

図 4-49　心臓リハビリテーション連絡ノート
（文献 74 より引用）

③胸部症状，発作時，症状増悪時の対応について

　症状増悪時，緊急時は速やかにかかりつけ医に連絡し，受診する．その際，日頃から，冷蔵庫の扉など家族の誰もが目につくところに，「かかりつけ医・診療科の電話番号，診察券番号，救急車を呼ぶときに伝えるべき内容の記載（自宅の住所など）」を記載したものを貼っておく．家族への心肺蘇生講習も勧める．詳細は「4 章 4，急変時の対応」（242 頁）を参照されたい．

（3）定期的に受診する

　体調がよくても，定期的に外来を受診する．必要時，冠危険因子も含めた心機能の評価が実施される（血液・尿検査，胸部 X 線写真，心電図，心エコー，心肺運動負荷試験など，心機能に応じてその頻度は異なる）．

自己管理能力（セルフケア度）チェックシート

次の項目で「全くそのとおりである」が1、「全くあてはまらない」が5としてご自身に最も近いと思う番号を1～5の5段階で記入してください。 ※ヨーロッパ心不全セルフケア行動尺度日本版を改変

全くそのとおりである 1
全くあてはまらない 5

記入例

	9月28日	月 日	月 日	月 日	月 日	月 日
1. 毎日体重を測っている。	2					
2. 息切れがひどくなったときには、病院または医師や看護師に連絡する。	1					
3. 足がいつもよりむくんだときには、病院または医師や看護師に連絡する。	1					
4. 1週間で体重が約2kg増加したときには、病院または医師や看護師に連絡する。	1					
5. 水分を制限している（1日あたり1.0～1.5Lを超えないように）。	3					
6. 倦怠感（だるさ）が増したときには、病院または医師や看護師に連絡する。	4					
7. 塩分の少ない食事をとっている。	3					
8. 指示どおり薬をのんでいる。	3					
9. 定期的にからだを動かしている。	2					

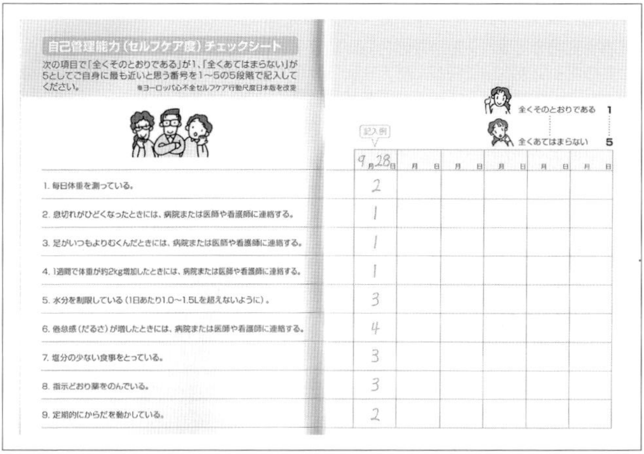

図 4-50　心臓リハビリテーション連絡ノート：自己管理能力（セルフケア度）チェックシート」）

（文献 74 より引用）

外来受診の際は，心リハ連絡ノート（セルフモニタリングの記録）やお薬手帳などの持参，不明な点，疑問点は事前に整理し，メモにしておくと外来時にスムーズに主治医や他の医療者に疑問点を伝えやすいことを説明する．

(4) 薬物療法について

医師の処方どおりに確実な内服ができるよう，薬物療法の必要性，内容（薬剤の性質，量，副作用），服用方法，飲み忘れ時の対応について指導する．

特に抗血小板薬，抗凝固薬内服中は出血しやすいこと，抜歯，内視鏡，手術，外傷時の対応について必ず主治医に相談すること，自己判断にて中止，再開しないことを指導する．

薬剤の種類，量が多い場合は一包化，合剤，貼付薬への変更など，確実に内服できるように工夫する．外来受診時は残薬を確認するなど，飲み忘れがないか確認する．

また薬剤によっては高額になることもあるため，患者の経済的負担も考慮する．

服薬管理は，特に高齢者の場合，患者自身では困難なことが多いため，家族も交えた指導が必要である．

表 4-27　生活場面におけるチェックポイント

家事や育児を行うときのポイント	・重いものを持ったり，胸や全身に力を入れる作業はしない． ・かがんだまま行う動作は避ける． ・冬は水仕事をするときは冷たい水を使わない． ・動きが激しい子どもの相手は避ける．
外出時のポイント	・疲れたら休む． ・適度な速度で歩く． ・翌日に疲れが残らない範囲にとどめる． ・荷物は軽くする． ・気温の変化が激しい日は外出を控える． ・冬は防寒に気をつけ，夏は脱水に注意する．
運転するときのポイント	・医師にまず相談する． ・長時間の運転は避ける． ・渋滞の時間は避ける． ・慣れない道は通らない． ・こまめに休憩する．
入浴のときのポイント	・食後1〜2時間経ってから入る． ・浴室と脱衣所の室温を，居室と同じ程度にする． ・服を脱ぐ前に，湯温を確認する． ・湯温はぬるめにし（40℃程度），長湯はしない． ・心臓に遠いところからかけ湯をして，浴槽につかる． ・首までつからない．

（5）食事療法について

　塩分制限，適切な体重維持のためのカロリー制限，必要に応じた水分制限について，家族，特に食事を作る人も交えて指導する．腹八分目を心がける．詳細は「4章2-4，肥満への対応」（200頁），「4章2-5，栄養・食事指導」（205頁）を参照されたい．

（6）活動と運動について（表4-27）[75]

①運動療法

　個々の患者の病態と心機能，心肺運動負荷試験から得られた情報をもとに日常生活活動，運動について指導する．適度な運動は運動耐容能を増加させ，QOLを改善させる．また社会的孤立を避けるために，活動能力に応じた社会的活動，家事や仕事を続けられるように支援する．詳細は，「4章2-1，持久力トレーニング」（163頁），「4章2-2，レジスタンストレーニング」（175頁），「4章2-8，復職指導」（228頁）を参照されたい．

②外出時について

　翌日まで疲れが残らないようにする．疲れたら休む，荷物を

少なくするなどの工夫や，寒暖の差が激しいときは外出を控えることが大切である．

③入浴について

以下の点に注意する．

- 浴室と脱衣所の室温を居室と同じくらいに設定し，服を脱ぐ前に湯温を確認する．
- 湯温は 40℃ 程度とする．
- 血圧低下をまねくため，食直後，飲酒後の入浴は避ける．
- 洗うときは前かがみになると心臓に負担がかかるため，洗い場では椅子を使ったり，シャワーを活用する．
- お湯につかるときは，水圧による血圧上昇を防ぐため，首までつからない．
- 入浴の前後は水分を補給する．

④ダブル負荷（二重負荷）を避ける

食事，運動，入浴，排泄はそれぞれ心臓に負担をかける．これらの動作のあとは，30 分〜1 時間程度休んでから，次の動作を始める．

⑤車の運転について

運転中の発作は大変危険な事態をまねく．心配症の人，イライラしやすい人は運転を控えるように指導する．循環器薬のなかには運転を控えるよう指示されているものも多い．また ICD 植込みの場合，失神の既往のある場合，心臓・大血管術後の場合は医師に必ず相談するよう説明する．

⑥旅行について

旅行は気分転換のよい機会といえる．しかし旅先では，つい食べすぎたり，塩分過多になったり，食事時間や内服の時間なども不規則になりがちである．また活動量も普段以上となり，それに気がつかないでいつの間にか無理をして心負荷となっている可能性もある．スケジュールはゆとりをもつこと，気候・気温の変化を加味した服装にし，旅行日数より多めに内服薬を持参すること，旅先で具合が悪くなった場合に，自分の病気や薬について受診した医療機関に説明できるようにお薬手帳，先述した心リハ連絡ノート（セルフモニタリングの記録）なども持参するように説明する．

また遠方や海外の場合は，事前に医師に相談することも大切

である.

⑦性生活について

セックスをすると，血圧の上昇，心拍数の増加，心筋の収縮増強などが起こるが，これらは運動によって生じる負荷と変わりはない.

一般的に，夫婦間のセックスの場合，運動としての負荷は5～6 METs とされている．心肺運動負荷試験で7 METs 以上の運動ができた人にとっては，心配せずに性生活が営めることを説明する．ただし，夫婦以外の場合や過剰な興奮を伴う行為の場合はこのかぎりではない．多量の飲酒後，ストレスがかかっているときは避ける．適宜，パートナーの協力を得るように説明する．また，勃起不全治療薬（バイアグラ®，シアリス®，レビトラ®）は，ニトログリセリンと併用すると血圧が低下し，危険であるため，硝酸薬服用の患者には，服用しないことを説明する.

(7) 禁煙について

再発予防のため禁煙は必須である．家族に喫煙者がいる場合，患者の前で吸わないようにする（分煙），または患者とともに禁煙することを強く勧める．詳細は，「4章2-7，禁煙指導」（223頁）を参照されたい.

(8) 危険因子の是正について

禁煙，肥満患者に対する体重コントロール，高血圧，糖尿病，脂質異常症の管理が大切である．詳細は「4章2-4，肥満への対応」（200頁），「4章2-7，禁煙指導」（223頁），「4章2-3，冠危険因子の管理」（190頁）を参照されたい.

(9) 感染予防 [75]

感染症は，代謝亢進，発熱，頻脈を引き起こすため，心負荷となる．手洗い，うがいなどの基本的な感染予防を指導する．特に心不全患者の場合，感冒やインフルエンザなどの感染により，心不全を喚起し，増悪させるため，積極的な感染予防対策が大切である．また高齢者の場合は，肺炎球菌ワクチンの接種も検討する.

(10) 心臓を守る毎日の過ごし方

心の余裕をもって，十分な睡眠をとり，規則正しい生活を心がける．毎日決まったリズムで生活することで自律神経の働き

が良くなり，食欲，睡眠，排泄といった身体の基本的な活動が良好になる．

一方，あまり時間や予定を気にするとストレスとなることがあるため，自分に合った生活のペースを保つことと，無理をしない，がんばりすぎないように説明する．詳細は「4章3．心理的サポート」（233頁）を参照されたい．

(11) 他科受診時の注意事項

循環器疾患以外の診療科（歯科を含む）を受診する際は，必ず自分の心臓病とその治療内容（内服内容）について医師に話すことを指導する．その際，お薬手帳や心リハ連絡ノート（セルフモニタリングの記録）を用いると説明がしやすい．治療や処置によっては，薬剤が変更される場合がある．

(12) 心臓・大血管手術後の場合[76]

①創痛コントロール

術後は正中切開部，術後創部感染の痛み，肩甲骨周囲の痛みなどが生じている．創痛は交感神経活性を引き起こし，血圧上昇や心拍数を増加させ心負荷となる．さらに患者のADL拡大を抑制する．創痛は積極的にコントロールする必要がある．また患者には創痛を我慢せず，適切な鎮痛薬を使用できることを事前に指導しておく．

②胸骨切開の保護

胸骨切開を行っている場合，術後3カ月間は上肢に過大な負担がかかる労作は避けるように指導する．

（池亀俊美）

7．禁煙指導

すべての喫煙患者には禁煙を指導し，またすべての患者で受動喫煙を回避させる．

1）喫煙の動脈硬化進展機序

喫煙はすべての動脈硬化性疾患の独立した主要危険因子であり，総心血管死亡や総死亡のリスクを有意に増加させる[77]．禁煙は冠動脈疾患の既往にかかわらず，また年齢や性別を問わずに死亡や心血管疾患リスクを低下させる．受動喫煙が冠動脈疾患発症リスクを1.3倍有意に増加させることが疫学研究のメタ解析で示されている[78]．また，受動喫煙防止法の制定により地

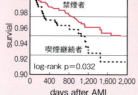

総死亡のハザード比 (95% 信頼区間)				
	非喫煙者 (N=823)	過去喫煙者 (N=332)	禁煙者 (N=1056)	喫煙継続者 (N=368)
unadjusted	1	0.90 (0.60〜1.35)	0.34 (0.23〜0.50)	0.62 (0.38〜1.02)
adjusted*	1	1.53 (0.88〜2.66)	0.81 (0.45〜1.43)	2.27 (1.17〜4.44)

* 補正因子：年齢，性別，BMI，糖尿病，高血圧，高脂血症，心筋梗塞の既往，狭心症の既往，脳血管障害の既往，収縮期血圧 100mmHg 未満，心拍数 100bpm 以上，Killip 分類 2 以上，前壁梗塞，心房粗細動，心室頻拍・細動，血行再建術，ACE 阻害薬服用，β遮断薬服用，スタチン服用，抗血小板薬服用，経皮的冠動脈形成術 (percutaneous coronary intervention：PCI) 実施数年間 200 以上，病床数 200 以上，急性心筋梗塞年間 50 例以上

図 4-51　喫煙の急性心筋梗塞の予後への影響

OACIS（the Osaka Acute Coronary Insufficiency Study）に登録され，発症時と 3 カ月後の喫煙状況を評価できた 2,579 例の調査で，発症後に禁煙できた 1,056 例に対して喫煙継続者 368 例ではその後の死亡リスクが有意に高かった（死亡率はおのおの 3.0%，5.2%）．

（文献 81 より改変）

域や職場での急性心筋梗塞の発症が 12 カ月後に 20% 有意に減少し，期間が長いほどその効果が顕著であることがメタ解析で示されている[79]．

受動喫煙は血小板の活性化，酸化ストレスの増加，酸化 LDL の増加，HDL-C の低下，インスリン抵抗性の増加，血管内皮機能障害や動脈スティッフネスの増加などを介して，動脈硬化プラークの不安定化，冠動脈イベントの増加や心筋梗塞サイズの増加と強く関連する[78]．またタバコの煙には微小粒子状物質（particular matter：PM）が含まれ，PM2.5 を介する動脈硬化進展機序も指摘されている[80]．

わが国の急性心筋梗塞患者を登録した多施設共同研究で，発症後に禁煙できた患者に対して喫煙継続者ではその後の死亡リスクが有意に高く，非喫煙者を基準とすると喫煙継続者では多変量調整死亡ハザード比が 2.27 倍と有意に高かった（図 4-51）[81]．

2）禁煙指導の実際

国内 12 学会からなる「禁煙推進学術ネットワーク」では，2010 年 2 月より毎月 22 日を「禁煙の日」と定め，禁煙および

表 4-28　外来診療などで短時間にできる禁煙治療の手順—5A アプローチ

ステップ	実施のための戦略
ステップ 1 = ask	診察のたびに，すべての喫煙者を系統的に同定する．すべての受診者に対して，受診のたびに問診し記録するシステムの導入が望ましい．
ステップ 2 = advise	すべての喫煙者にやめるようにはっきりと，強く，個別的に忠告する．
ステップ 3 = assess	すべての喫煙者に，いま（これから 30 日以内に）禁煙しようと思うかどうかを尋ねる．
禁煙の意思がある場合 ステップ 4 = assist	禁煙の支援．①禁煙計画の支援，②カウンセリングの実施，③社会的支援の活用を助言，④薬物療法（ニコチン代替療法薬，およびバレニクリン）の推奨，⑤補助教材の提供．
ステップ 5 = arrange	フォローアップの診察の予定を決める．第 1 回目は禁煙開始日の直後，できれば 1 週間以内，第 2 回目は 1 カ月以内がよい．
禁煙の意思がない場合	禁煙への動機づけを行う．

（文献 54 より引用）

受動喫煙防止の推進活動を行っている．禁煙指導法としては 5 A アプローチが推奨されている（**表 4-28**）[54, 82]．喫煙習慣にはニコチン依存が関与しているが，ニコチン依存には，2006 年度よりニコチン依存症管理料が保険収載され，保険治療が可能である[83]．ただし，保険適応対象は，①ただちに禁煙しようと考えていること，②ニコチン依存症のスクリーニングテスト（Tobacco Dependence Screener：TDS，**図 4-52**）[83] が 5 点以上であること，③ Brinkman 指数（1 日喫煙本数×喫煙年数）が 200 以上であること，④禁煙治療を受けることを文書により同意していること，の 4 つの条件にすべて該当した患者であり，さらに診療施設基準もある．禁煙治療は，初回診察で，①喫煙状況，禁煙の準備性，TDS による評価結果の確認，②喫煙状況とニコチン摂取量の客観的評価と呼気一酸化炭素濃度測定などの結果説明，③禁煙開始日の決定，④禁煙にあたっての問題点の把握とアドバイス，⑤禁煙補助薬（ニコチン製剤またはバレニクリン）の選択と説明を行い，初回診察から 2 週間後，4 週間後，8 週間後，12 週間後の計 4 回の再診で評価を行う．

3）禁煙治療薬

禁煙補助薬にはニコチン製剤（ニコチンパッチとニコチンガ

＜ニコチン依存症のスクリーニングテスト rTDS について＞

　保険適用の対象患者を抽出するために実施するニコチン依存症のスクリーニングテスト（TDS）は，WHOの「国際疾病分類第10版」（ICD-10）やアメリカ精神医学会の「精神疾患の分類と診断の手引き」の改訂第3版および第4版（DSM-Ⅲ-R，DSM-Ⅳ）に準拠して，精神医学的な見地からニコチン依存症を診断することを目的として開発されたものです．このテストは1998年度の厚生省の「喫煙と健康問題に関する実態調査」でも用いられています．

　このテストは，下記の10項目の質問で構成されています．「はい」を1点，「いいえ」を0点とし，合計得点を計算します．質問に該当しない場合は，0点と計算します．TDSスコア（0〜10点）が5点以上をニコチン依存症と診断します．このテストは日本人を対象に信頼性と妥当性の検討がなされており，WHOの統合国際診断面接（WHO-CIDD）を用いたICD-10の診断結果をgold standardとした場合のTDSの感度は95％，特異度は81％と報告されています．ファーガストロームのニコチン依存度指数（FTND）は生理学的な側面からニコチン依存症の程度を簡易に評価するためのスクリーニングテストとして，国際的に広く用いられていますが，FTNDの旧版であるFTQとICD-10との相関はTDSに比べて低く，精神医学的な立場から薬物依存症としてのニコチン依存症をスクリーニングする場合はTDSを用いるのが望ましいと考えられます．

［参考文献］Kawakami N, Takatsuka N, Inaba S, et al：Development of a screening
　　　　　　questionnaire for tobacco/nicotine dependence according to ICD-10, DSM-
　　　　　　III-R and DSM-IV. Addictive Behaviors, 24：155-166, 1999.

	設問内容	はい 1点	いいえ 0点
問 1.	自分が吸うつもりよりも，ずっと多くタバコを吸ってしまうことがありましたか．		
問 2.	禁煙や本数を減らそうと試みて，できなかったことがありましたか．		
問 3.	禁煙したり本数を減らそうとしたときに，タバコがほしくてほしくてたまらなくなることがありましたか．		
問 4.	禁煙したり本数を減らしたときに，次のどれかがありましたか．（イライラ，神経質，落ちつかない，集中しにくい，ゆううつ，頭痛，眠気，胃のむかつき，脈が遅い，手のふるえ，食欲または体重増加）		
問 5.	問4でうかがった症状を消すために，またタバコを吸い始めることがありましたか．		
問 6.	重い病気にかかったときに，タバコはよくないとわかっているのに吸うことがありましたか．		
問 7.	タバコのために自分に健康問題が起きているとわかっていても，吸うことがありましたか．		
問 8.	タバコのために自分に精神的問題 (注) が起きているとわかっていても，吸うことがありましたか．		
問 9.	自分はタバコに依存していると感じることがありましたか．		
問 10.	タバコが吸えないような仕事やつきあいを避けることが何度かありましたか．		
	合　計		

（注）禁煙や本数を減らした時に出現する離脱症状（いわゆる禁断症状）ではなく，喫煙することによって神経質になったり，不安や抑うつなどの症状が出現している状態．

［参考文献］川上憲人：TDSスコア．治療，88(10)：2491-2497, 2006.
　　　　　　なお，注釈については，本質問票の開発者と協議し，追加した．

図 4-52　ニコチン依存症のスクリーニングテスト（TDS）

（文献83より引用）

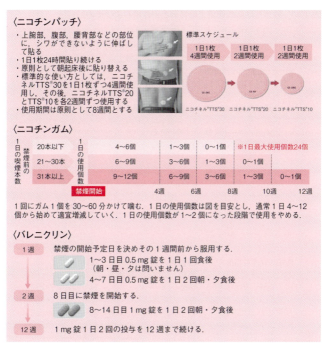

<化学パッチ>

〈ニコチンパッチ〉
- 上腕部，腹部，腰背部などの部位に，シワができないように伸ばして貼る
- 1日1枚24時間貼り続ける
- 原則として朝起床後に貼り替える
- 標準的な使い方としては，ニコチネルTTS®30を1日1枚ずつ4週間使用し，その後，ニコチネルTTS®20とTTS®10を各2週間ずつ使用する
- 使用期間は原則として8週間とする

標準スケジュール

| 1日1枚 4週間使用 | 1日1枚 2週間使用 | 1日1枚 2週間使用 |

ニコチネル®TTS®30　ニコチネル®TTS®20　ニコチネル®TTS®10

〈ニコチンガム〉

禁煙前の1日の喫煙本数	1日の使用個数	4～6個	1～3個	0～1個	※1日最大使用個数24個		
20本以下		4～6個	1～3個	0～1個			
21～30本		6～9個	3～6個	1～3個	0～1個		
31本以上		9～12個	6～9個	3～6個	1～3個	0～1個	
禁煙開始		4週	6週	8週	10週	12週	

1回にガム1個を30～60分かけて噛む．1日の使用個数は図を目安とし，通常1日4～12個から始めて適宜増減していく．1日の使用個数が1～2個になった段階で使用をやめる．

〈バレニクリン〉

1週　禁煙の開始予定日を決めその1週間前から服用する．
　　　1～3日目0.5 mg錠を1日1回食後
　　　（朝・昼・夕は問いません）
　　　4～7日目0.5 mg錠を1日2回朝・夕食後

2週　8日目に禁煙を開始する．
　　　8～14日目1 mg錠を1日2回朝・夕食後

12週　1 mg錠1日2回の投与を12週まで続ける．

図4-53　禁煙補助薬の使用方法

（文献83 より作成）

ム）と，脳内の $\alpha_4\beta_2$ ニコチン受容体の部分作動薬であるバレニクリンがある（**図4-53**）．ニコチン製剤は妊婦，授乳婦，不安定狭心症，発症後3カ月以内の心筋梗塞，重篤な不整脈，経皮的冠動脈形成術直後，冠動脈バイパス術直後，脳血管障害回復初期では禁忌である．

　禁煙補助薬がプラセボに比較し，禁煙成功率を有意に高めることがメタ解析で示されている[84, 85]．さらに，ネットワークメタアナリシスによると，バレニクリンの禁煙成功のオッズ比はニコチンパッチに比べて1.51（95％ CI：1.22～1.87），ニコチンガムに比べて1.72（95％ CI：1.38～2.13）と報告されている[86]．禁煙補助薬の使用上の特徴と副作用およびその対処法を**表4-29**に示す[83]．

（木庭新治）

2-心臓リハビリテーションの実際の手法

表 4-29　禁煙補助薬の使用上の特徴と副作用およびその対処法

	ニコチンパッチ	ニコチンガム	バレニクリン
長所	1. 使用法が簡単（貼り薬） 2. 安定した血中濃度の維持が可能 3. 食欲抑制効果により体重増加の軽減が期待できる 4. 医療用のパッチは健康保険が適用される	1. 短時間で効果が発現 2. ニコチン摂取量の自己調節が可能 3. 口寂しさを補うことが可能 4. 食欲抑制効果により体重増加の軽減が期待できる 5. 処方箋なしで購入可能	1. 使用法が簡単（飲み薬） 2. ニコチンを含まない 3. 離脱症状だけでなく，喫煙による満足感も抑制 4. 循環器疾患患者に使いやすい 5. 健康保険が適用される
短所	1. 突然の喫煙欲求に対処できない 2. 汗をかく，スポーツをする人は使いにくい 3. 医師の処方箋が必要	1. 噛み方の指導が必要 2. 歯の状態や職業によっては使用しにくい場合がある	1. 突然の喫煙欲求に対処できない 2. 医師の処方箋が必要 3. 自動車の運転などの危険を伴う機械の操作に従事している人は使えない
副作用と対処法	**皮膚の発赤や痒み** 貼る場所を毎日変えるよう指導．抗ヒスタミン薬やステロイドの外用薬を必要時投与．水疱形成など皮膚症状が強い場合は使用を中止し，他剤の使用や禁煙補助薬なしでの禁煙を検討． **不眠** 貼り替えている時間を確認し，朝起床時に貼り替えるように指導．それでも不眠がみられる場合は，朝貼って就寝前にはがすよう指導．	**口腔内・咽頭刺激感，嘔気，口内炎，腹部不快感** 噛み方を確認し，正しい噛み方を指導．症状が強い場合は，他剤の使用や禁煙補助薬なしでの禁煙を検討．	**嘔気** 飲み始めの1～2週で最も多いことを説明．対処法としては飲水や食後服用を徹底させるとともに，必要に応じて標準的な制吐剤を処方するか，用量を減らすことを検討． **頭痛，便秘，不眠，異夢，鼓腸** 標準的な頭痛薬，便秘薬，睡眠薬を処方するか，用量を減らすことを検討．

（文献 83 より引用）

8.　復職指導

1）心臓リハビリテーションにおける復帰

　リハの目的の1つに，「復職」を含めた社会復帰がある．近年，高齢社会に伴い，個人が働くことができる期間が長くなりつつあり，心リハの領域においても，仕事に復職する参加者も

表 4-30　家族との連携にあたっての留意点

- 職場関係者と接することが，家族にとって大きな負担，ストレスとなる場合があること（職場関係者に知られたくないことがある場合などを含む）．
- 本人と家族との関係に悪影響を及ぼす恐れがあること（特に，関係がうまくいっていない場合など）．
- 連携の仕方によっては，かえって家族から本人への対応に不適切な点が増す恐れもあること．
- 本人のメンタルヘルス不調の主因について，職場関係者（あるいは主治医）と異なった考えをもっている可能性があること（たとえば，上司の不適切な指導，過重な労働負荷）．
- 家族からの情報が（第三者から見た場合）必ずしも正しい，あるいは偏っていないとは限らないこと．
- 個人情報保護法から見ると，代理関係など特別な事情がないかぎり，家族も第三者という側面があること．

（文献 87 より引用）

多い．一般的に復職は喜ばしいことではあるが，実際には，通勤や長時間拘束による疲労，対人的なストレス，仕事上のトラブルなどの突発的状況による心理的動揺など，療養生活では経験しないストレスが数多く存在する．つまり「職場復帰ができる」という回復は，「自宅で日常生活が送れる」という回復の度合いとかなり異なり，体力的にも，精神的にも負荷がかかりやすいステージである．

また疾病による休業は，多くの労働者にとって働くことについての自信を失わせる要因であり，周囲が予想する以上に，本人にとってはプレッシャーやストレスも感じられやすい．したがって復職後，生活パターンが安定するまで，適宜，周囲からの適切な心理的支援が大切となる．特に家族も不安を抱えている場合，家族と本人の考え方が異なる場合などでは配慮が必要である（**表 4-30**）[87]．

さらに発症前の患者本人の仕事に対する姿勢や考え方が，職場でのストレスを必要以上に増悪させている場合もあり，復職前に，休職の原因となったさまざまな要因を整理し，心身の健康増進を目指すことを目標としたストレスマネジメントや問題解決のスキルを向上させることも有用である．

2）ライフワークバランスとストレスコントロール

心疾患は中高年に多くみられる疾患であり，その多くは，職場においても家庭においても，責任のある中心的な立場で役割

2–心臓リハビリテーションの実際の手法

を果たしていることが多い．特に努力家，責任感が強く完璧主義（理想主義），頑固さやこだわりが強い場合は過労状態に陥りやすい．さらにこの年代では，実際の勤務時間のほか，通勤，自宅での作業，そして育児や介護など家庭での役割も多いため，仕事量を推定する際には注意が必要がある．

急性心筋梗塞と労働時間や睡眠時間との関連についてもいくつかの報告がある．過労働との関連では過去1カ月で週労働61時間以上群では，週労働40時間以下群に比較して，心筋梗塞リスクが1.9と有意に高く[88]，短時間睡眠との関連では，およそ6時間未満（5時間以下）は循環器疾患のリスクを高めることが報告されている[89]．

一方，社会的な役割や忙しさは，必ずしもストレスになるとはかぎらない．仕事や社会的役割は，身体的な面で負荷がかかる一方，精神的な面での生きがいや存在意義，楽しみなどを生み出す重要な活力源となっていることも少なくないからである．特に患者が高齢の場合，心血管疾患を経験するとその後の生活においてストレスを軽減しようと離職を選択することもある．しかし離職は，その人の生活リズム，経済事情，人間関係など社会的環境を大きく変化させる可能性があり，必ずしもよりよい状況になるとはかぎらない．さらに老年期におけるさまざまな喪失体験は，抑うつ状態など精神機能に大きな影響を与えるため[90]，離職を検討する前に，仕事量や負担の軽減など，仕事と休息のバランスの調整を検討してみることも重要である．

また女性では，月経周期や妊娠・出産，閉経とライフステージによってホルモンのバランスが大きく変化するために，身体面・精神面でのバランスを崩しやすい[91]．

このように，心リハの参加者にとって，仕事と休息の問題は一見単純そうにみえるものの，ライフステージや生活環境，周囲の理解やサポートによって事情が異なる複雑な課題である．

3) 職場復帰のプロセスと心理

一般的に，休職中の患者に対し主治医から「職場復帰可能の判断」が出ると，その意思は主治医が職場復帰を可能と判断した診断書とともに事業者に伝えられ，それを受けた産業保健スタッフが中心となって，労働者の復職への意欲，通常の通勤時

表 4-31　職場復帰の影響因子

〈当該労働者に関する因子〉	〈職場環境に関する因子〉
・仕事の満足度 ・復職への動機づけ ・仕事に対する経済的な動機 ・仕事に対する心理的な前向きさ ・身体面の能力 ・精神面の能力 ・対人関係能力 ・応用力のきく技術，仕事の質 ・年齢および教育／訓練の経歴 ・家族の支援 ・障害の医学的改善レベル	・職場の復職プログラム ・復職支援を行う者の責任と権限 ・相互協力的な風土 ・外部機関との交流（連携） ・休業および復職に関する補償・支援制度 ・復職支援に関与する専門職の知識と技術 ・事故防止と安全に関するプログラム ・人間工学的な取り組み ・早期介入とモニタリングの計画 ・事例対応の手順の確立 ・復職時・復職後の仕事内容の調整 ・試し勤務制度 ・職場の人間関係
〈その他の因子〉	
・法や規制に関する因子 ・外部機関の利便性および 　質に関する因子	

(文献 92 より引用)

間帯に安全な通勤が可能かどうか，業務遂行に必要な注意力・集中力が回復しているかなどさまざまな視点から職場復帰をサポートする（**表 4-31**）[92]．

　事業内では様々な角度から情報を収集・評価し，職場復帰を支援するための具体的プラン（職場復帰支援プラン）が作成される．そのプランの中では，職場復帰日のみならず，残業・深夜業務，出張制限など管理監督者による就業上の配慮，配置転換や異動の必要性，勤務制度変更の可否，安全配慮，労働者が自ら責任をもって行うべき事項，試し出勤制度の利用，就業上の配慮や観察制度の見直しを行うタイミングなどが決められていく．

　試し出勤制度とは，通勤訓練として，自宅から勤務職場の近くまで通勤経路で移動し，職場付近で一定時間過ごした後に帰宅するものや，本来の職場などに試験的に一定期間継続して出勤するものなどがあるが（**表 4-32**）[92]，それぞれの出勤期間の給与や人事考課，有給や傷病手当の取り扱いが企業によって異なる．また，不慣れな復職場面において，本人が十分に事業者や管理職に事情を説明できない場合あり，周囲への希望や過剰な配慮など，情報伝達や説明方法についての助言も有用であ

2-心臓リハビリテーションの実際の手法

表 4-32 「試し出勤」などの意味の多様性

型	名称	亜型	目的	実施時期	仕事
I	リハ勤務	治療・無就労型	治療の一環	職場復帰前	しない
II		治療・就労型	治療の一環	職場復帰前	する
III		慣らし型	慣らし勤務	職場復帰可能の判断後／職場復帰前	する
IV	試し出勤	無就労型	復職の判定	職場復帰可能の判断後／職場復帰(決定)前	しない
V		就労型		職場復帰可能の判断後／職場復帰(決定)前	する
VI	慣らし勤務	一次配慮型	慣らし勤務	職場復帰後	する
VII		就業変更型	仕事の変更	職場復帰後	する

これ以外にも，いくつかの型が考えられる.

(文献 92 より引用)

る.

　上記のように患者側にも職場にも不慣れなプロセスが進められることに加え，患者の心理としては，休職中には，「元のように働けるだろうか」，あるいは「企業側からの配慮とはいえ，配置転換された新しい環境に適応できるだろうか」などといった不安感が生まれやすい．場合によっては罹患したことへの必要以上の自責感や，復職後の負荷の多い生活で再発するのではないかという恐怖感を抱えていることもある.

　このように復職時では身体的な負担のみならず，精神的な負担がかかりやすい．特に仕事の要求度が高く，決定や裁量の自由度が低く，サポートが得られにくい職場では，精神的なストレスが高いことが報告されている[93,94].

　リハ参加者がどのような職場環境に戻るのか，周囲からどの程度のサポートが得られるのかという視点を見失わず，リハ期間を最大限に活用し，身体面・精神面からの準備を整えることがよりよいサポートにつながるものと思われる.

(長谷川恵美子)

3—心理的サポート

1. 心血管疾患と心理的サポートの必要性

1950 年代にタイプ A 行動パターンが報告されて以来，心筋梗塞後の心リハなど統合的なプログラムにおいて，運動指導に加えストレス軽減など精神・心理面へのサポートが取り入れられるようになりつつある．このようなプログラムの有効性について，予後がより良好であるとともに[95]，治療費も軽減できるなど[96]，さまざまな角度から研究が進められてきた．さらに 2008 年に米国心臓協会（AHA）においても，サイエンス・アドバイザリーとして，うつ病のスクリーニングおよびうつ病への介入の必要性が提言された[97]ことを受け，近年，統合的リハにおける精神・心理面でのサポートは重視されつつある．

具体的には急性心筋梗塞（acute myocardial infarction：AMI）患者のうつ病の発生率は，一般の約 3 倍であり[98]，そのなかで大うつ病の診断基準を満たすものが 15〜20％存在し，それを満たさないまでも，うつ症状が悪化する患者は多いことが報告されている[99]．抑うつ状態は，うつ病と慢性疾患が共存する疾病状態が複数の慢性疾患共存状態よりも健康を悪化させるとの報告[100]もあるため，注意が必要である．

また抑うつ症状は，心疾患患者の QOL を大幅に低下させるだけでなく[101]，投薬治療へのアドヒアランスを低下させるとともに[102]，心疾患のリスクファクターの調整を妨げ[103]，心リハの参加を妨げ[104]，医療費を増幅させる[103,106]といわれている．さらに同様の傾向が不安定狭心症，血管形成術後，バイパス術後，心臓弁手術後，慢性心不全などでもみられると報告されている[106]．

このように精神症状への対応が求められる一方，心リハでは低下した体力を回復し，習慣化された行動やパターンを改善するなど心臓病の再発予防を目指すという大きな目標があり，その目標達成を心理面から支えることも重要である．

ヨーロッパを中心に循環器領域では，以前よりタイプ A 行動パターンなどその疾患患者に多いパーソナリティや傾向が注目されてきた．近年ではタイプ D 傾向が注目されている[108]．

このように心リハにおいては，これらの傾向をふまえたサポートが求められるとともに，話しやすい雰囲気づくりなどコミュニケーションへの配慮が求められる.

心リハでは，精神疾患の早期発見と精神症状の軽減を目指すだけでなく，参加者一人ひとりがより健康的な生活習慣を体得できるように主体性を重視し，問題解決能力の向上を目指しながら，一人ひとりの参加者に合ったプログラムを提供することが重要となる.

タイプ A 行動パターンとタイプ D パーソナリティ

タイプ A：1950 年代に心臓病になりやすい人の特徴として報告された行動パターンである. 競争心が強く，せっかち，怒りっぽく，また性急で，常に多くの仕事を抱えているような行動パターンである. この傾向をもつ人はそうでない人に比べて冠動脈硬化が促進されやすく，虚血性心疾患発症のリスクが高い可能性があるとして研究が進められてきた.

常に時間に追われ，せかせかと行動し，話す，食べる，歩くなどの動作が早く，常に何かと競争するなど複数の仕事を抱えストレスを抱えやすい. タイプ A では，自らそのことを自覚しないために無理を重ね，血圧の上昇，脈拍の増加など循環器系への負荷がかかりやすくなると言われている. このリスクファクターの軽減のため，自らの思考や行動パターンに気づき，ストレスをコントロールするような指導が，疾患予防とリハのなかで組み込まれるようになった. 近年ではさらに研究が進み，後述のタイプ D が注目されている.

タイプ D：タイプ A 行動パターンが発表された後，怒りや敵意などさまざまな要因と心疾患との関連について研究が進められたが，2000 年に入り，オランダの Denollet らによって，タイプ D（distress）パーソナリティが心疾患発症の心理学的要因として注目されるようになった. この傾向は，ネガティブ感情（negative affectivity：NA）と社会的抑制（Social Inhibition：SI）の 2 つの要因から構成され，その両者が高い場合に該当とされるパーソナリティである.

NA が高いとは，不安，抑うつ，怒りなど否定的な感情を喚起することが多いこと意味し，SI が高い場合は感情表現を抑制する傾向があることを意味する. この両方を併せもつタイプ D ではストレスの対処方法が偏りやすく，その影響を過剰に受けやすい. このため心リハなどでは，再発予防のために，認知行動療法やリラクセーションなどストレスをコントロールする力を補強するサポートが提供されている.

（長谷川恵美子）

2. 心理面でのサポートの実際

1) 事前の情報提供による早期介入

　心血管疾患を初めて経験した参加者は，前述のタイプD傾向の患者が多いこともあり，「自分だけが状態が悪いのではないか」，「精神的なダメージなんて自分が弱いからではないか」，などと悲観的に考え，周囲に相談することもできず，1人で抱え込むことが多く，対応が遅れがちである．このため心血管疾患罹患後に抑うつ状態や不安症状を呈しやすいという事実や，それらの症状にどのような治療や対応が有効であるのかなど事前に情報を知っておくことで余分な落ち込みや不安感を回避し，早期介入が可能となる．

　身体面での健康作り同様に，ストレス対処や精神症状に関する啓蒙パンフレット（**図4-54**）の配布，グループを対象とした健康教室，スクリーニング結果の説明時やリハスタッフによる個別面接のなかで，心理面での患者教育および精神的健康増

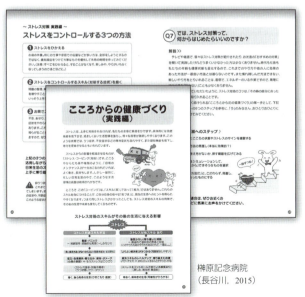

榊原記念病院
(長谷川, 2015)

図4-54　ストレス対処や精神症状に関する啓蒙パンフレット

進のための情報の提供をすることは有効である．なお，これらの方法は，精神科や臨床心理士など専門職を紹介されるのと異なり，心理的にも負担の少ないサポート方法である．また必要に応じて，それぞれの個性や特徴に合わせたストレスや感情のコントロールなど，セルフマネジメント能力を高められるような，より専門的なサポートを併せて実践することで，より充実したサポートが可能となる．

2）精神症状の把握と対応

精神症状への対応として，はじめに大切なのは，精神症状とはどういうものか，その特徴を知ることである．抑うつ感は，健康な人であったとしても，「何かを失ったとき」に感じられやすい一般的な感情であり，不安感は，「いままで経験したことのない状況」において感じられやすい感情である．

いずれも，心血管系の病気という大きな病気を経験した参加者にとっては表れやすい症状であるため，その症状の程度と，参加者本人の生活がそれらの感情によってどれくらい影響を受けているのかを把握することが重要である．

その代表的な方法の一つがスクリーニング検査である．その多くは，得点が高いほど症状が重いことを示し，基準点を超えた場合，あるいは自殺念慮などが確認された場合は，直接詳しく症状や状況を聞くなど丁寧な対応が必要となる．ただし抑うつ感や不安感は，日常生活での出来事やストレスの影響を受けやすい．このため1回のスクリーニング結果に頼りすぎることなく，継続的に症状の変化に注目することも必要である．またスクリーニング検査など，質問紙を利用する場合，「問題があると思われたくないから」，「心配をかけたくないから」，あるいは逆に「話を聞いてほしい」という気持ちから，意図的に回答が歪められる可能性もあるため，数字にばかりとらわれないように気をつける必要がある．

近年抑うつ症状のスクリーニング検査としては，PHQ-2 [109]，あるいは PHQ-9（**図 4-55**）[36] が国際的によく使用されている．これらは過去2週間のうつ症状の頻度を，各設問に対し4点法で回答し，合計点を求めるだけで判断できるというさまざまな場面で活用しやすい検査法である．この検査では，合計点が10点以上の場合はうつ病の可能性が高いとし，専門家による

図 4-55　こころとからだの質問票

（文献 36 より引用）

診断および介入が必要と判断される[110]．冠動脈性心疾患（coronary heart disease：CHD）患者の暫定的なうつ病診断に対する PHQ-9 の信頼性と妥当性も確認されていて[111, 112]，臨床的

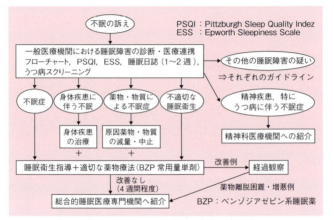

図 4-56　一般医療機関における不眠症診断・治療・連携ガイドライン

（文献 115 より引用）

に使用するのに有用なスクリーニング方法であるが[113]，研究で使用する場合には「研究使用申請書」の提出が求められる．

抑うつ症状のスクリーニング項目のなかで，特に参加者に症状として実感されやすいものが不眠症状である．不眠症状は，入眠障害，中途覚醒，早朝覚醒，熟眠障害などの症状があり，それら不眠症状は，動悸，息切れ，体重減少，頭痛，めまい，胃腸不良，腰痛，肩こり，慢性疲労などの身体症状や，気力低下，いらつき，注意集中力の低下などの精神症状を誘発しやすく，身体的な疲労回復を妨げるのみならず，心血管疾患の回復を遅らせ，再発へのリスクを上げる要因ともなる[36, 114]．

これらの不眠症状に対して，強い運動やアルコールの摂取が睡眠を改善するなど，誤った対応や，睡眠薬は 1 度飲みはじめると一生やめられなくなるなど誤った知識によって，症状を悪化させることも少なくない．不眠症状には睡眠環境の改善などの教育指導や精神療法，認知行動療法などの非薬物療法とともに[115]，薬物療法が有効である[116]．図 4-56[117] などを参照しながら，専門医と連携することも必要である．

不安症状については，国際的には GeneralisedAnxiety Disorder-7（GAD-7）[118, 119] が，国内では Hospital Anxiety and Depression Scale（HADS）の不安尺度などが利用されていることが多

4：心臓リハビリテーションの実践

い[120].

　スクリーニングの結果は，回答者本人としては気になる情報であるため，結果はできるかぎり回答者に言葉を選んでフィードバックされることが望ましい．また専門機関に紹介されることに対し，見捨てられた感じや抵抗感が生まれることや，新たに通う医療機関が増えることにより，本人のみならず家族の身体的・心理的な負担が増える場合もある．したがって，より専門的なサポートが必要とされた場合は，参加者や家族が精神科領域に偏見や抵抗感をもっている可能性を考慮し，丁寧に専門スタッフや専門機関に引き継ぐよう心がけるとともに，心リハ全体で心理面に関する知識も共有できる適切な多職種の協働連携システム作りが重要である．

3) 精神症状へのサポート

　精神症状への対応は，主に薬物療法と心理療法である．わが国は欧米と比較して，うつ病に対する非薬物療法は遅れてはいるものの，心理療法の重要性が注目されつつある．循環器領域でよく活用されている心理療法は，対人関係療法（interpersonal psychotherapy：IPT）[121]，認知行動療法（cognitive behavioral therapy：CBT）[122]，問題解決療法（problem solving therapy：PST）[121]などであり，その有用性が認められるとともに専門的な介入に関しては心理療法の担当者の経験と技量が治療効果に影響する可能性が高いことが指摘されている[124]．一方，近年統合的なサポートの一つとして専門家の関与を最小限にし，疾患や精神症状に関する心理教育，ストレス対処のスキルの向上や心理社会的リスクの軽減を重視した支援方法の軽症うつ病に対する有用性も報告され[123]，精神科医師，臨床心理士などの専門家が配置されていない環境でのサポートに活用されている．

　薬物療法については，わが国で使用されている抗うつ薬のうち，すべての三環系抗うつ薬と四環系抗うつ薬のマプロチリンは，強い抗コリン作用を有しているため心血管疾患患者に対しての使用は禁忌とされている．また AHA は，冠動脈疾患を有するうつ病患者への抗うつ薬として，選択的セロトニン再取り込み阻害薬（selective serotonin reuptake inhibitor：SSRI）のセルトラリンとシタロプラムを第一選択薬として推奨しているが[126]，

近年，SSRI のシタロプラム抗うつ薬も，QT 時間延長を起こすリスクを有しているとして，米食品医薬品局（Food and Drug Administration：FDA）から注意勧告が出されているため注意が必要である．

なお抗うつ薬は，症状が寛解しても，維持療法として数カ月～1 年間は継続されることが多いが，副作用などにより自己中断もしくは減量してしまうケースも少なくない．また自殺念慮が認められる場合や，不安・焦燥感が強い場合，2 カ月経過してもなかなか治療効果が認められない場合などは，精神科専門医との連携が必要である．

上記以外の方法として，心リハなどで行われる各種運動は，うつ状態の改善[127, 128]や心理社会的ストレスの改善に有用であり[129]，ストレス耐性の向上・QOL 向上および老年期のうつ病予防の効果も期待できるものといわれる．

4）リハビリテーションの継続と意欲を支えるサポート

心リハには，参加者が主体的に習慣化された行動やパターンを改善することを目標としたプログラムである．参加者の生き方や考え方を見失わないようにサポートすることが重要となる．このため参加者とのコミュニケーションを通し，その人のおかれている立場と環境をよく把握し，ニーズを聞き出し整理する技術と，効率よく目標にすえるための豊富でユニークな選択肢を提示するなど，スタッフ側のコミュニケーション・スキルが求められる．

さらに，途中で息切れすることなく，継続的に健康増進を目指す一つの解決策として，時期に応じて目標や課題を見直すことがあげられる．具体的にはリハ開始時には生活のリズムを変化させる「きっかけ」が改善意欲を高めるものの，維持期には「飽きないこと」，また「体調が思わしくないとき，疲れたときのメニューが提供されていること」などが，リフレッシュ機能と継続性を支えることが多い．またユーモアや達成感，目標のイメージのしやすさや，楽しさの要素などを取り入れるなど視点を変えることも飽きがこないプログラムの提供につながりやすい．

最後に，心血管疾患患者のうち，社会的なかかわりが少ない患者は，そうでない場合に比べ死亡率が高いことが報告されて

いる[130]．多職種による統合的なサポートなど心理的症状を軽減させる方法を活用するとともに家族へのサポートも重要な視点である．家族が参加者とともに心リハなどに参加することは，家族の不安を軽減し患者の気持ちや状況の理解を促進させるなどよりよいサポートにつながる[131]．

（長谷川恵美子）

 MEMO

4—急変時の対応

1. 心臓リハビリテーションの危険性

心リハにとって運動療法は必要不可欠なものである．しかし，運動が心疾患発症のきっかけになることも事実であるため，心リハスタッフは運動療法の危険性，急変時の対処について熟知しておく必要がある．

高強度の運動療法による心停止発生率は CAD 患者で 115,000 患者／時間に 1 回と報告されている[132]．これは，1 日 10 人，週 5 回，1 回 30 分間の運動療法を行っている施設ではおよそ 92 年に 1 回心事故が起こるという計算である．決して 0 ではないことを認識しておく必要がある．

心リハ中に考慮すべき急変を**表 4-33** に示す．

2. 心停止

何らかの原因により有効な循環を保てなくなった状態を心停止とよぶ．心停止には**表 4-34** に示す 4 種類がある．

心室細動（ventricular fibrillation：VF）は，心電図上，幅広く波高も不揃いな QRS が不規則に連続して出現する状態（**図 4-57**）であり，心室壁の動きは痙攣を起こしているのみで有効な心収縮を示さない状態である．**図 4-58** に示すように 1 分経過するごとに 10％程度ずつ予後が低下するが，蘇生に成功す

表 4-33　心臓リハビリテーション 中に生じうる急変	表 4-34　心停止
・心停止 ・心筋梗塞・狭心症 ・心不全急性増悪 ・意識レベルの低下・意識消失	・心室細動 ・無脈性心室頻拍 ・無脈性電気活動 ・心静止

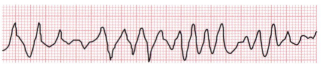

図 4-57　心室細動の心電図

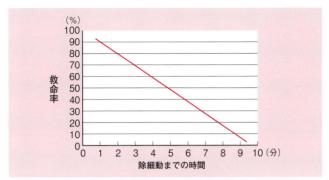

図 4-58　心室細動における除細動までの時間と救命率

表 4-35　無脈性電気活動の主な原因

- 出血性ショック
- 心タンポナーデ
- 重症肺塞栓
- 緊張性気胸
- 広範囲心筋梗塞
- 低酸素血症
- アシドーシス
- 低体温
- 抗うつ薬などの過剰
- 高カリウム血症

れば心停止のうちで最も救命率の高いものでもある．胸骨圧迫と除細動が有効であるので，素早い対応が必要である．

　無脈性心室頻拍（pulseless VT）は，通常の心室頻拍と同様なモルフォロジーを示しているにもかかわらず，心ポンプ機能は失われているものを指す．ただちに胸骨圧迫と非同期でのDCショックを行う．脈のある心室頻拍に対しては同期電気ショックを行うが，意識がなく無脈性の場合は非同期であるため，これを混乱してはいけない．

　無脈性電気活動（pulseless electrical activity：PEA）は，脈は触れないがモニター画面上に認められる心室頻拍と心室細動以外のあらゆる電気活動のことをいう．原因として**表 4-35** に示すようなものがあり，必ずしも心ポンプ機能が低下するものだけでなく，大動脈瘤破裂のように，心ポンプ機能は保持されて

4-急変時の対応

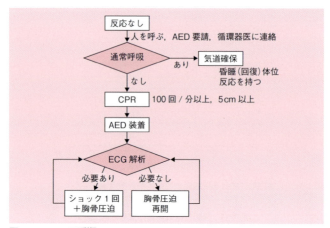

```
        ┌──────────┐
        │ 反応なし  │
        └──────────┘
             │  人を呼ぶ, AED 要請, 循環器医に連絡
          ╱╲ ▼ ╱╲
        ╱  通常呼吸  ╲ ───あり───▶ ┌──────────┐
          ╲      ╱              │ 気道確保  │
             ╲╱                 └──────────┘
             │ なし              昏睡(回復)体位
        ┌──────────┐            反応を持つ
        │   CPR    │ 100 回/分以上, 5cm 以上
        └──────────┘
        ┌──────────┐
        │ AED 装着  │
        └──────────┘
          ╱╲   ▼   ╱╲
        ╱  ECG 解析  ╲
          ╲        ╱
        ╱╲        ╱╲
    必要あり         必要なし
  ┌──────────┐   ┌──────────┐
  │ショック1回 │   │ 胸骨圧迫  │
  │+胸骨圧迫  │   │  再開    │
  └──────────┘   └──────────┘
```

図 4-59　BLS の手順

いるにもかかわらず，出血により血管内の血液が失われたため
に脈が触れないものもある．不整脈が原因ではないため胸骨圧
迫や除細動は無効であり，原因疾患を治療できたときにのみ救
命できる．

　心静止（asystole）は，P 波は出現していてもよいが QRS 波
が認められない状態を指す．ただし，心室細動が隠れているこ
とがあるため，リードの断線，感度の異常の有無，不適切な誘
導の有無を確認するべきである．「リード，カンド，ユードー」
と覚える．除細動は無効であるばかりか蘇生率を低下させるた
め行わない．胸骨圧迫に励む．

3.　救急蘇生実施法

　心リハの現場で心停止が発生した場合，速やかに循環器医と
ICU に連絡し，集中治療ができる場所に移動することを考え
る．専門家が到着するまでの間，心リハの現場では Basic Life
Support（BLS）を実践し続ける．

　BLS の手順を図 4-59 に示す．重要な点は，胸骨圧迫と人工
呼吸による CPR をできるだけ早期に開始し，絶え間なく行う
ことである．人工呼吸を実施できない場合は胸骨圧迫のみでよ
い．ハンズオンリー CPR とよぶ．また，第一発見者はその場

のリーダーであることを自覚し，すべての指示を出す責任者となる．第一発見者は決して患者のそばから離れてはならない．

　第一発見者が最初に行うべきことは，人を集めて AED を手配することである．CPR は決して 1 人では行えない．

　その後，胸の動きを見て，呼吸をしていないか，あるいは死線期呼吸のみの場合にはただちに胸骨圧迫を開始する．頬を口に近づけて胸郭の動きを観察する「見て，聞いて，触れて」を行ってはいけない．時間を浪費するだけである．胸骨圧迫は，1 分間に 100 回以上，少なくとも 5 cm 以上の深さで行う．「より早く，より強く」行うのである．「胸の中心」を圧迫する．

　胸骨圧迫を 30 回続けたら，頭部後屈顎先挙上法にて気道確保を行い，人工呼吸を 2 回行う．これは省略してもかまわない．心リハの現場では頸椎損傷の可能性は稀なため，顎先挙上による気道の確保でかまわない．この流れは 10 秒以内に行うべきである．

　AED が到着したら，即座に AED を使用する．通電の必要があるときは，1 回通電を行い，続けてただちに胸骨圧迫を 2 分間行う．通電が奏功して心電図波形が正常調律に回復しても，実際には心臓が有効収縮を示すのに時間を要するためである．通電の必要がない場合でも，引き続き CPR を 2 分間続ける．

　回復後は，しばらく昏睡体位（回復体位）にして，モニター心電図を観察し続ける．調律が復帰した後にも心室細動が再発することがある．

4．心筋虚血

　心筋虚血の症状は主に胸痛である．ときに，冷感や悪心・嘔吐のこともある．冠動脈病変が有意狭窄でなくても急性冠症候群は発症する．過労やストレス曝露，脱水や高血糖による血液濃縮，薬の飲み忘れがプラークラプチャ（粥腫の破綻）と血栓形成の誘因となる．

　冠危険因子が重積している患者が，心リハ中に前胸部をさするような仕草をしていたら，運動を中断して 12 誘導心電図を記録する．最初は大丈夫でも，その後，みるみる心電図変化が生じることもあるので電極はつけたままにしておく．モニター心電図もつけておく．

表 4-36　虚血性心疾患発症時
の心電図変化

〈狭心症〉
・ST 低下

〈急性冠症候群〉
・T 波先鋭化
・ST 上昇
・QT 延長
・T 波陰転

表 4-36 に示すような心電図変化を認めた場合には，循環器医に連絡をとる．ACS 発症初期に心室細動を生じることが多いため，心電図から目を離してはいけない．なお，急性心筋梗塞発症時には，特徴的心電図変化を呈さない場合が多いので，時間を追って記録することが重要である．

次に行うべきことは，酸素投与，静脈ライン確保，採血，抗血小板薬の投与であるが，心リハの現場ではこのようなことを行おうとするのではなく，可及的すみやかに ICU やカテーテル室に移送することを考えるべきである．

5. 心不全増悪

心不全患者において，運動耐容能が低いほど，運動中に左室拡張末期圧（left ventricular end-diastolic pressure：LVEDP）は上昇する[131]．中等度の運動であっても肺うっ血を呈するほどまでに LVEDP が上昇してしまうこともある．

このような場合，最初に出現する症状は呼吸困難感である．そして，心不全を増悪させる誘因は，薬の飲み忘れ，塩分過剰摂取，過度の運動である．このような患者が，いつも以上に運動中に呼吸困難感を訴えたときには，脈拍数あるいは心拍数と SpO_2 を評価する．SpO_2 が 90％未満，心拍数が 120/分以上のときには運動を中断してファウラー位で安静にさせる．心室細動やその他の多彩な不整脈をきたすことが多いのでモニター心電図を装着する．

急性心不全症候群の最初の治療はクリニカルシナリオに則って行うことが推奨されている（**表 4-37**）[67, 134]．CS 1～3 の場合，まず硝酸薬スプレーを 2 パフ使用し，続いて陽圧呼吸を行う．

表 4-37　クリニカルシナリオ

CS 1-3：左心不全

CS 1：140 mmHg 以上（afterloadmismatch による起座呼吸）
　　　　急激な呼吸困難，肺水腫主体
　　　　　← NIV+nitrates+ 血管拡張薬

CS 2：100～140 mmHg（volume overload，全身浮腫）
　　　　比較的徐々に発症，末梢浮腫主体
　　　　　← NIV+nitrates+ 利尿薬

CS 3：100 mmHg 未満（low output による全身倦怠感）
　　　　低灌流所見主体，低心機能
　　　　　← NIV+(nitrates)+ 強心薬 +fiuid challenge

CS 4：急性冠症候群

CS 5：右心不全

NIV：陽圧呼吸

この場合の硝酸薬はニトログリセリン製剤（nitroglycerin：NTG）ではなく硝酸イソソルビド製剤（isosorbide dinitrate：ISDN）を用いる．ISDN のほうが NTG よりも血圧低下が少なく肺血管抵抗改善度が強いためである[135]．

　その後，ICU や救急処置室にて尿道カテーテルを留置して利尿薬の単回静脈内投与を行うこととなる．

6. 意識レベル低下・ショック

　心リハの現場で患者が意識を失ったり意識レベルが低下したりする原因の多くは，動脈瘤の破裂，肺塞栓，あるいは低血糖である．

　意識レベルが低下したときには心電図モニターを装着し，SpO_2 を測定し，酸素投与，静脈ライン確保，採血を行う．

　低血糖が原因で，意識がある場合には 10～15 g の砂糖を服用させて 15 分後に再検査する．15 ルールとよばれている方法である．

　意識がない場合は，心リハの現場で対処できるものではない．循環器医が到着するまで，モニター心電図を注意して観察しておき，心停止に至ったらいつでも BLS を開始できるようにしておくことが肝要である．

（安達　仁）

文献

1) Wasserman K, et al：Anaerobic threshold and respiratory gas exchange during exercise. *J Appl Physiol* **35**：236-243,1973.

2) 伊東春樹：心不全の運動療法の実際．臨床成人病 **29**：1033-1040, 1999.

3) Karvonen MJ, et al：The effects of training on heart rate, a longitudinal study. *Ann Med Exp Biol Fenn* **35**：307-315, 1957.

4) Omiya K, et al：Impaired heart rate response during incremental exercise in patients with acute myocardial infarction and after coronary artery bypass grafting：evaluation of coefficients with Karvonen's formula. *Jpn Circ J* **64**：851-855, 2000.

5) Borg G：Perceived exertion as an indicator of somatic stress. *Scand J Rehabil Med* **2**：92-98, 1970.

6) 安達　仁：運動処方．眼でみる実践心臓リハビリテーション（安達仁編），中外医学社，2007，pp97-110.

7) 沖田孝一・他：心不全における骨格筋異常と筋仮説．循環器内科 **69**：275-285，2011.

8) von Haehling S, et al：From muscle wasting to sarcopenia and myopenia：update 2012. *J Cachexia Sarcopenia Muscle* **3**：213-217, 2012.

9) von Haehling S：Muscle wasting in heart failure：an overview. *Int J Biochemistry Cell Biol* **45**：2257-2265. 2013.

10) Georgiadou P, et al：Skeletal muscle abnormalities in chronic heart failure. *Curr Heart Fail Rep* **9**：128-132, 2012.

11) Witham MD, et al：ACE inhibitors for sarcopenia-as good as exercise training? *Age and Ageing* **37**：363-365, 2008.

12) 高橋哲也・他：心不全に対するレジスタンストレーニング．循環器内科 **69**：252-258, 2011.

13) Working Group on Cardiac Rehabilitation and Exercise Physiology and Working Group on Heart Failure of the European Society of Cardiology：Recommendations for exercise training in chronic heart failure patients. *Eur Heart J* **22**：125-135, 2001.

14) Williams MA, et al：Resistance exercise in individuals with and without cardiovascular disease：2007 update：a scientific statement from the American Heart Association Council on Clinical Cardiology and Council on Nutrition, Physical Activity, and Metabolism. *Circulation* **116**：572-584, 2007.

15) American Association of Cardiovascular & Pulmonary Rehabilitation：Guidelines for Cardiac Rehabilitation and Secondary Prevention Programs. 4th ed, Human Kinetics, 2004, p36, 119.

16) Piepoli MF, et al：Exercise training in heart failure：from theory to practice. A consensus document of the Heart Failure Association and the European Association for Cardiovascular Prevention and Rehabilitation, *Eur J Heart Fail* **13**：347-357, 2011.

17) 日本循環器学会・他編：急性心不全治療ガイドライン（2011年改訂版）：
http://www.j-circ.or.jp/guideline/pdf/JCS2011_izumi_h.pdf

18) Mandic S：Resistance versus aerobic exercise training in chronic heart failure. *Curr Heart Fail Rep* **9**：57-64, 2012.

19) Haykowsky MJ, et al：A meta-analysis of the effect of exercise training on

left ventricular remodeling in heart failure patients : the benefit depends on the type of training performed. *J Am Coll Cardiol* **49** : 2329-2336, 2007.

20) Feiereisen P, et al : Is strength training the more efficient training modality in chronic heart failure? *Med Sci Sports Exerc* **39** : 1910-1917, 2007.

21) Braith RW, et al : Effect of resistance exercise on skeletal muscle myopathy in heart transplant recipients. *Am J Cardiol* **95** : 1192-1198, 2005.

22) Meyer K : Resistance exercise in chronic heart failure-landmark studies and implications for practice. *Clin Invest Med* 29 : 166-169, 2006

23) 安達　仁：低強度インターバルトレーニング．眼で見る実践心臓リハビリテーション（安達　仁編），改訂3版，中外医学社，2013，p80.

24) Meyer K, et al : Interval training in patients with severe chronic heart failure : analysis and recommendations for exercise procedures. *Med Sci Sports Exerc* **29** : 306-312, 1997.

25) Arena R, et al : Should high-intensity-aerobic interval training become the clinical standard in heart failure? *Heart Fail Rev* **18** : 95-105, 2013.

26) Maiorana A : Interval training confers greater gains than continuous training in people with heart failure. *J Physiother* **58** : 199, 2012.

27) Moholdt T, et al : Aerobic interval training increases peak oxygen uptake more than usual care exercise training in myocardial infarction patients : a randomized controlled study. *Clin Rehabil* **26** : 33-44, 2012.

28) Wisloff U, et al : Superior cardiovascular effect of aerobic interval training versus moderate continuous training in heart failure patients : a randomized study. *Circulation* **115** : 3086-3094, 2007.

29) Chrysohoou C, et al : High intensity, interval exercise improves quality of life of patients with chronic heart failure : a randomized controlled trial. *QJM* **107** : 25-32, 2014.

30) Moholdt TT, et al : Aerobic interval training versus continuous moderate exercise after coronary artery bypass surgery : a randomized study of cardiovascular effects and quality of life. *Am Heart J* **158** : 1031-1037, 2009.

31) Rodriguez DA, et al : Effects of interval and continuous exercise training on autonomic cardiac function in COPD patients. *Clin Respir J,* 2014 [Epub ahead print]

32) Alberts MJ, et al : Three-year follow-up and event rates in the international REduction of Atherothrombosis for Continued Health Registry. *Eur Heart J* **30** : 2318-2326, 2009.

33) Dehm C, et al : Mortality and vascular morbidity in older adults with asymptomatic versus symptomatic peripheral artery disease. *Ciculation* **120** : 2053-2061, 2009.

34) Norgren L, et al : Inter-Society Consensus for the Management of Peripheral Arterial Disease (TASC II) . *Eur J Vasc Endovasc Surg* **33** : 1-75, 2006.

35) 日本循環器学会・他編：末梢閉塞性動脈疾患の治療ガイドライン：
http://www.j-circ.or.jp/guideline/pdf/JCS2010_shigematsu_h.pdf

36) 日本循環器学会・他編：心血管疾患におけるリハビリテーションに関するガイドライン（2012年改訂版）：
http://www.j-circ.or.jp/guideline/pdf/JCS2012_nohara_h.pdf

37) Watson L, et al : Exercise for intermittent claudication (Review). *Cochrane Database Syst Rev* **8** : CD000990, 2008.

38) Bendermacher BL, et al : Supervised exercise therapy versus non-supervised

文　献

exercise therapy for intermittent claudication (Review). *Cochrane Database Syst Rev* **19**：CD005263, 2006.

39）McDermott MM, et al：Home-based walking exercise intervention in peripheral artery disease：a randomized clinical trial. *JAMA* **310**：57-65, 2013.

40）Murphy TP, et al：Supervised exercise versus primary stenting for claudication resulting from aortoiliac peripheral artery disease：six-month outcomes from the claudication：exercise versus endoluminal revascularization (CLEVER) Study. *Circulation* **125**：130-139, 2012.

41）木村　穣：心筋梗塞予防の基本計画―ライフスタイル：運動療法. 総合臨床 **52**：1475-1480，2003.

42）日本循環器学会・他編：心筋梗塞二次予防に関するガイドライン（2011 年改訂版）：
http://www.j-circ.or.jp/guideline/pdf/JCS2011_oawah_h.pdf

43）木村　穣：高血圧の運動療法の実際. 臨スポーツ医 **23**：1479-1488，2006.

44）木村　穣：心臓リハビリテーションの安全性確保と緊急時の対応. 臨床リハ別冊／呼吸・循環障害のリハビリテーション（江藤文夫・他編），医歯薬出版，2007，pp249-252.

45）木村　穣：運動プログラムの効果と実際―動脈硬化における運動療法の臨床的検討. 臨スポーツ医 **28**：1365-1370，2011.

46）木村　穣：体活動エネルギー（メッツ）概念を取り入れたロコモティブシンドローム対策. *Prog Med* **30**：87-91，2010.

47）木村　穣・他：30 歳からの冠動脈疾患の予防戦略のあり方. 冠動脈疾患の New Concept（堀口正二編），中山書店，2006，pp254-263.

48）木村　穣：関西メディカルフィットネスネットワーク. 治療 **901** 増刊号：1020-1026，2008.

49）Piepoli MF, et al：Exercise training in heart failure：from theory to practice. A consensus document of the Heart Failure Association and the European Association for Cardiovascular Prevention and Rehabilitation. *Eur J Heart Fail* **13**：345-357：2011.

50）Swank AM, et al：Resistance training for special populations. 1st ed, Delmar Pub, 2009.

51）日本循環器科学会・他編：虚血性心疾患の一次予防ガイドライン（2012 年改訂版）：
http://www.j-circ.or.jp/guideline/pdf/JCS2012.shimamoto_h.pdf

52）日本高血圧学会高血圧治療ガイドライン編：高血圧治療ガイドライン 2014. ライフサイエンス出版，2014.

53）日本糖尿病学会編：科学的根拠に基づく糖尿病診療ガイドライン 2013. 南江堂，2013.

54）糖尿病診断基準に関する調査検討委員会：糖尿病の分類と診断基準に関する委員会報告（国際標準化対応板）. 糖尿病 **55**：485-504，2012.

55）日本動脈硬化学会：動脈硬化性疾患予防のための脂質異常症治療ガイド 2013 年版. 日本動脈硬化学会，2013.

56）Kurose S, et al：Improvement in endothelial function by lifestyle modification focused on exercise training is associated with insulin resistance in obese patients. *Obes Res Clin Pract* **8**：e106-114, 2014.

57）木村　穣：肥満症治療チームに必要な行動変容理論と各構成要員の役

割. 肥満研 **18**：78-84, 2012.

58) 木村　穣：生活改善を継続するための効果的なサポート. 糖尿病ケア
9：56-60, 2012.

59) 木村　穣：食事指導と認知行動療法. 臨スポーツ医 **26**：225-230,
2009.

60) Tamura T, et al：Monitoring and evaluation of blood pressure changes with
a home healthcare system. *IEEE Trans Inf Technol Biomed* **15**：602-607.
2011.

61) 木村　穣：肥満, 糖尿病を有する患者のための認知行動療法. 総病精
医 **23**：348-354, 2011.

62) Saito H, et al：Psychological factors that promote behavior modification by
obese patients. *Biopsychosoc Med* **3**：1-9, 2009.

63) 福本義弘・他：心不全におけるメタボリックシンドロームの重要性.
循環器内科 **70**：65-70, 2011.

64) Vasan RS, et al：The role of hypertension in the pathogenesis of heart
failure. A clinical mechanistic overview. *Arch Intern Med* **9**：156：1789-
1796, 1996.

65) 日本心臓リハビリテーション学会編：心臓リハビリテーション必携,
日本心臓リハビリテーション学会, 2011.

66) 上島弘嗣：生活習慣の改善による循環器疾患の一次予防に関する研究
と実践. 日循環管研誌 **35**：52-56, 2000.

67) 日本静脈経腸栄養学会編：静脈経腸栄養ガイドライン. 第3版, 照林
社, 2013.

68) 日本循環器学会・他編：慢性心不全治療ガイドライン（2010年改訂
版）：
http://www.j-circ.or.jp/guidoline/pdf/JCS2010_matsuzaki_h.pdf

69) Nochioka K, et al：Prognostic impact of nutritional status in asymptomatic
patients with cardiac diseases：a report from the CHART-2 Study. *Circ J*
77：2318 –2326, 2013.

70) Kinugasa Y, et al：Geriatric nutritional risk index predicts functional depen-
dency and mortality in patients with heart failure with preserved ejection
fraction. *Circ J* **77**：705-711, 2013.

71) 鈴木久美・他編：成人看護学　慢性期看護—病気とともに生活する人
を支える（看護学テキスト NiCE）, 第1版. 南江堂, 2010, pp98-
103.

72) 長山雅俊編著：循環器ナースのための心リハこれだけ！マスター, 第
1版. メディカ出版, 2014, pp12-13, 118-119.

73) 伊東春樹監, ジャパンハートクラブ編（長山雅俊・他編集代表）：心
臓リハビリテーション　知っておくべき Tips, 第1版. 中山書店,
2008, pp46-48.

74) 伊東春樹監, 運動処方研究会編著：心臓リハビリテーション連絡ノー
ト—自己管理能力の充実をめざして.

75) 伊東春樹監：手術後・退院後の安心シリーズ, イラストでわかる心臓
病, 第1版. 法研, 2013, p111, 118.

76) 筒井裕之編：患者抄録で究める循環器病シリーズ3, 心不全, 第1版.
羊土社, 2010, pp111-113.

77) 日本動脈硬化学会編：動脈硬化性疾患予防ガイドライン 2012年版,
日本動脈硬化学会, 2012.

文　献

78） Barnoya J, et al：Cardiovascular effects of secondhand smoke：nearly as large as smoking. *Circulation* **111**：2684-2698, 2005.

79） Lightwood JM, et al：Declines in acute myocardial infarction after smoke-free laws and individual risk attributable to secondhand smoke. *Circulation* **120**：1373-1379, 2009.

80） Polichetti G, et al：Effects of particulate matter（PM(10), PM(2.5) and PM (1)）on the cardiovascular system. *Toxicology* **261**：1-8, 2009.

81） Kinjo K；Osaka Acute Coronary Insufficiency Study（OACIS）Group, et al：Impact of smoking status on long-term mortality in patients with acute myocardial infarction. *Circ J* **69**：7-12, 2005.

82） 日本口腔衛生学会・他：禁煙ガイドライン（2010 年改訂版）：http：//www.j-circ.or.jp/guideline/pdf/JCS2010 murohara.h.pdf

83） 日本循環器学会・他：禁煙治療のための標準手順書，第 6 版．2014.

84） Stead LF, et al：Nicotine replacement therapy for smoking cessation. *Cochrane Database Syst Rev* **11**：CD000146, 2012.

85） Cahill K, et al：Nicotine receptor partial agonists for smoking cessation. *Cochrane Database Syst Rev* **4**：CD006103, 2012.

86） Cahill K, et al：Pharmacological interventions for smoking cessation：an overview and network meta-analysis. *Cochrane Database Syst Rev* **5**：CD009329, 2013.

87） 柳川行雄：心の健康　詳説　職場復帰支援の手引き．中央労働災害防止協会，2010，pp2-35.

88） Liu Y, et al：Overtime work, insufficient sleep, and risk of non-fatal acute myocardial infarction in Japanese men. *Occup Environ Med* **59**：447-451, 2002.

89） 高橋正也：過重労働による睡眠障害と健康障害．公衆衛生 **71**：302-306, 2007.

90） 老年精神医学会編：精神機能の老化．改訂・老年精神医学講座　総論，ワールドプランニング，2009，pp32-37.

91） 島　悟・他：コンサイスガイド 女性のためのメンタルヘルス．日本評論社，1999.

92） 廣　尚典：職場復帰とは何か．要説産業精神保健，診断と治療社，2013．p61-62.

93） Karasek RA：Job demand, job decision latitude, and mental strain：implications for job redesign. *Administrative Science Quarterly* **24**：285-308, 1979.

94） 原谷隆史・他：日本語版 NIOSH 職業性ストレス調査票の信頼性及び妥当性．産業医学 **35**：S214, 1993.

95） Blumenthal JA et al：Stress management and exercise training in cardiac patients with myocardial ischemia. Effects on prognosis and evaluation of mechanisms. *Arch Intern Med* **157**：2213-2223, 1997.

96） Blumenthal JA, et al：Usefulness of psychosocial treatment of mental stress-induced myocardial ischemia in men. *Am J Cardiol* **89**：164-168, 2002.

97） Lichtman JH, et al：Depression and coronary heart disease：recommendations for screening, referral, and treatment. *Circulation* **118**：1768-1775, 2008.

98） Thombs BD, et al：Prevalence of depression in survivors of acute myocardial infarction. *J Gen Intern Med* **21**：30-38, 2006.

99) Lesperance F, et al：Depression in patients with cardiac disease：a practical review. *J Psychosom Res* **48**：379-391, 2000.

100) Moussavi S, et al：Depression, chronic diseases, and decrements in health：results from the World Health Surveys. *Lancet* **370**：851-858, 2007.

101) Ruo B, et al：Depressive symptoms and health-related quality of life：the Heart and Soul Study. *JAMA* **290**：215-221, 2003.

102) Gehi A, et al：Depression and medication adherence in outpatients with coronary heart disease：finding from the Heart and Soul Study. *Arch Intern Med* **165**：2508-2513, 2005.

103) Ziegelstein RC, et al：Patients with depression are less likely to follow recommendations to reduce cardiac risk during recovery from a myocardial infarction. *Arch Intern Med* **160**：1818-1823, 2000.

104) Ades PA, et al：Predictors of cardiac rehabilitation participation in older patients. *Arch Inter Med* **52**：1033-1035,1992.

105) Rutledge T, et al：Depression in heart failure a meta-analystic review of prevalence, intervention effects, and associations with clinical outcomes. *J Am Coll Cardiol* **48**：1527-1537, 2006.

106) Frasure-Smith N, et al：Depression and health-care costs during the first year following myocardial infarction. *J Psychosom Res* **48**：471-478, 2000.

107) Rutledge T, et al：Depression in heart failure a meta-analystic review of prevalence, intervention effects, and associations with clinical outcomes. *J Am Coll Cardiol* **48**：1527-1537, 2006.

108) Denollet J：DS14：standard assessment of negative affectivity, social inhibition, and Type D personality. *Psychosom Med* **67**：89-97, 2005.

109) Kroenke K, et al：The Patient Health Questionnaire-2：validity of a two-item depression screener. *Med Care* **41**：1284-1292, 2003.

110) Spitzer RL, et al：Validation and utility of a self-report version of PRIME-MD：the PHQ primary care study. Primary Care Evaluation of Mental Disorders. Patient Health Questionnaire. *JAMA* **282**：1737-1744, 1999.

111) Stafford L, et al：Validity of Hospital Anxiety and Depression Scale and Patient Health Questionnaire-9 to screen for depression in patients with coronary artery disease. *Gen Hosp Psychiatry* **29**：417-424, 2007.

112) McManus D, et al：Screening for depression in patients with coronary heart disease（data from the Heart and Soul study）. *Am J Cardiol* **96**：1076-1081, 2005.

113) 村松公美子・他：プライマリケアにおけるうつ病スクリーニングに有用な評価ツール—Patient Health Questionaire（PHQ)-9 について. 精神科治療 **23**：1299-1306, 2008.

114) Taylor DJ, et al：Insomnia as a health risk factor. *Behav Sleep Med* **1**：227-247, 2003.

115) Morin CM, et al：Psychological and behavioral treatment of insomnia：update of the recent evidence（1998-2004）. *Sleep* **29**：1398-1414, 2006.

116) 内山　真編：睡眠障害の対応と治療ガイドライン. じほう, 2002.

117) 清水徹男編：睡眠障害医療連携のガイドライン研究班. 睡眠障害医療連携ガイドライン. 睡眠医療 2008.

118) 村松公美子・他：GAD-7 日本語版の妥当性・有用性の検討. 心身医 **50**：166, 2010.

119) Spitzer RL, et al；A brief measure for assessing generalized anxiety disor-

文献

der : the GAD-7. *Arch Intern Med* **166** : 1092-1097, 2006.

120) Zigmond AS, et al : Hospital anxiety and depression scale（HAD 尺度）精神科診断 **4** : 371-372, 1993.

121) Lesperance F, et al : Effects of citalopram and interpersonal psychotherapy on depression in patients with coronary artery disease : the Canadian Cardiac Randomized Evaluation of Antidepressant and Psychotherapy Efficacy（CREATE）trial. *JAMA* **297** : 367-379, 2007.

122) American Psychiatric Association : Practice Guideleine for the Treatment of Patients with Major Depressive Disorder, 3rd ed. 2010.

123) Davidson KW, et al : Enhanced depression care for patients with acute coronary syndrome and persistent depression : Coronary Psychosocial Evaluation Studies（COPES）randomized controlled trial. *Arch Intern Med* **170** : 600-608, 2010.

124) DeRubeis RJ, et al : Cognitive therapy vs medications in the treatment of moderate to severe depression. *Arch Gen Psychiatry* **62** : 409-416, 2005.

125) Bower P, et al : Influence of initial severity of depression on effectiveness of low intensity intervention : meta-analysisi of individual patient data. *BMJ* **346** : f540, 2013.

126) Lichtman JH, et al : Depression and coronary heart disease : recommendations for screening, referral, and treatment : a science advisory from the American Heart Association Prevention Committee of the Council on Cardiovascular Nursing, Council on Clinical Cardiology, Council on Epidemiology and Prevention, and Interdisciplinary Council on Quality of Care and Outcomes Research : endorsed by the American Psychiatric Association. *Circulation* **118** : 1768-1775, 2008.

127) Milani RV, et al : Impact of cardiac rehabilitation on depression and its associated mortality. *Am J Med* **120** : 799-806, 2007.

128) Blumenthal JA, et al : Effects of exercise training on older patients with major depression. *Arch Intern Med* **159** : 2349-2356, 1999..

129) Lavie CJ, et al : Prevalence of anxiety in coronary patients with improvement following cardiac rehabilitation and exercise training. *Am J Cardiol* **93** : 336-339, 2004.

130) Burell G : Group psychotherapy in Project New Life : treatment of coronary-prone behaviors for patients who have had coronary artery bypass graft surgery. Heart and mind. The Practice of Cardiac Psychology（Allen R, et al, ed）, American Psychological Association, 1996, pp291-310.

131) Herridge ML, et al : Psychosocial Issues and Strategies. AACVPR Cardiac Rehabilitation Resource Manual : Promoting Health and Preventing Disease,（American Association of Cardiovascular & Pulmonary Rehabilitation）, Human Kinetics, 2005, pp43-50.

132) Fletcher GF, et al : Exercise standards for testing and training : a scientific statement from the American Heart Association. *Circulation* **128** : 912, 2013.

133) Weber KT, et al : Oxygen utilization and ventilation during exercise in patients with chronic cardiac failure. *Circulation* **65** : 1213-1223, 1982.

134) Mebazaa A, et al : Practical recommendations for prehospital and early in-hospital management of patients presenting with acute heart failure syndromes. *Crit Care Unit* **36** : S129-139, 2008.

135) Mikulic E, et al : Comparative hemodynamic effects of chewable isosorbide

dinitrate and nitroglycerin in patients with congestive heart failure. *Circulation* **52** : 477–482, 1975.

社会福祉制度の利用

　心疾患の早期診断・早期治療により，あらゆる心疾患患者に早期からの急性期心臓リハビリテーション（以下，心リハ）が実施されるようになったが，慢性病態をたどり呼吸・循環機能の低下および日常生活活動能力の低下をきたしている高齢心不全患者は年々増加している．また，弁膜症術後や心不全，ペースメーカ（pacemaker：PM）や除細動器などのデバイス植込み症例においては，長期の闘病により運動耐容能が低く，通院型心リハにエントリーできない症例も少なくない．患者は，繰り返す入院などによる医療費負担や就業不可などにより経済的問題も抱える．まずは，地域での療養生活の自立ができるよう，患者の状態とニーズに合わせた社会福祉制度を利用してサポートしていくことが必要である．

　本章では，おもに心不全，PM植込み，除細動植込み，人工弁置換術を受けた人が利用できる社会福祉制度について紹介する．

1．社会福祉制度とは

　わが国では，日本国憲法第25条に基づき，すべての国民が健康で文化的な最低限度の生活を営むために，社会保険（年金，医療，介護），社会福祉，公的扶助（生活保護），保健医療・公衆衛生からなる社会保障制度が整備されている．社会福祉の制度には，地域福祉や高齢者福祉，障害者福祉，生活福祉資金貸付制度など（**表5-1**）がある．

2．障害者福祉制度の仕組み

　心不全や弁置換術，PM・除細動植込みの人は，障害者としての制度を利用することが可能である．

　障害者に対する社会福祉制度は，障害者総合支援法（障害者の日常生活および社会生活を総合的に支援するための法律）によって制定されている．本制度による支援は，都道府県・市区

表 5-1　さまざまな社会福祉制度

制　度	支援内容
地域福祉	それぞれの地域において人々が安心して暮らせるよう，地域住民や講師の社会福祉関係者が協力して支援 ・見守り，声かけなどの助け合い ・ホームヘルプサービス ・配食，移送などの在宅福祉サービス ・ボランティア
高齢者福祉	高齢者が敬愛され生き甲斐をもって生活していくために受けられる支援 ・ホームヘルプサービス ・福祉施設の利用 ・介護保険制度に基づくサービス
障害児・者福祉	障害のある人の自立支援，社会参加に向けての総合的な施策
生活福祉資金	低所得者，高齢者，障害者の生活を経済的に支えるとともに在宅福祉および社会参加への促進を図ることを目的とした貸付制度 ・貸付の対象は，低所得世帯，障害者世帯，高齢者世帯．

町村の障害者計画の策定が義務づけられており，居住する都道府県や市区町村によって受けられる支援が異なる．また，受けられる支援は，利用者がみずから選択し利用する利用者本位のサービスを目指している．サービスを利用するためには，身体障害者手帳を取得することが求められ，サービス利用の手続きは，まずは利用者が市区町村または特定相談支援事業所に申請書を提出し，障害支援区分認定が行われる．区分認定後は，サービス等利用計画案が作成され，市区町村による支給決定に基づいて利用が可能となり，利用するサービスの種類と量（時間・回数）が決定される仕組みになっている．

3. 心機能障害の障害支援区分の認定

障害支援区分とは，障害の特性と心身の状態に応じて必要とされる支援の度合いを総合的に示すものであり，支援区分の度合いは1〜6で示される．障害支援区分の認定調査は，本人の障害の状態や生活状況についての聞き取り調査（**表 5-2**）に基づき行われる．

心機能障害の障害区分は，身体障害者福祉法に基づき**表 5-3**のように定められている．

表 5-2　障害認定のための調査項目

1. 移動や動作などに関連する項目：12 項目
2. 身の回りの世話や日常生活などに関連する項目：16 項目
3. 意思疎通などに関連する項目：6 項目
4. 行動障害に関連する項目：34 項目
5. 特別な医療に関連する項目：12 項目

4. 心疾患患者の利用できる社会福祉サービス

　利用できるサービスは，自立支援給付（介護給付，訓練等給付，自立支援給付，補装具）と地域生活支援事業など（移動支援，地域活動支援センターなど）がある．市区町村によってサービス内容が異なるため，各市区町村の担当に確認する必要がある．ここでは例として，心機能障害により身体障害者手帳を取得した人が東京都府中市において利用できるサービスと，各手当・助成について紹介する．

1) 介護給付

　介護給付について，東京都府中市の例を**表 5-4** に示す．

2) 訓練等給付

　訓練等給付について，東京都府中市の例を**表 5-5** に示す．

3) 補装具

(1) 補装具の購入と修理

　身体障害者手帳をもつ人を対象に，日常生活の利便を図るために必要な，補装具の購入・修理にかかる費用の給付が行われる．原則として購入・修理する補装具の基準額（補装具によって異なる）の 1 割が自己負担となる．ただし，月ごとに定められた負担額以上の負担は発生しない．

(2) 障害者等日常生活用具給付事業

　「日常生活用具給付事業」は，障害のある人が在宅での生活をより快適に暮らすことができるよう，必要な用具を給付する制度である．利用にあたっては，事前に市役所に申請し，決定後に業者から納品となる．事後申請の場合は給付は不可である．東京都府中市では，「日常生活用具給付ガイドブック」に給付品目と品目ごとの給付対象者一覧を掲載してあるが，心機能障害区分の対象者は，**表 5-6** に示す用具の利用が可能である．

表 5-3　心機能障害の障害程度等級表とその解説（18 歳以上の場合）

級別	1 級	2 級	3 級	4 級
障害	心臓の機能障害により自己の身辺の日常生活活動が極度に制限されるもの		心臓の機能障害により家庭内での日常生活活動が著しく制限されるもの	心臓の機能障害により社会での日常生活活動が著しく制限されるもの
解説	ア）次のいずれか 2 つ以上の所見があり，かつ，安静時または自己身辺の日常生活活動でも心不全症状，狭心症症状または繰り返し Adams-Stokes 発作が起こるもの 　a　胸部 X 線所見で心胸比 0.60 以上 　b　心電図で陳旧性心筋梗塞所見がある 　c　心電図で脚ブロック所見がある 　d　心電図完全房室ブロック所見がある 　e　心電図で第 II 度以上の不完全房室ブロック所見がある 　f　心電図で心房細動または粗動所見があり，心拍数の欠損が 10 以上のもの 　g　心電図で ST の低下が 0.2 mV 以上の所見がある 　h　心電図で第 I 誘導，第 II 誘導および胸部誘導のいずれかの T が逆転した所見がある イ）ペースメーカを植込み*，人工弁移植，弁置換を行ったもの ウ）体内植込み型除細動*を植込み エ）心臓移植後，抗免疫療法を必要とする期間中		ア）1 級の解説ア）の a〜h までのうちのいずれかの所見があり，かつ，家庭内での極めて温和な日常生活活動には支障がないが，それ以上の活動では心不全症状もしくは狭心症症状が起こるもの，または頻回に頻脈発作を起こし救急医療を繰り返し必要としているもの イ）ペースメーカ植込み ウ）除細動植込み	ア）次のうちいずれかの所見があり，かつ，家庭内での普通の日常生活活動は社会での極めて温和な日常生活活動には支障はないが，それ以上の活動では心不全症状または狭心症症状が起こるもの イ）臨床所見で浮腫があり，かつ，家庭内での普通の日常生活活動もしくは社会での極めて温和な日常生活に支障がないが，それ以上の活動は著しく制限されるもの，または頻回に頻脈発作を繰り返し，日常生活活動もしくは社会生活に妨げとなるもの ウ）ペースメーカ植込み エ）除細動植込み

*18 歳未満に発症した先天性心疾患患者を含む.

表 5-4　利用できる介護給付について（東京都府中市）

事業名称	サービス内容	障害支援区分
居宅介護 （ホームヘルプ）	居宅において，入浴，排泄および食事などの介護，調理，洗濯および掃除などの家事ならびに生活などに関する相談および助言，その他の生活全般にわたる援助を行う	区分 1 以上
短期入所	介護者の病気や何らかの理由で介護が難しくなったときに障害者支援施設を短期間利用できるサービス	区分 1 以上

表 5-5　利用できる訓練等給付について（東京都府中市）

事業名称	サービス内容
自立訓練 （機能訓練）	身体障害者などに対し，理学療法や作業療法などのリハなどを行い，身体機能の維持・向上を図る
就労移行支援	就労に必要な知識および能力の向上のために必要な訓練，求職活動に関する支援，その適性に応じた職場の開拓，就職後における職場への定着のために必要な支援を行う.
就労継続支援 A 型 （雇用型）	一般企業などへの就労が困難な人に，雇用契約に基づく就労の機会を提供し，知識や能力の向上のために必要な訓練などを行う
就労継続支援 B 型 （非雇用型）	通常の事業所に雇用されることが困難であり，雇用契約に基づく就労が困難である者に対して，就労の機会の提供および生産活動の機会の提供，その他の就労に必要な知識および能力の向上のために必要な訓練その他の必要な支援を行う
地域定着支援	居宅において単身などで生活する障害者につき，常時の連絡体制を確保し，障害の特性に起因して生じた緊急の事態などに相談，その他必要な支援を行う

表 5-6　心機能障害区分の対象者（身体障害者手帳診断作成手引きより）

種　類	内　容	備考・制限など
特殊寝台	補装具として車椅子の交付を受けており，立ち上がりや支えがないと座った姿勢を維持できない人（1～4 級）	給付限度額 100,000 円
居宅生活活動動作補助用具（住宅費改修費）	補装具として車椅子の交付を受けている人に，自宅に手すりの取り付け，段差の解消，滑り防止，洋式便器への取り換えなどの改修に付帯して必要となる工事	給付限度額 200,000 円 障害と直接関係のない工事は対象外
重度障害者家具転倒防止器具支給事業	1 級 家具転落防止器具を府中市が委託した業者が自宅の家具に取り付ける	世帯 3 組まで 自己負担で購入した器具の設置や自身で取り付けた場合の工事費の助成は不可 過去に市の制度で家具転落防止器具の支給を受けていない世帯であること

表 5-7　障害のある人への手当について

種　類	内容・利用者負担など	備　考
心身障害者福祉手当（東京都）	65歳以上で手帳を取得した対象者に手当が支給される （1）1級…15,500円／月 （2）3級，4級…7,500円／月	対象外 ・本人の所得が一定額を超える人 ・施設に入所している人 ・65歳以上で手帳を取得した人
特別障害者手当（国）	20歳以上で，身体や精神に重度の障害があるため，日常生活において常時特別介護を必要とする状態にある人に支給される．心機能障害（内部障害）では絶対安静状態で終日横になっている状態の人が対象となる 26,000円／月	・判定基準が手帳の基準と異なり，所定の診断書が必要
障害基礎年金	国民年金に加入している人が病気で障害者になったときに支給される 1級…973,100円＋子の加算	・本人の所得による支給制限あり

表 5-8　障害のある人の医療・助成について

項　目	内容・利用者負担など	備　考
心身障害者医療費助成	医療機関で受診したときや薬局などで薬をもらったときに，東京都または府中市が，その費用の一部を助成する 内部障害の場合，1級，3級の人に対して，保険診療の自己負担から一部負担金を除いた分を助成 全額	・自立支援医療の公費負担がある場合はそちらが優先 ［対象外］ ・生活保護 ・施設入所 ・後期高齢者医療の被保険者で住民税が課税 ・65歳以上で手帳を申請
自立支援医療	障害の程度を軽減，または障害を除去するための医療を指定医療機関で給付した場合の医療費について，東京都心身障害福祉センターの判定により給付が必要と認められた人に対し，各種健康保険の自己負担分を一部助成する 医療費の原則1割および入院時の食事療養，生活療養にかかる標準負担額の負担がある	・事前の申請と判定が必要
身体障害者など手帳診断料の助成	身体障害者手帳の交付申請を行うため医師の診断を受けた人に診断書料について助成 ・5,000円を限度	・手帳の交付申請時に同時手続き

表 5-9　障害福祉サービスの利用者負担について

区　分	世帯の収入状況		負担上限月額	
生活保護	生活保護受給世帯		0 円（負担はありません）	
低所得	区市町村民税非課税世帯		0 円（負担はありません）	
一般 1	区市町村税課税世帯	（障害者の場合）所得割 16 万円未満※入所施設利用者（20 歳以上）およびグループホーム利用者を除く	9,300 円	
		（障害児の場合）所得割 28 万円未満※ 20 歳未満の入所施設利用者を含む	通所支援，ホームヘルプ利用の場合	4,600 円
			入所施設利用の場合	9,300 円
一般 2	上記以外		37,200 円	

※入所施設利用者（20 歳以上）およびグループホーム利用者は，区市町村民税課税世帯の場合，「一般 2」となる.

※同一の世帯・利用者であっても，利用者負担に関する根拠条項の異なる複数のサービスを利用する場合は，複数の負担上限月額が設定される（高額障害福祉サービスなど給付費などの算定基準額を超える場合は償還の対象）.

4）障害のある人への手当
　障害のある人への手当について，**表 5-7** に示す.

5）障害のある人の医療・助成
　障害のある人の医療・助成について，**表 5-8** に示す.

6）障害福祉サービスの利用者負担
　障害福祉サービスの利用者負担（**表 5-9**）は，所得に応じて次の区分の負担上限月額が設定され，ひと月に利用したサービス料にかかわらず，それ以上の負担は生じない. 府中市では，障害支援法に基づく介護給付費などの請求について，請求書や明細書などの書式をダウンロードして使用できるようになっているため，必要なものを選択し資料を作成して請求する.

7）障害のある人への各種サービス
　障害のある人への各種サービスについて，**表 5-10** に示す.

8）交通運賃・公共料金などの料金助成
　交通運賃，公共料金などの料金助成について，**表 5-11** に示す.

表 5-10 障害のある人への各種サービスについて

種　類	内容／対象	備考（使用方法など）
はり・きゅう・マッサージ・機能回復受術券	身体障害者手帳 1～4 級の人に，機能回復などのために，市と契約している市内の施術院で利用できる受術券を年 10 枚交付	原則として 2 枚で 1 回の施術が受けられる
ヘルプカードの配布	障害のある人が災害時や日常生活で困ったときに，周囲の人に障害への理解や支援を求めやすくするために無料で発行されるカード	緊急連絡先や必要な支援内容などを記載して携行する
重度身体障害者緊急通報システム	家庭内での病気や事故などの緊急の際に専用の発信器で消防署へ通報するシステムを取り付ける	重度の身体障害のある一人暮らしの人
重度障害者家具転倒防止器具支給事業	在宅で生活する身体障害者手帳 1 級，2 級の人を対象に，家具転倒防止器具を市が委託した業者によって自宅の家具などに取り付ける	本人および全員が市民税非課税であること，過去に家具転落防止器具の支給を受けていないこと
車椅子の貸出	市内に居住する人で障害や傷病により一時的に車椅子を必要とする人に原則として 1 カ月車椅子を無料で貸し出し	介護保険の対象者は利用できない
おむつの給付	肢体不自由による障害のある身体障害者手帳 1 級・2 級の人を対象におむつの現物給付を行う	入院している人は月額 10,000 円までの助成
寝具乾燥	布団を回収し，乾燥などの処理を済ませて各自宅へ届ける	無料 乾燥 9 回／年 丸洗い　3 回／年
配食サービス	市内に住み福祉作業所などに在籍する一人暮らしの障害者，あるいは心身障害者のみの世帯で公的な食事サービスの利用ができない人へボランティアの手作りの食事を届ける	

表 5-11 交通運賃・公共料金等の料金助成

種　類	内容 / 対象
都営交通無料バス	身体障害者手帳を保有する人に，都電，都バス，都営地下鉄に無料で乗車できる乗車券が交付される ・有効期限は最大 3 年
民営バスの割引	身体障害者手帳を保有する人への，都内を運行する民営バスの乗車割引や定期券の割引購入制度 ・乗車料金 5 割引 ・定期券料金 3 割引
福祉タクシー利用券の交付	身体障害者手帳 1 級のうち，下肢または体幹機能障害が 2 級以上の人には，B 券を年間 39,000 円分交付 身体障害者手帳 1 級のうち，内部障害が 3 級以上の人には，A 券を年間 31,800 円分交付 ・ガソリン費の助成と高齢者支援課の車椅子タクシー制度を受けている人の利用は不可
心身障害者自動車用ガソリン助成	使用する自動車のガソリンなどの燃料費のうち税額相当分を助成 ・600 L / 年 ・事前に自動車の登録が必要 ・福祉タクシー利用券の交付，高齢者車椅子福祉タクシー制度を受けている人を除く
自転車駐車場利用料の助成	市内の有料駐車場の利用の一部（月額 800 円）を減額または助成 ・前年の所得が一定額を超える人の利用は不可
有料道路通行料割引	あらかじめ利用する自動車を登録しておくことで料金が半額になる ・登録した乗用車で本人が運転をする場合のみ ・介護者が運転する場合は本人が同乗していること
NHK 放送受信料の免除	身体障害者手帳をもつ人がいる世帯，かつ世帯構成員全員が市町村民税非課税の場合は全額免除 身体障害者手帳をもつ人が契約者かつ世帯主の場合は半額免除．
JR 運賃	身体障害者手帳をもつ人への身体障害者旅客運賃割引規則に基づき JR 運賃の割引免除 心機能障害は第 1 種身体障害となり，障害者と介護者の普通乗車券，回数乗車券，普通急行券が半額となり，障害者が単独で利用する場合は普通乗車券が半額となる
NTT 料金の割引	身体障害者手帳を有する人が契約者の場合，基本料金が月額 1,700 円引き，各種サービスが月額60%割引，テレビ電話通信料（通常，音声通話料の 1.8 倍相当）が音声通話料と同額となる
公営住宅への有利な入居，当選率の優遇	優遇当選は甲乙の 2 種類があるが，身体障害者手帳 1～4 級を保有する人は，乙優遇となり，当選率が一般の 7 倍となる

（角口亜希子）

文献

1）厚生労働省：平成 26 年厚生労働白書：
http://www.mhlw.go.jp/wp/hakusyo/kousei/14/（2014.4.1）
2）社会福祉法人全国社会福祉協議会：ふれあいネットワーク：
www.shakyo.or.jp（2015.4.1）
3）東京都：福祉・人権（2014.4.1）：
http://www.metro.tokyo.jp/LIVING/fukushi.htm
4）府中市：福祉・健康（2014.4.1）：
http://www.city.fuchu.tokyo.jp/kenko/index.html
5）東京都心身障害者福祉センター編：身体障害者手帳診断作成の手引き
＜心臓機能障害編＞．東京都身障者福祉センター，2014.
6）日本医療ソーシャルワーク研究会編：村上須賀子・他編集代表：2014
年度版医療福祉総合ガイドブック．医学書院，2014.
7）真茅美由紀・他編：心不全ケア教本．メディカル・サイエンス・イン
ターナショナル，2012，pp350-353.

索 引

索　引

索　引

索 引

心臓リハビリテーション
ポケットマニュアル

ISBN978-4-263-21735-1

2016 年 7 月 20 日　第 1 版第 1 刷発行
2016 年 10 月 15 日　第 1 版第 2 刷発行

監修者　伊　東　春　樹
編　者　ジャパンハートクラブ
発行者　大　畑　秀　穂
発行所　**医歯薬出版株式会社**

〒113-8612　東京都文京区本駒込 1-7-10
TEL.(03)5395-7628(編集)・7616(販売)
FAX.(03)5395-7609(編集)・8563(販売)
http://www.ishiyaku.co.jp/
郵便振替番号 00190-5-13816

乱丁, 落丁の際はお取り替えいたします

印刷・あづま堂印刷／製本・皆川製本所